U0107216

"十四五"国家重点出版物出版规划项目

国医大师李今庸医学全集

黄帝内经讲义

李今庸　著

学苑出版社

图书在版编目（CIP）数据

黄帝内经讲义/李今庸著 . —北京：学苑出版社，2023. 10
（国医大师李今庸医学全集）
ISBN 978 - 7 - 5077 - 6734 - 6

Ⅰ . ①黄…　Ⅱ . ①李…　Ⅲ . ①《内经》 - 研究　Ⅳ . ①R221

中国国家版本馆 CIP 数据核字（2023）第 156962 号

责任编辑：黄小龙
文字编辑：宋铮
出版发行：学苑出版社
社　　　址：北京市丰台区南方庄 2 号院 1 号楼
邮政编码：100079
网　　　址：www. book001. com
电子邮箱：xueyuanpress@ 163. com
联系电话：010 - 67601101（营销部）、010 - 67603091（总编室）
印 刷 厂：北京兰星球彩色印刷有限公司
开本尺寸：710 mm×1000 mm　1/16
印　　张：22.25
字　　数：379 千字
版　　次：2023 年 10 月第 1 版
印　　次：2023 年 10 月第 1 次印刷
定　　价：128.00 元

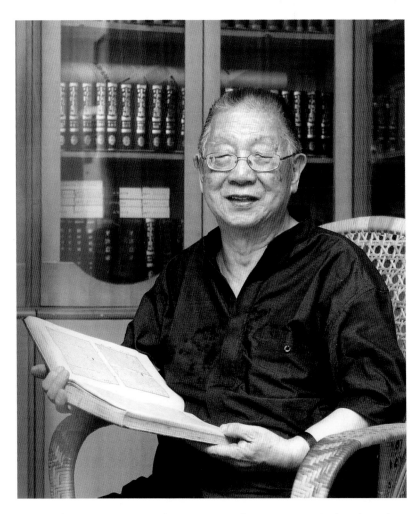

　　李今庸，男，1925年出生，湖北枣阳市人，当代著名中医学家，中医教育学家，湖北中医药大学终身教授，国医大师，国家中医药管理局评定的第一批全国老中医药专家学术经验继承工作指导老师。

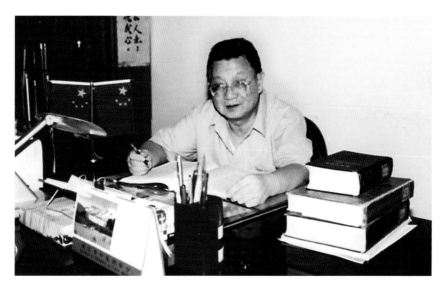

李今庸教授主持湖北省中医药学会工作 20 余年

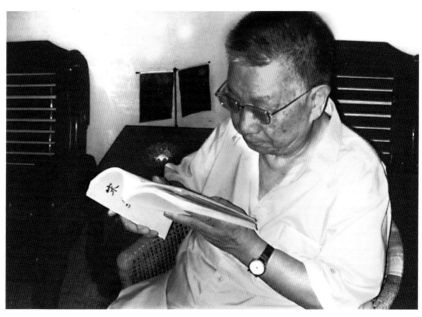

李今庸教授在研读史书

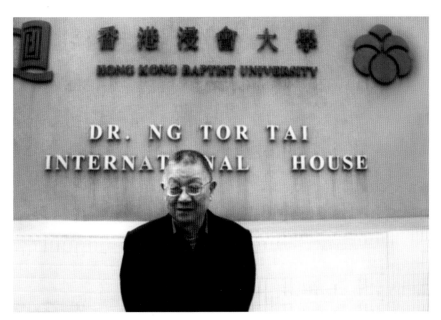

李今庸教授在香港浸会大学讲学期间留影

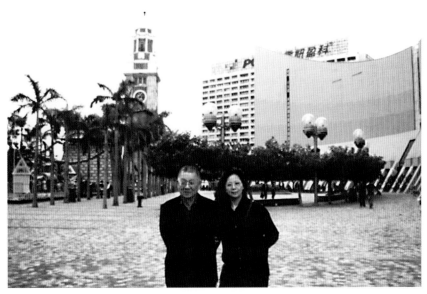

李今庸教授在香港讲学期间与女儿李琳合影

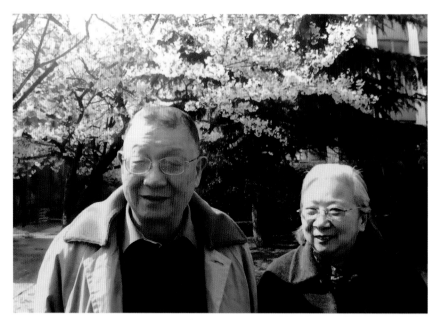

李今庸教授与夫人齐立秀合影

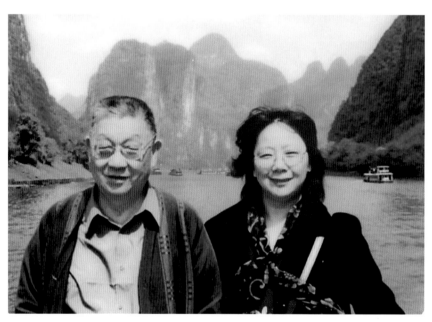

李今庸教授与女儿李琳合影

中国的长期封建社会中，创造了灿烂的古代文化。清理古代文化的发展过程，剔除其封建性的糟粕，吸收其民主性的精华，是发展民族新文化提高民族自信心的必要条件；但是决不能无批判地兼收并蓄。

摘自《新民主主义论》

李今庸教授书法（一）

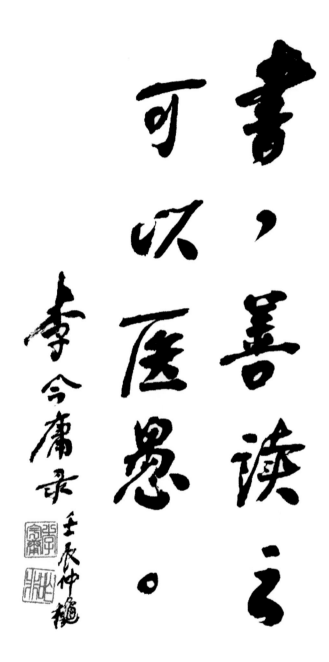

书，善读之可以医愚。

李今庸录 壬辰仲穐

李今庸教授书法（二）

富於筆墨窮於命
老走鬚眉壯走心

李今庸書 乙卯初冬

李今庸教授书法（三）

鞠躬顾职，岂能尽如人意；

渴诛斯任，但求无愧我心。

李今庸教授书法（四）

通古博今研岐黄　精勤不倦育桃李

（代总序）

　　李今庸先生，字昨非，1925 年出生于湖北省枣阳市唐家店镇一个世医之家。今庸之名取自《三字经》："中不偏，庸不易。"意为立定志向，矢志不移，永不改易。昨非，语出陶渊明《归去来兮辞》："实迷途其未远，觉今是而昨非。"含有不断修正自己错误认识的意思。书斋曰莲花书屋，义出周敦颐《爱莲说》："出淤泥而不染，濯清涟而不妖。"李今庸先生平生行止，诚如斯言。《孟子·滕文公章句上》说："舜何人也，予何人也，有为者亦若是。"他把这句话作为座右铭。

　　李今庸先生从医 80 载，执教 62 年，在漫长的医教研生涯中积累了宝贵的治学经验。其治学之道，建造了弟子成才的阶梯，是后学登堂入室的通途。听其教、守其道、恭其行者，多能登堂入室，攀登高峰。

博学强志　医教研优

　　李今庸先生 7 岁入私塾读书，开始攻读《论语》《孟子》《大学》《中庸》《礼记》等儒家经典，他博闻强志，日记千言，常过目成诵。1938 年随父学医，兼修文学，先后研读《黄帝内经》《针灸甲乙经》《难经》《伤寒论》《金匮要略》《脉经》《诸病源候论》《千金要方》《千金翼方》《外台秘要》《神农本草经》等，随后其父又命其继续攻读历代各家论著和各科著作，并指导他阅读《毛诗序》《周易》《尚书》等书。对于《黄帝内经》，他大约只用了一年的时间，即将其内容烂熟于心。现在只要提到《黄帝内经》的某一内容，他都能不假思索明确无误地给你指出，本段内容是在《素问》或《灵枢》的某一篇，所以被人们誉为"《内经》王""活字典"。

　　1961 年，时任湖北中医学院副院长的蒋立庵先生，将一本《江汉论坛》杂志给了李今庸先生。他认真阅读后，敏锐地意识到蒋老是希望他掌握校勘训诂学的知识，以便有效地研究整理古典医籍。从 20 世纪 60 年代初开始，他先后阅读了大量有关古代小学类书籍。通过认真阅读《说文解字》《说文解字注》《说文通训定声》《说文解字义证》《说文解字注笺》等，他对许学相当熟悉，又广泛阅读了雅学、韵书以及与小学有关的书籍。从此，他掌握了治学之道，并以此助推医教之道。

一般而言，做学问应具备三个条件：一为深厚的家学，二为名师指点，三为个人勤奋。这三点李今庸先生都具备了，所以先生才有了今天的成就。

李今庸先生在 1987 年到 1999 年间，先后被中国中医研究院（现中国中医科学院）研究生部、张仲景国医大学、长春中医学院（现长春中医药大学）等单位聘为客座教授和临床教授，为这些单位的中医药人才培养做出了贡献。1991 年 5 月被确认为第一批全国老中医药专家学术经验继承工作指导老师，同年获国务院政府特殊津贴；1999 年被中华中医药学会授予全国十大"国医楷模"称号；2002 年获"中医药学术最高成就奖"；2006 年获中华中医药学会"中医药传承特别贡献奖"；2011 年被国家中医药管理局确定为全国名老中医药专家传承工作室建设项目专家；2013 年 1 月被国家中医药管理局确定为首批中医药传承博士后合作导师，为国家培养中医药高层次人才。

校勘医典　著作等身

李今庸先生在治学上锲而不舍，勇攀高峰，正所谓"路漫漫其修远兮，吾将上下而求索"。他在 20 世纪 60 年代就步入了校勘医典这条漫长而又崎岖的治学之路。在这方面他着力最勤，费神最深，几乎是举毕生之力。他曾说道：首先要善于发现古书中的问题，然后对所发现的问题进行深入研究考证，并搜集大量的古代文献加以证实。当写成文章时，又必须考虑所选用文献的排列先后，使层次分明，说明透彻，让人易于读懂。如此每写一篇文章，头痛数日不已，然而他仍乐此不疲。虽是辛苦，然也获得了丰硕的成果。经一番整理后，不仅使这些古籍中的文字义理畅达，而且其医学理论也明白易晓，从而使千百年的疑窦涣然冰释，实有功于后学。

李今庸先生首创以治经学方法研究古典医籍。他将清朝乾嘉时期所兴起的治经学方法，引入到古医籍的研究整理之中。他依据训诂学、校勘学、音韵学、古文字学的基本原理，以及方言学、历史学、古文献学、考古学和历代避讳规律等相关知识，结合中医药学理论和临床实际经验，对古医书中的疑难问题进行了深入研究。对古医书中有问题的内容，则采用多者刈之、脱者补之、隐者彰之、错者正之、难者考之、疑者存之的方法，细心疏爬。他治学态度严谨，一言之取舍必有据，一说之弃留必合理。其研究所涉及的范围相当广泛，如《素问》《灵枢》《难经》《甲乙经》《太素》《伤寒论》《金匮要略》《神农本草经》《肘后方》《新修本草》《千金要方》《千金翼方》《马王堆汉墓帛书》以及周秦两汉典籍中有关医学的内容。每有得则笔之以文，其研究的千古疑难问题多达数百处。从 20 世纪 50 年代末至现在，他发表了诸如"析疑""揭疑""考释""考义"类文章 200 多篇。2008 年，他在外地休养的时候，凭记忆又搜集了古医书中疑难之处 88 条；同时，还从《吕氏春秋》高诱训解的文字中，总结出声转可通的文字 121 例，其中部分内容现已整理成文，由此可见先生对古医籍疏爬之勤。

设帐杏坛　传道授业

李今庸先生执教已 62 个春秋，在中医教育学上，开创和建立了两门中医经典学科（《黄帝内经》《金匮要略》）。他先后长期系统性地给师资班、西学中班、本科生、研究生等各类不同层次学生讲授《金匮要略》《黄帝内经》《难经》及《中医学基础》等课程。自 1978 年开始，又在全国中医界率先开展《内经》专业研究生教育。同时，李今庸先生还担任北京中医两院（中国中医研究院、北京中医学院）研究生班《金匮要略》授课老师。1973 年起，李今庸先生受邀赴原北京中医学院、原上海中医学院讲授《中医学基础》；1978 年起，并先后赴辽宁、广西、上海等地的中医药院校讲授《黄帝内经》《金匮要略》等经典课程。

李今庸先生非常重视教材建设。1958 年，他首先在原湖北中医学院筹建金匮（内科）教研组，并担任组长，其间独立编写了《金匮讲义》，作为本院本科专业使用。1963 年独立编写了全国中医学院第二版试用教材《金匮要略讲义》，从而将《金匮》这一学科推向了全国；1973 年，为适应社会上的需求，对该书稍作润色，作为全国中医学院第三版试用教材再版发行。1960 年，担任《内经》教研组组长，独立编写了《医经选讲义》《内经讲义》（原文），供湖北中医学院本科专业使用；1961 年，独立编写了《难经选读》《黄帝内经素问讲义》（原文），供湖北中医学院本科专业、西医学习中医班使用；1962 年，独立编写了中医学院讲义《内经》（蓝本）；1963 年，赴江西庐山参加了全国中医学院第二版试用教材《内经讲义》的审稿定稿。1974、1976 年分别协编全国中医学院教材《中医学基础》；1977、1979 年，主编《内经选编》《内经选读》，作为原湖北中医学院中医研究生班前期课程中的《内经》试用教材，并亦供中医本科专业使用，该教材受到全国《内经》教师的好评；1978 年，参与编著高等中医药院校教学参考丛书《内经》；1982 年主编高等中医药院校本科生、研究生两用教材《黄帝内经选读》，1987 年为光明中医函授大学编写出版了《金匮要略讲解》。几十年来，李今庸先生为中医药院校教材建设，倾注了满腔心血。

李今庸先生注重师资队伍建设。先生在主持原湖北中医学院内经教研室工作时，非常重视对教师的培养。1981 年，他在教研室提出了"知识非博不能返约，非深不能至精"的思想。他要求教师养成"读书习惯和写作习惯"。为配合教师读书方便，他在教研室创建了图书资料库室，收藏各类图书 800 余册，并随时对教师的学习情况进行督促检查。1983 年，他组织主持教研室教师编写刊印了《黄帝内经索引》；同时，他又组织主持教研室教师编写了《新编黄帝内经纲目》，作为本院及部分兄弟院校《内经》专业研究生学位使用教材。通过编辑书籍及教学参考资料，提高教师的专业水平。在对教师的使用上，尽量做到人尽其才，才尽其用。通过十几年坚持不懈努力，现已培养出一批较高素质的中医药教师队伍。

在半个多世纪的中医药教学生涯中，先生主张择人而教、因材施教，注重传授真知和问答教学。他要求学生学习中医时必须树立辩证唯物主义和历史唯物主义思维方式，将不同时代形成的医学著作和理论体系置于特定历史时代背景中研究，重视经典著作教学和学生临床实践。1962 年，先生辅导高级西医离职学习中医班集体写作《从藏府学说看祖国医学的理论体系》一文，全文刊登于《光明日报》，并被《人民日报》摘要登载、《中医杂志》全文收载，在全国产生了很大影响。

扎根一线　累起沉疴

李今庸先生在 80 年的医疗实践中，形成了独特的医疗风格、完整的临床医学思想，积累了大量的临床经验。其一，形成了完整的临床医学指导思想，即坚持辩证历史唯物主义思想指导下的"辨证论治"；其二，独创个人临床医疗经验病证证型治疗分类 580 余种，著有《李今庸临床经验辑要》《中国百年百名中医临床家丛书·李今庸》《李今庸医案医论精华》等临床著作。

李今庸先生通晓中医内外妇儿及五官各科，尤长于治疗内科和妇科疾病。在 80 年的临床实践中，他在内伤杂病的补泻运用上形成了自己独特的风格，即泻重痰瘀，补主脾肾。脾肾两藏，一为后天之本，一为先天之本，是人体精气的主要来源。二藏荣则一身俱荣，二藏损则一身俱损。因此，在治虚损证时，补主脾肾。在临床运用中，具体又有所侧重，小儿重脾胃，老人重脾肾，妇女重肝肾。慢性久病，津血易滞，痰瘀易生，痰瘀互结互病，易成窠囊。他对于此类病证的治疗是泻重痰瘀，或治其痰，或泻其瘀，或痰瘀同治。他临床经验丰富，辨证准确，用药精良，常出奇兵以制胜，其经验可见于《国医大师李今庸医学全集》中。

李今庸先生非常强调临床实践对理论的依赖性，他常说："治病如同打仗一样，没有一定的医学理论做指导，就不可能进行正确的医疗活动。"如 1954 年长江流域发大水，遭受特大洪涝灾害之时，奔赴一线的李今庸"抗洪抢险防病治病"工作队，以中医理论为指导，运用中药枯矾等，成功控制住了即将暴发的急性传染性消化道疾病；再如一壮年男子，突发前阴上缩，疼痛难忍，呼叫不已，李今庸先生据《素问·厥论》"前阴者，宗筋之所聚"，《素问·痿论》"阳明者，五藏六府之海，主润宗筋"的理论，为之针刺足阳明经之归来穴，留针 10 分钟，病愈，后数十年未再发，此案正印证了其善于以经典理论对临床的指导运用。李老常言："方不在大，对证则效；药不在贵，中病即灵。"

从 1976 年起，李老应邀赴北京、上海、南京、南宁、福州、香港、韩国大田等多地讲学，传授临床经验，深入开展中外学术交流。

振兴中医　奔走疾呼

李今庸先生作为一代中医药思想家，从未停止过对中医药学理论、临床、教育的反复深入思考。1982 年、1984 年，他两次同全国十余名中医药专家联名上书党中央、国务院，建议成立国家中医药管理总局，加强党对中医药事业的领导，受到中央领导重视和采纳。1986 年国务院批示，1988 年，国家中医药管理局挂牌成立。其后，又积极支持组建中医药专业出版社。1989 年，中国中医药出版社成立。2003 年，向党中央和国务院领导写信陈述中医药学优越性和东方医学特色，建议制定保护和发展中医药的法规，同年，国务院颁布《中华人民共和国中医药条例》。

李老在担任湖北省政协常委及教科文卫体委员会副主任期间，深入基层考察调研，写了大量提案及信函建议。在湖北省第五届政协会议上，提出"请求省委、省政府批准和积极筹建'湖北省中医管理局'，以振兴我省中医药事业"等提案。2006 年，湖北省中医药管理局成立。

1980 年、1983 年等分别向省委、省政府致信建议召开李时珍学术会议，成立李时珍研究会，开展相关研究，为在全国范围内形成纪念李时珍学术活动氛围奠定了坚实根基。

1986 年李老当选为湖北省中医药学会理事长。此后，主持湖北省中医药学会工作长达二十余年。组织举行"鄂港澳台国际学术交流大会""国际传统医学大会"等各种大型中医药学术研讨会和国际学术交流会议。其间，连续数年主编有《湖北中医药信息》《中医药文化有关资料选编》等。

近年来，李老对中医药学术发展方向继续进行深入思考与研究。认为中西医学不能互相取代，只能在发展的基础上取长补短，必须努力促使西医中国化、中医现代化，先后撰写和发表了《论中医药学理论体系的构成和意义》《发扬中医药学特色和优势提高民族自信心和自豪感》《试论我国"天人合一"思想的产生及中医药文化的思想特征》《中医药学应以东方文化的面貌走向现代化》《关于中西医结合与中医药现代化的思考》《略论中医学史和发展前景》等文章。

今将李今庸先生历年写作刊印、出版和未出版的各种学术著作，集中起来编辑整理，勒成一部总集，定名为《国医大师李今庸医学全集》，予以出版，一则是彰显李老半个多世纪以来，在中医药学术上所取得的具有系统性和创造性的重要成就，二则是为中医药学的传承留下一份丰厚的学术遗产。

李今庸先生历年写作并刊印和出版的各种著作数十部，附列如下（以年代先后为序）：

《金匮讲义》，李今庸编著，原湖北中医学院中医专业本科生用教材。1959年，内部油印。

《中医学概论》，李今庸编著，原湖北中医学院中医专业本科生用教材。1959年，内部刊印。

《内科学讲义》，李今庸编著，原湖北中医学院中医专业本科生用教材。1960年1月，内部刊印。

《医经选讲义》，李今庸编著，原湖北中医学院中医专业本科生用教材。1960年，内部刊印。

《内经讲义》，李今庸编著，原湖北中医学院中医专业本科生用教材。1960年，内部刊印。

《难经选读》，李今庸编著，原湖北中医学院中医专业本科生用教材。1961年，内部刊印。

《黄帝内经素问讲义》，李今庸编著，原湖北中医学院中医专业本科生用、高级西医离职学习中医班用教材，1961年，内部刊印。

《内经》（蓝本），李今庸编著，原中医学院讲义，中医专业本科生用教材，1962年4月，内部刊印。

《金匮要略讲义》（蓝本），李今庸编著，原中医学院讲义，中医专业本科生用教材，1963年4月，内部刊印。

《金匮要略讲义》，李今庸编著，全国中医学院中医专业本科生用第二版统一教材。1963年9月，上海科学技术出版社出版。

《中医概论》，李今庸编著，原湖北中医学院中医专业本科生用教材，1965年9月，内部刊印。

《内经教学参考资料》，李今庸编著，原湖北中医学院中医专业教学参考用书。1965年12月，内部刊印。

《中医学基础》，李今庸编著，原湖北中医学院中医专业用教材。1971年，内部铅印。

《金匮要略释义》，李今庸编著，中医临床参考丛书，全国中医学院西医学习中医者、中医专业用第三版统一教材。1973年9月，上海科学技术出版社出版。

《内经选编》，李今庸编著，原湖北中医学院中医专业用教材，1973年，内部刊印。

《中医基础学》，李今庸编著，原湖北中医学院中医专业本科生用教材。1974年，内部刊印。

《内经选编》，李今庸编著，原湖北中医学院中医专业本科生及研究生前期用教材，1977年，内部刊印。

《内经选读》，李今庸主编，原湖北中医学院中医专业本科生及研究生前期用教材。1979年5月，内部刊印。

《黄帝内经选读》，李今庸主编，原湖北中医学院中医专业本科生、研究生两用教材。1982年，内部刊印。

《内经函授辅导资料》，李今庸主编，原湖北中医学院中医专业函授辅导教材。1982年，内部刊印。

《读医心得》，李今庸著，研究中医古典著作中理论部分的学术专著。1982年4月，上海科学技术出版社出版。

《中医学辩证法简论》，李今庸主编，全国中医院校教学教材参考用书。1983年1月，山西人民出版社出版。

《黄帝内经索引》，李今庸主编，原湖北中医学院中医《内经》专业教学参考用书。1983年12月，内部刊印。

《读古医书随笔》，李今庸著，运用考据学知识和方法研究古典医籍的学术专著。1984年6月，人民卫生出版社出版。

《金匮要略讲解》，李今庸著，全国高等中医函授教材。1987年5月，光明日报出版社出版，后由人民卫生出版社于2008年更名为《李今庸金匮要略讲稿》再版。

《新编黄帝内经纲目》，李今庸主编，中医内经专业研究生学位教材，以及西医学习中医者教学参考用书。1988年11月，上海科学技术出版社出版。

《奇治外用方》，李今庸编著，运用现代思想和通俗语言，对中医药古今奇治外用方治给予整理的专著。1993年1月，中国中医药出版社出版。

《湖北医学史稿》，李今庸主编，是整理和研究湖北地方医学史事的专门著作。1993年5月，湖北科学技术出版社出版。

《李今庸临床经验辑要》，李今庸著，作者集数十年临床医疗实践之学术思想和临证经验的总结专著。1998年1月，中国医药科技出版社出版。

《古代医事编注》，李今庸编著，选录了古代著名典籍笔记中关于中医药医事史料文献而编注的人文著作。1999年，内部手稿。

《中华自然疗法图解》，李今庸主编，刮痧疗法、按摩疗法、针灸疗法和天然药食疗法等中医自然疗法治病图解的专著。2001年1月，湖北科学技术出版社出版。

《中国百年百名中医临床家丛书·李今庸》，李今庸著，作者集多年临床学术经验之专著。2002 年 4 月，中国中医药出版社出版。

《中医药学发展方向研究》，李今庸著，研究中医药学发展方向的专著。2002 年 9 月，内部刊印。

《古医书研究》，李今庸著，继《读古医书随笔》之后，再以校勘学、训诂学、音韵学、古文字学、方言学、历史学以及古代避讳知识等，研究考证中医古典著作的学术专著。2003 年 4 月，中国中医药出版社出版。

《中医药治疗非典型传染性肺炎》，李今庸编著，选用报刊上有关中医药治疗"非典"（严重急性呼吸综合征）的内容，集而成册。2003 年 8 月，内部刊印。

《汉字、教育、中医药文化资料选编》（1—6 编），李今庸编著，选用报刊上发表的有关文字文化、教育和中医药文化资料而汇编的专门集册。2003—2009 年，内部刊印。

《舌耕馀话》，李今庸著，作者在兼任政协等多项社会职务期间，从事中医药事业的医政医事专门著作。2004 年 10 月，中国中医药出版社出版。

《古籍录语》，李今庸编著，选录古代典籍中关于启迪思想，予人智慧，为人道德之锦句名言而编著的人文专著。2006 年 8 月，内部刊印。

《李今庸医案医论精华》，李今庸著，作者临床验案精选和中医学术问题研究的专著。2009 年 4 月，北京科学技术出版社出版。

《李今庸中医科学理论研究》，李今庸著，中医科学基础理论体系和基本学术思想研究的专著。2015 年 1 月，中国中医药出版社出版。

《李今庸黄帝内经考义》，李今庸著，作者历半个世纪对《黄帝内经》疑难问题研究的学术专著。2015 年 1 月，中国中医药出版社出版。

《李今庸临床用方集粹》，李今庸著，是收集荟萃作者数十年临床医疗经验用方的专著。2015 年 1 月，中国中医药出版社出版。

《李今庸读古医书札记》，李今庸著，辑作者历年来在全国各地刊物上发表的关于古典医籍和古典文献的考释、考义、揭疑、析疑类文章的学术著作。2015 年 4 月，科学出版社出版。

《李今庸特色疗法》，李今庸主编，整理和总结了具有中医学特色的穴敷疗法、艾灸疗法、拔罐疗法、耳穴贴压法等治疗病证的专著。2015 年 4 月，科学出版社出版。

《李今庸经典医教与临床研究》，李今庸著，作者集中医经典教学和经典性临床研究的教研专著。2016 年 1 月，科学出版社出版。

《李今庸医惑辨识与经典讲析》，李今庸著，对有关经典医籍、医学疑问的解疑辨惑及经典著作课堂讲解分析的学术专著。2016 年 1 月，科学出版社出版。

《李今庸临床医论医话》，李今庸著，作者关于中医临床的医学论述和医语医话的学术专著。2017 年 3 月，中国中医药出版社出版。

通古博今研岐黄　精勤不倦育桃李

《李今庸中医思考·读医心得》，李今庸著，作者独立思考中医药学实质和中医药学术发展方向性研究的学术专著。2018年3月，学苑出版社出版。

《续古医书研究》，李今庸著，为《古医书研究》续笔，再以开创性的中医治经学方法继续研究中医古典著作之学术力作。

另有待出版著作（略）。

李琳　湖北中医药大学

2018 年 5 月 1 日

出版说明

　　本书原为李老 1962 年 4 月编写的中医学院讲义《内经》，拟作为全国中医学院统一用第二版教材《内经讲义》（原文）之蓝本。其内容包括：绪言、阴阳五行、摄生、藏府、经络、病机、病证、诊法、治则以及五运六气、标本中气等。在时隔 60 余年后的今天，将该专书讲义定名为《黄帝内经讲义》，作公开出版发行，以期保存传世，彰显老一辈中医学家李今庸先生《黄帝内经》教育学思想。本书亦可供《内经》专业人员和爱好《内经》者学习参考用之。

李琳

2023 年 6 月

编写说明

1. 本讲义系《黄帝内经》（以下简称《内经》）的专书讲义，根据《内经》课的教学需要，选取原文，系统地加以编排。专书讲义，不同于概论，也不同于专科讲义。在专书的一定范围内，提出它的纲领，分析归纳，就原文的内容，提出每篇每章的标题。这样，对初学者开始学习《内经》，比较有头绪，更可以培养他们阅读原书的能力。

2. 在"系统学习，全面掌握"的精神指示下，照顾到授课时数，本讲义的《内经》原文，经过多次的自我审查压缩，对专书的内容，只能就主要部分，达到全面，就主体精神，加以系统。

3. 本讲义分阴阳五行、摄生、藏府、经络、病机、病证、诊法、治则等八篇。阴阳五行作为对藏府活动的说理工具，必须明了工具的性质和作用，才能使用；人类的生活和繁衍，更明显地表现人与自然的密切关系；藏府是祖国医学的主要部分；经络源于藏府而发生作用。所以前四篇按这样的顺序排列。后四篇的顺序，比较明显，无须说明。

4. 篇章的划分，是根据选取的原文而决定的。每篇分若干章，每章分若干节。每篇说明一个大的问题，每章说明一篇的部分问题，都提出了标题。每节只是一章中的小段，就没有标题。

5. 每篇开始，作一个提纲性的说明，以便授课时总括地介绍这篇的内容。末了作一个总结性的按语，以便授课时对这个单元的学习提出总结和复习。并根据学习的情况，指导作业（因没有提示"思考题"）。

6. 对《内经》原文的解释，采用注解和释义两种方法。注解包括校正、字音、词解等方面。注解不摒弃前代注家，也不完全依赖前代注家，采用了兄弟院校的讲义，也有些自己的见解。释义只阐述原文的意义，不作语译。这两项的范围，严格划分，避免重复。

7. 我们的文化和医学水平有限，对《内经》的体会很浅，写作能力很差，时间又很仓促，边选辑、边注释。原文的编排，一定有些不妥当，注解一定有些欠明确，释义一定有些欠透彻，甚至还有错误。我们以敢想敢说敢干的精神，作一个初步尝试。为了发扬祖国医学，搞好《内经》教学工作，希望读者们提出严格的批评和指正。

李今庸

湖北省中医学院内经教研组

1962 年 4 月

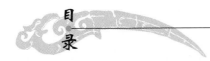

目录

绪　言

　　《内经》包括《素问》和《灵枢》两个组成部分，在现存的中医经典中它是最早的著作。它的成书年代，约在二千年以前"诸子蜂起，百家争鸣"的春秋战国时期，以后随着医学的不断发展而续有补充，不是一时一人的手笔，而是古代劳动人民长期与疾病作斗争的经验总结，是一部经过多次修订而成的医学巨著。

　　《内经》的内容非常丰富，它不仅对人类本身的生理活动、疾病现象以及诊断与治疗，作出了全面的符合当时科学要求的说明，而且还具有与宗教迷信作尖锐斗争的朴素的唯物辩证观点。例如《素问·五藏别论》曾指出：迷信鬼神的人，是不会相信真理的（"拘于鬼神者，不可与言至德"）；又如《素问·汤液醪醴论》论述医生与病人的关系时，亦明确地提出：病人及其病理变化是主要的，是客观存在的，而医生的诊断和治疗是根据客观存在，经过分析研究后所作出的决定和措施（"病为本，工为标"）。诸如此类的例子不胜枚举。因此，《内经》的价值，不仅在于它成功地总结了战国以前的医疗经验，并且在于它把医疗、保健的实践提高到古代朴素唯物的理论原则，向迷信鬼神主宰的"宿命论"进行斗争，反过来并以朴素的辩证法贯穿于祖国医学理论中，以指导临床实践，给中医奠定了理论基础。虽然它有不完备的地方，而几千年来，中医学在医疗技术和医学理论方面，也有许多新的发展，但是凡带有根本性的医学观点，基本上还是以《内经》的理论为依据的，换句话说，《内经》的学术思想和理论原则一直对临床实践起着指导性的作用，因此，《内经》是祖国医学遗产的重要组成部分，我们今天用毛泽东思想和现代科学知识来学习、研究、整理中医学，首先还应当掌握它，以便不断提高。

在继承和发扬祖国医学遗产方面，党提出了"系统学习，全面掌握，整理提高"的方针。几年来，在党的正确领导下，贯彻执行了这一英明方针，使整个中医工作有了蓬勃的发展，通过以往的教学实践证明，学习《内经》和掌握《内经》的理论，对于学好其他中医课程和指导临床实践是有着很大的作用。同时，为了进一步研究、整理和提高祖国医学，使它更好地为广大人民的保健事业服务，以及为发展我国独创性的医药学派，都是具有现实意义的。

1962 年 4 月

第一篇　阴阳五行

阴阳五行学说是我国古代哲学思想，它贯穿在祖国医学的生理、病理、诊断、治疗、药物以及摄生等各个方面。它是古人在长期生活实践中，观察宇宙间一些自然现象后，经过分析、归纳、总结而得出的事物发展变化的规律，在这基础上而推及人身，用以说明人的生命活动规律及变化。古人认为，宇宙间一切事物和现象，都是相对而又统一的，而阴阳是代表一切事物相对的两个方面，由此可见，阴阳是两个抽象的概念。在实际应用上，具有很大的机动性与灵活性。而五行是在阴阳的基础上，用五种物质的属性，以取象比类的方法，借其相生相克，化生制约的规律，说明事物内部及人体藏府组织器官之间的复杂联系。总之，阴阳五行学说是朴素唯物论和自然辩证法的哲学思想方法，在这种思想方法指导下，它运用于祖国医学中，成为中医辨证施治的思想方法，在应用于临床实践中，有一定的价值。本篇将《内经》经文中有关阴阳五行部分，选出四节：①阴阳的物质基础及其运动；②阴阳在医学上的应用；③五行的物质基础及其运动；④五行在医学上的应用。借以说明古人对阴阳五行的运用和它在祖国医学中所起的作用。

第一章　阴阳的物质基础及其运动

第一节

《素问·阴阳应象大论》①阴阳者，天地之道②也，万物之纲纪③，变化之父母④，生杀之本始，神明⑤之府也。治病必求于本。

注解：

①《阴阳应象大论》：《素问》第五篇篇名。

②道：即规律。

③纲纪：纲是大的系统，纪是总纲下的小系统。

④父母：指雌雄。

⑤神明：变化莫测谓之"神"，事物昭着谓之"明"。

释义： 古代医学科学家，运用辩证法，认为宇宙间一切物类的发生、发展、变化和终了，都是由对立统一的规律而形成的。这种对立统一的形态表现，是无形之气和有形之质的两个方面，相互感召，相互转化，不断合作，不断运动，而成为永恒的世界，这就是阴和阳。宇宙开始，天是无形之气，地是有形之质，就表现出了对立统一的自然规律，所以说，"阴阳者，天地之道也"。宇宙间的万物，有大的区别系统，像矿物、植物等，又有小的区别系统，像植物的草、木、花、蔓等，而草木花蔓之中，又有多种区别，这都是阴阳的作用。一切物类，有雌雄配合的变化，因而生生不已，也是阴阳的作用。物类有生有死，其所以生死的原因，还是阴阳的作用。这些作用的形成，由渐变而突变，有的是隐蔽的发展，有的是显著的发展，都是由于阴阳运动的基础而出发的，人身生存在宇宙间，和其他物类一样，与天地的阴阳变化息息相关，而本身的生长活动以至老死，也是由于阴阳的作用。因之治疗疾病，一定要从根本上去研求。

故积阳为天，积阴为地，阴静阳躁，阳生阴长，阳杀阴藏，阳化气，阴成形，寒极生热，热极生寒，寒气生浊，热气生清，清气在下，则生飧泄①，浊气在上，则生䐜胀②，此阴阳反作，病之逆从③也。

注解：

①飧泄：飧音孙，飧泄是完谷不化的泄泻。

②䐜胀：即胸膈胀满。

③逆从：正常的为从，反常的为逆。

释义：阴阳是代表事物相对而又统一的两个方面，说明自然界的矛盾现象，进而联系到人体各方面，说明阴阳的正常发展和异常变化，例如阳气清轻，故清阳之气汇合于上而为天；阴气重浊，故浊阴之气积聚于下而为地。地为阴，主静而有常；天为阳，主动而不息。天属阳，阳主升而向生，所以天的阳气是发生万物的，阴气是长养万物的，这也说明阴阳的矛盾统一性；地属阴，阴主降而向死，所以地的阳气主肃杀，阴气主收藏，这也说明阴阳的矛盾统一性。阳动而散，故能化气而为变化的动力；阴静而凝，所以成形而为物质基础。一切事物发展到无可再进展的时候，遂变为其反面，后者乃象征着事物的新生，如冬寒到了极点就转化为春夏之热，夏热到了极点则转化为秋冬之寒，这叫物极必反的运动变化，这是说明阴阳相互转化的过程。寒气能生浊阴，热气能生清阳；人的机体若发生病理变化，清阳之气主升，今反在下而不升，故发生完谷不化的飧泄；浊阴之气主降，今反在上而不降，故发生胸膈膜胀，此即人体阴阳失调，疾病所生的道理。

故清阳为天，浊阴为地；地气上为云，天气下为雨，雨出地气，云出天气。故清阳出上窍①，浊阴出下窍②，清阳发腠理③，浊阴走五藏，清阳实四支，浊阴归六府。

注解：

①上窍：指眼、耳、口、鼻七窍。

②下窍：指前后二阴。

③腠理：指皮肤和肌肉之间而言。

释义：本段以自然界中云和雨的形成来说明阴阳互根的关系，从而结合人体生理变化，由于性质不同，其作用亦异。大自然的阳之气上升为天；浊阴之气下降为地。地阴之气，随阳上升于天，阴凝上结以成云；天阳之气化阴下降于地，阳散动而下流，则变成雨。雨是地气上升之云转变而成的；云是天气下降之雨蒸发而成的。这就是阴阳升降的具体表现。人体阴阳亦然，人的清阳本于天而出上窍；浊阴之气本于地而出下窍。由于阳气之卫外，故清阳发腠理；阴主内守，故浊阴内走于五藏。四肢为诸阳之本，故清阳能充养四肢；六府传化水谷，故浊阴归于六府。

　　水为阴，火为阳，阳为气①，阴为味，味归②形③，形归气，气归精④，精归化⑤；精食⑥气，形食味，化生⑦精，气生形，味伤形，气伤精，精化为气，气伤于味。

注解：
①气：此处指功能或活动能力，即古人所说的真气或元气。
②归：指滋养，依赖的意思。
③形：指形体，包括藏府、肌肉、血脉、筋骨、皮毛等。
④精：指体内精的物质。
⑤化：是生化，变化的意思。
⑥食：赖以供养的意思。
⑦生：此处作生成转变解。

释义：今以水火来分阴阳，因水性润下而寒属阴，火性炎上而热属阳。结合机能生理变化来说，气是功能，流动而无形，故属阳，饮食物质有形故属阴。饮食物质能滋养形体，而形体的产生，又赖气化的功能，而功能的产生又是由饮食物的精微化生的，精微物质可以化生功能，而精微物质又是由气化而产生的，所以形体是靠饮食物滋养，而饮食物又要经过生化作用，才能产生精微物质，而精微物质又要仰给气化功能，再经过气化作用以滋养形体。若饮食太过则反伤形，正如《五藏生成》说："多食苦，则皮槁而毛拔。若机能活动太过，则精血内伤"，《上古天真论》说"以欲竭其精，以耗散其真"，其意即此。机体之元气是由精化生而来的。饮食太过而伤形，则功能活动亦受到影响，此即气伤于味，正如《生气通天论》云："阴之所生，本于五味，阴之五宫，伤在五味，味过于酸，肝气以津，脾气乃绝……"

　　阴味出下窍，阳气出上窍，味厚者为阴，薄为阴之阳；气厚者为阳，薄为阳之阴。味厚则泄，薄则通；气薄则发泄，厚则发热。壮火①之气衰，少火②之气壮，壮火食③气，气食④少火，壮火散气，少火生气。气味辛甘发散为阳，酸苦涌泄为阴。

注解：

①壮火：即亢烈的阳气。

②少火：指温和的阳气。

③食：侵蚀或消耗。

④食：作仰求食养解。

释义： 以阴阳的原理，来分析饮食物中气和味的性能及对人体不同的作用，从而为药物的四气五味、升降浮沉立下了论据。以饮食物的气味来分阴阳，味重浊属阴，故多下行而出下窍；气属阳而清轻，阳主升发，故多上行，而出上窍。而气味阴阳之中，又可分为阴阳，如味为阴，但味有厚薄之分，味厚者为纯阴，味薄者为阴中之阳；气为阳，气厚者为纯阳，气薄者为阳中之阴。因阴味多下行，故味厚的有泄下作用，味薄的有疏通经络的作用；阳主升，阳气上行，故气薄能向外发泄，而气厚则能助阳发热。火为天地之阳气，火能生万物，但火有少壮之分，温和的阳气能生长万物，而亢烈之阳气反危害万物，故正常之阳气能使正气壮盛，阳气太过反使正气衰弱。因为亢烈的阳气能损耗元气，而人的元气有赖温和之阳气而生，所以亢烈的阳气会损耗元气，而温和的阳气却能增强元气。至于气味，因有厚薄有属阴属阳的不同，故辛甘酸苦咸之中具有阴阳之分，凡气味辛甘的属阳，而有发散功能，气味酸苦的属阴。而有涌泄功用。

第二节

《素问·阴阳离合论》①阴阳者数②之可十，推③之可百，数之可千，推之可万，万之大不可胜数，然其要一④也。

注解：

①《阴阳离合论》：《素问》第六篇篇名。

②数：计算。

③推：推演。

④一：指对立统一法则而言。

释义：宇宙间一切事物，均存在着对立而又统一的两个方面，而且都可以用阴阳这个机动的代名词来说明。由于自然界的事物复杂，千变万化，在推演过程中，可以由十到百，由千到万，以至变化无穷，难以计算，这说明阴阳这一说理工具的应用范围是极其广泛的，然而归纳起来，不外乎对立统一的法则。

天覆地载，万物方生，未出地者，命曰阴处，名曰阴中之阴；则出地者，命曰阴中之阳。阳予①之正，阴为之主，故生因春，长因夏，收因秋，藏因冬，失常则天地四塞②。

注解：

①予：与"与"字同义。

②天地四塞：四时的运动乖错，就不能生长收藏，天地像闭塞了一样。

释义：自然界万物的生长是赖阴阳的协调。若阴阳四时之气正常，则长养万物，反之则四时失序。天为阳，覆盖于上，地为阴，承载于下，阴阳协调，化生万物。宇宙间的万物初生，当未出地面，伏居于阴处，称为阴中之阴，等到长出地面，则称为阴中之阳，这是以万物长出地面与否来分阴阳。因阳气主生化，阴气主滋长，故万物由于春气温暖而生，由于夏气炎热而长，由于秋气清凉而收，由于冬气严寒而藏，这是四时阴阳的正常现象。若时序反常，则天地四时阴阳失去正常。

第三节

《素问·五运行大论》①夫变化之用，天垂象，地成形，七曜②纬虚，五行丽③地，地者，所以载生成之形类④也；虚者，所以列应天之精气也。形精之动，犹根本之与枝叶也，仰观其象，虽远可知也。帝曰：地之为下否乎？岐伯曰：地为人之下，太虚之中者也。帝曰：冯⑤乎？岐伯曰：大气举之也，燥以干之，暑以蒸之，风以动之，湿以润之，寒以坚之，火以温之。故风寒在下，燥热在上，湿气在中，火游行其间，寒暑六入⑥，故令虚而生化也。故燥胜则地干，暑胜则地热，风胜则地动，湿胜则地泥，寒胜则地裂，火胜则地固矣。

注解：

①《五运行大论》：《素问》第六十七篇篇名。

②七曜：指日月五星。

③丽：指附着的意思。

④形类：形，有形的物质。类，物质的分类，如动物、植物、矿物等。

⑤冯：与"凭"同。

⑥寒暑六入：寒暑指一年，六入指六气，六气下临大地，如自外而入。

释义：宇宙间阴阳变化的作用，在天，使天显现日月星宿的天象，在地，使地生成滋养万物的形态；而日月星辰循行于太空，五行之气附属大地，故大地承载着由五行之气所生化的有形物类，后者不仅包括动植物，而且也包括矿物在内，太空布列着日月五星，以应天之精气，大地上的万物与太空的精气之间的关系，至为密切，好像树木的根本与枝叶一样，所以仰观天象，可以测知过去未来的事物变化。

大地位于人的下面，宇宙之中而不坠，它依靠大气的力量来支撑，而大气亦即宇宙中之元气，万物均赖之以主持宇宙中大气化为六气。并运行于天地之间，而六气之性能不一，其作用亦异。燥气使它干燥，暑气使它蒸发，风气使它运动，湿气使它润泽，寒气使它坚实，火气使它温暖。因寒居北，风居东，自北而东，所以风寒在下；又热居南，燥居西，自南而西，故燥热在上，因湿为土化，所以位于中央，而火有二，君火居湿气之上，相火居湿气之下，所以火气游行于其上下。一年四季，由于时序的迁移，寒来暑往，六气侵入大地，地面受其感召而化生万物，若六气太过，则大地受到不同性质的影响而有碍万物生化，因而燥气太过，则地面干燥；暑气太过，则地面热度增高；风气太过，则大地万物皆动；湿气太过，则地面泥泞；寒气太过，则地面冰裂；火气太过，则地面坚实固密。

第四节

《素问·六微旨大论》帝曰……升降何如？岐伯曰：气之升降，天地之更用①也。帝曰：闻其用何如？岐伯曰：升已而降，降者谓天；降已而升，升者谓地，天气下降，气流于地；地气上升，气腾于天；故高下相召②，升降相因③，而变作矣，帝曰善，寒湿相遇④，燥热相临④，风火相值④，其有间⑤乎？岐伯曰：气有胜复，胜复之作，有德有化，有用有变，变则邪气居之。帝曰：何谓邪乎？岐伯曰：夫物之生从于化，物之极由乎变，变化之相薄，成败之所由也。故气有往复⑥，用有迟速，四者之有，而化而变，风之来也。帝曰：迟速往复，风所由生，而化而变，故因盛衰之变耳，成败倚伏⑦游乎中，何也？岐伯曰：成败倚伏生乎动，动而不已，则变作矣。帝曰：有期乎？岐伯曰：不生不化，静之期也。帝曰：不生化乎？岐伯曰：出入废则神机化灭，升降息则气立孤危。故非出入，则无以生长壮老已，非升降，则无以生长化收藏。是以升降出入，无器不有，故器者生化之宇，器散则分之，生化息矣。故无不出入，无不升降，化有大小，期有远近，四者之有而贵守，反常则灾害至矣。故曰：无形无患，此之谓也。

注解：

①更用：相互为用的意思。

②相召：召，招也，相互感召。

③相因：互为因果。

④遇、临、值：都是遇合的意思。

⑤间：异也。

10

⑥往复：进退的意思，前进为往，后退为复。

⑦倚伏：相因叫倚，隐藏叫伏，合而言之，即有隐藏着相互的因果之意思。

释义： 从阴阳对立而又统一来说，升中有降，降中有升，动之极，即为静之始，静之极，即为动之始，两者不可截然划开，动静升降协调，就能维持阴阳的永恒运动。

天地之气的升降作用，是天地间密切相互作用的结果。天气下降，气就下流于地；地气上升，气就蒸腾于天；天地有上下相互感应的作用，上升下降存在着互为因果的关系，从而才能产生运动变化。

寒与湿、燥与热、风与火相遇合后，它们中间将会发生的变化是气有主动的抑制作用，有被动的反抗作用，有特性，有生化，有作用，有变异，变异即成为不正常之邪气，变异产生邪气是万物之所以有生机，多是顺从于化的常道，万物达到极限阶段就要引起突变，变与化相互交错地进行，就成为成长与败坏的根本关键，所以六气的变化有升有降，其阴阳出入有迟缓与迅速，正因为天时气象有进退迟速的不同，有生化变异的差异，这就形成了邪风正风之所以发生的道理，万物的成长与衰败的根本问题是决定于运动，不息的运动，才会产生变化。如果没有运动就没有生，没有化，就是静止的时候，静止的时候就不能生化，就没有出入的作用，那么所谓的神机（生命）也就毁灭，升降的作用也停止了，出现了气立孤危的现象，即所谓孤阴不生，独阳不长之理，由此可知，生物（主要指动物）没有"出入"的作用，就不可能有新生，成长，壮实，衰老和死亡等一系列的生命变化过程，如果没有六气升降，那么自然界的一切生物（主要指植物）也就没有生长收藏的转化过程了。由此可见，上面所提及的升降出入的作用，也就是自然与生命现象的具体表现，所以形器是物质基础，是生化作用的源泉；如果形器离散，那么阳归于天，阴归于地，阴阳分离，从而生化作用也随之而停止，生物在自然界不能脱离升降出入的变化，不过是它们之间仅仅只有大小之分，寿命长短之不同而已。它们具有升降出入的变化，以保持其平衡协调为原则，如果反常，那就要发生灾害，所以说："没有形体就不会发生灾害"，正是这个道理。

第二章　阴阳在医学上的应用

第一节

《素问·金匮真言论》①阴中有阴，阳中有阳。平旦至日中②，天之阳，阳中之阳也；日中至黄昏③，天之阳，阳中之阴也；合夜至鸡鸣④，天之阴，阴中之阴也；鸡鸣至平旦⑤，天之阴，阴中之阳也，故人亦应之。

夫言人之阴阳，则外为阳，内为阴；言人身之阴阳，则背⑥为阳，腹为阴；言人身之藏府中阴阳，则藏者为阴，府者为阳。肝、心、脾、肺、肾五藏皆为阴，胆、胃、大肠、小肠、膀胱、三焦六府皆为阳，所以欲知阴中之阴，阳中之阳者，何也？为冬病在阴，夏病在阳，春病在阴，秋病在阳，皆视其所在，为施针石也，故背为阳，阳中之阳，心也，背为阳，阳中之阴，肺也，腹为阴，阴中之阴，肾也，腹为阴，阴中之阳，肝也，腹为阴，阴中之至阴，脾也，此皆阴阳表里，内外，雌雄⑦相输应⑧也，故以应天之阴阳也。

注解：

①《金匮真言论》：《素问》第四篇篇名。

②平旦至日中：谓日初出的时候至正午，自卯至午，即上午6时至12时。

③日中至黄昏：黄昏是日落西方的时候，"日中至黄昏"，自午至酉，即12时至18时。

④合夜至鸡鸣：自酉至子，即18时至24时。

⑤鸡鸣至平旦：自子至卯，即0时至6时。

⑥背：张介宾："心肺居于膈上，连近于背，故为背之二阳藏，肝脾肾居于膈下，藏载于腹，故为腹之三阳藏。"此处背字是与腹字上下

相对而言，所以背字可作胸腔部位来解释，腹字可作腹腔部位来解释。

⑦表里，内外，雌雄：表阳、里阴，内阴、外阳，雌阴、雄阳，这些相对名词，都是取类比象以说明阴阳的。

⑧输应：是运输传送与之相应的意思。

释义：阴阳是两个抽象代名词，代表一切事物对立而又统一的两个方面，所以阴阳中复有阴阳，阴中有阴，阳中有阳。以昼夜来说，则白天为阳，黑夜为阴，如果更进一步区别，就白天来说，则清晨到日中，为阳中之阳，中午至黄昏，是阳中之阴；就黑夜来说，合夜到鸡鸣，为阴中之阴，从鸡鸣到清晨，是阴中之阳。同样，也可以用这个道理来分析人体和阴阳。

人体内外的阴阳，在外体表属阳，在内藏府属阴；人身前后的阴阳，背部为阳，腹部为阴；以藏和府来说，则肝、心、脾、肺、肾五藏属阴；胆、胃、大肠、小肠、膀胱、三焦六府属阳。所以要知道阴中之阴，阳中之阳的道理，是因为冬气伏藏，病在阴；夏气发越，病在阳；春天阳气尚微，余阴还盛，病在阴；秋天阳气尚盛，阴气还微，故病在阳。都是为了要按照四时气候视病所在部位，以便采用针刺或砭石治疗。再以五藏来说，五藏属阴，但又分出阴阳，心肺同位胸背，在部位上来说是属阳，但心与夏季相应，肺与秋季相应，故心为阳中之阳，肺为阳中之阴；肝脾肾居于膈下腹部属阴，但肾与冬季相应，故为阴中之阴，肝与春季相应，故为阴中之阳，脾与长夏相应，故为阴中之至阴。以上所说的，都属阴阳、表里、内外、雌雄的相对属性，这与用阴阳来说明自然界事物运动变化的道理是相适应，相符合的。

第二节

《素问·阴阳应象大论》阴胜①则阳病，阳胜则阴病。阳胜则热，阴胜则寒。重②寒则热，重热则寒。热伤气，气伤痛，形伤肿，故先痛而后肿者，气伤形也，先肿而后痛者，形伤气也。风胜则动③，热胜则肿，燥胜则干，寒胜则浮④，湿胜则濡泻。

注解：

①胜：偏盛的意思。

②重：作"极"字讲，如上文寒极生热义同。

③动：作动摆痉挛解。

④浮：此处作浮肿解。

释义： 在正常生理状态下，人体的阴阳是相平衡的，如果这个平衡受到破坏，就会发生疾病，阴的一方面偏盛，会导致阳的一方面发生病变，同样的道理，阳的一方面偏盛，会导致阴的一方面发生病变。若阳胜于阴，则表现热性症状；阴胜于阳，则表现寒性症状；但是寒极能表现出热性证候，而热极又会表现出寒象。这是阴阳消长，物极必反的自然界物质运动的普遍规律。再从寒热所伤言之，寒为阴，形亦为阴，寒则气收，故伤形；热为阳，气亦为阳，热则气散，故伤气，气性宣通，气伤则壅闭不通，故痛。形为物质的形象，形伤则稽留不化，故肿。所以先痛而后肿的，是气分先伤而后及于形体；先肿而后痛的，是形体先病而后及于气分。机体与自然界是统一整体，五行之气与机体息息相关，太过或不及都成为致病因素，风邪太过，则发生晕眩、痉挛、搐搦；火热太过，则发生红肿；燥气太过，则发生津液枯涸，皮肤燥涩；寒气太过，则发生阳气不舒，胀满、浮肿、湿气太过，必影响脾胃发生濡泻。

天有四时五行，以生长收藏，以生寒暑燥湿风，人有五藏化五气①，以生喜怒悲忧恐，故喜怒伤气，寒暑伤形。暴怒伤阴，暴喜伤阳。厥气②上行，满脉去形，喜怒不节，寒暑过度，生乃不固。故重阴必阳，重阳必阴。故曰：冬伤于寒，春必病温；春伤于风，夏生飧泄；夏伤于暑，秋必痎疟③；秋伤于湿，冬生咳嗽。

注解：

①五气：张介宾："五气者，五藏之气也，由五气以生五志。"五志即喜、怒、思、忧、恐，五藏之气化五志，心主喜、肝主怒、肺主

悲、脾主忧（思）、肾主恐。

②厥气：是厥逆不顺之气。

③痎疟：痎音皆，"痎疟"是一切疟疾的总称。

释义：自然界有春、夏、秋、冬的更迭，有木、火、土、金、水五行生克的变化。春属木，主生、风所由生；夏属火、主长、暑所由生；长夏属土，主化，湿所由生；秋属金，主收，燥所由生；冬属水，主藏，寒所由生。因此，产生了寒、暑、燥、湿、风的气候，它影响了自然界万物，形成了生、长、化、收、藏的规律，人与自然环境相适应，而肝、心、脾、肺、肾五藏与五行相应，五藏之气化生五志、喜、怒、悲、忧、恐五种不同的情绪，所以不善于摄生和自我控制者，如喜怒过度可以伤气；寒暑过度，可以伤形。怒为阴，喜为阳，所以暴怒能伤人阴气，暴喜能伤人阳气。喜怒都能使人气逆上行，充满经脉，则神气浮越而去离形体。所以喜怒不加以节制，寒暑不善于调适，阴阳不和则生命就不能巩固，所以《本神》说："智者之养生也，必顺四时而适寒暑，和喜怒而安居处。"寒暑不可过度，如冬天而受寒邪，是谓重阴，重阴必有阳热的病发生。暑天受了热邪，是谓重阳，重阳必有阴寒的病发生。所以冬伤于寒，留而不去，至春当为温病；春伤于风，风气通于肝，肝气有余以克脾土，到了夏令，当发生完谷不化的泄泻；夏伤于暑，暑汗不出，一至秋天，凉风相，就发生寒热往来的痎疟；秋伤于湿，湿气上逆迫肺，至冬为寒气所侵，而成为咳嗽之证。这些都说明春夏之病，"重阳必阴"，秋冬之病，"重阴必阳"的道理。

阴在内，阳之守也；阳在外，阴之使也。……阳胜则身热，腠理闭，喘粗为之俛仰①，汗不出而热，齿干以烦冤②，腹满死，能③冬不能夏。阴胜则身寒，汗出，身常清，故慄而寒，寒则厥④，厥则腹满死，能夏不能冬。此阴阳更胜⑤之变，病之形能⑥也。

注解：

①俛仰："俛"同"府"，"俛仰"形容呼吸困难的状态。

②烦冤：即烦闷。

③能：同"耐"。

④厥：作四肢逆冷解。

⑤更胜：是迭为胜负，即阴胜阳病、阳胜阴病的意思。

⑥病之形能：能与态同。就是疾病的形态（症状）。

释义：阴阳是互相为用的，阴在内，为阳的镇守；阳在外，为阴的役使。阳气太过，则身体发热，腠理紧闭，气粗喘促，呼吸困难，不得卧，俯仰不适，无汗发热，牙齿干燥烦闷，若见腹部胀满，是死的见证。这是属于阳胜之病，所以能耐于冬天之冷，而不能耐于夏天之热。阴胜则阳虚，则身发寒而汗多，身体清冷，在里，则寒而战慄。四肢为诸阳之本，表里俱寒，所以手足厥冷，倘若其人服满，这是阴寒偏盛的死症，夏为火令，还可支持，到了冬寒，就不能耐受了。这就是阴阳相互胜负的变化，所表现在病情方面的形态。

第三章 五行的物质基础及其运动

《素问·天元纪大论》①夫五运阴阳者，天地之道也，万物之纲纪，变化之父母，生杀之本始，神明之府也。可不通乎？故物生谓之化，物极谓之变，阴阳不测谓之神，神用无方谓之圣。夫变化之为用也，在天为玄，在人为道，在地为化，化生五味，道生智，玄生神。神在天为风，在地为木；在天为热，在地为火；在天为湿，在地为土；在天为燥，在地为金；在天为寒，在地为水。故在天为气，在地成形，形气相感而化生万物矣。然天地者，万物之上下也；左右者，阴阳之道路也；水火者，阴阳之征兆也；金木者，生成之终始也②。气有多少，形有盛衰，上下相召③而损益彰矣。……

帝曰：何谓气有多少，形有盛衰？鬼臾区曰：阴阳之气各有多少，故曰三阴三阳也。形有盛衰，谓五行之治，各有太过不及也……帝曰：上下相召奈何？鬼臾区曰：寒暑燥湿风火，天之阴阳④也，三阴三阳上奉之；木火土金水火，地之阴阳⑤也，生长化收藏下应之。……动静相召，上下相临，阴阳相错，而变由生也。

注解：

①《天元纪大论》：《素问》第六十六篇篇名。

②金木者，生成之终始也：秋气属金，能收敛而成万物，春气属木，能发扬而生万物，所以指金木为一生一成，而为万物之终始。

③上下相召：指的天地之气相互感召。

④天之阴阳：就是风、寒、暑、湿、燥、火六气的分属三阴三阳。

⑤地之阴阳：王冰："水初气也，火二气也，相火三气也，土四气也，金五气也，水终气也，以其在地应天，故云下应也，气在地，故曰地之阴阳也。"

释义：五运阴阳，是大自然运动变化的规律，万物的纲纪，事物变化的起始，生长与衰亡的根本，自然界万物变化奥妙之处就在这里。凡是万物的生长叫作化生，生长发展到一定限度之极点，会引起质变，阴阳变化莫测，如能够灵活运用掌握这个变化的规律，而又不受这个规律的支配所束缚，谓之圣明。神明变化的作用，在宇宙间表现为无穷无尽的变化与力量，在人表现为掌握和利用这种运动变化的规律，在地表现为万物的化生，由于地的化生而产生万物的五味。当人们掌握了这个自然界运动变化的普遍规律，就产生了智慧。由于宇宙间有了这种无穷无尽的变化力量，所以事物的变化多端，川流不息。这种神明变化的物质基础，就五行六气分属之，则"在天为风，在地为木；在天为热，在地为火；在天为湿，在地为土；在天为燥，在地为金；在天为寒，在地为水"，所以在天为无形的六气，在地为有形的五种物质。形气相互作用，就能化生万物，但天与地，是指空间而言，万物置于其中，有上有下，有高有低；左右是阴阳升降转化的道路，水与火的属性，是一阴一阳的征象；金与木配合四时属春与秋，春天万物初生，秋天万物成熟，金与木象征了事物生长收藏的终了与开始。六气有多有少，五行有盛有衰，两者相互作用，于是不足与有余的现象，也就明显地暴露出来了。阴气与阳气，各有多少之不同，所以有三阴三阳之分。形有盛衰，是说五行在物类形态上表现各有太过与不及。寒暑燥湿风火是天的阴阳，三阴三阳与它相应；木火土金水火，是地的阴阳，生长化收藏的变化与它相适应。……自然界的动静上下相互影响，阴阳错综交织而事物之变化就由此而生了。

第四章　五行在医学上的应用

第一节

《素问·阴阳应象大论》东方生风，风生木，木生酸，酸生肝，肝生筋，筋生心，肝主目。……其在天为风，在地为木，在体为筋，在藏为肝，在色为苍①，在音为角，在声为呼，在变动为握，在窍为目，在味为酸，在志为怒。怒伤肝，悲胜怒；风伤筋，燥胜风；酸伤筋，辛胜酸。

注解：

①苍：青色，像树叶之色。

释义：本节是祖国医学对人身藏府机能与宇宙关系的统一认识，应用天人相应的理论，五行学说取象比类的方法，说明机体内外环境的统一性。古人认为，天体从东、南、西、北方位运行，因而有春、夏、秋、冬四季的转变，所以方位以东方为首，时序以春季为首。春天阳气上升，惠风和畅，所以说东方生风。由于春风和煦，一切植物都蓬勃生长，所以说风生木。木类植物所生的果实，一般都有酸味，（以上是以五行的木说明自然界事物的相互联系），酸味是木所生。人的肝藏属木，同类相求，所以酸味能滋养人的肝藏。而肝有充养筋的作用，所以说肝生筋。肝木为初生的阳气，心火为旺盛的阳气，由初生到旺盛，即木火相生的关系，所以说筋生心。足厥阴肝经，循喉咙之后，上入颃颡，连接目系，肝藏和外界的接触，则是主于目的外视而不惑，所以说肝主目。（以上是以五行的木说明自然界与人体内藏，以及内藏与内府，内藏与体表的器官，组织的相互联系。……）从大自然变化来讲，在天则为无形的六气，在地则为有形的五行，六气风与五行木同气，所以东方在天的气为风，在地的五行属木。从人体来讲，筋是肝所生的，所以木气应于人体的为筋。青色为木的本色，所以木在色为青。联系到人体藏府，青色与肝有关，肝的病理变化，可以在面部呈现青色。角音和而长，为木的象征，所以木在音为角。五音有调和精神的作用，所以中医学有五音配五藏的理论，（以上是以木的属性形象对自然界的气候，现象和人体的内藏，组织的概括性认识）。肝的情志为怒，由于怒的激动以致发出叫喊，所以说在声为呼。肝主筋，筋和木的枝条一样，是舒展的，如果病变，就发生搐搦的证候。肝开窍于目，酸味先入肝藏，肝的情志为怒，所以说在窍为目，在味为酸，在志为怒。怒本来是肝的情志，但大怒则损伤肝气，悲忧为肺的情志，肺属金，金能克木，所以悲胜怒。这是古人用情志抑制情志的治病方法。风与木同气，风气太过伤害肝木所主的筋，燥属西方的金气，所以燥气胜风。酸味入肝走筋，饮食酸味过多则伤筋。辛味属金，所以胜酸。（以上俱五行原理说明肝的生理、病理以及治疗法则）

南方生热，热生火，火生苦，苦生心，心生血，血生脾，心主舌，其在天为热，在地为火，在体为脉，在藏为心，在色为赤，在音为徵，在声为笑，在变动为忧，在窍为舌，在味为苦，在志为喜，喜伤心，恐胜喜；热伤气，寒胜热，苦伤气，咸胜苦。

释义：南方主夏，夏季为阳气旺盛的时令，所以南方生热，热到一定程度则生火。火性炎上，其味为苦，也就是说经过火烧的食物多为苦味，苦味化生于火气，心属火，所以苦味入心。中焦脾胃受水谷之精气，取汁上输于心，变化而赤为血，所以说心生血。心属火，脾属土，所谓血生脾，是指心火与脾土的相生关系说的。心藏在内，舌为心的外窍，心气应于舌以辨别五味，所以说心主舌。六气的热与五行的火同气，所以南方在天的气为热，在地的五行属火。人的心藏禀五行的火气而生，为人身的阳藏，所以火气应于内藏为心。心主血脉，所以火气应于体为脉，赤色是火的色象，所以在五色为赤。徵音和而美，为火的象徵，所以火在五音为徵。心的情志为喜，喜则发笑，所以心在声为笑。心藏神，神气不足则发生悲忧，所以心的变动为忧。由于心开窍于舌，苦味先入心藏，心志为喜，所以说心在窍为舌，在味为苦，在志为喜。"喜"本是心所生的情志，肾属水，心属火，水能制火，所以恐能胜喜。天的热令属阳，人的元阳亦属阳，热气太过则伤害人的元气。热在五行属火，寒在五行属水，水能制火，所以寒能胜热。苦乃火味，太过则肺气受伤。咸味属水，所以咸能胜苦。

中央生湿，湿生土，土生甘，甘生脾，脾生肉，肉生肺，脾主口。其在天为湿，在地为土，在体为肉，在藏为脾。在色为黄，在音为宫，在声为歌，在变动为哕①，在窍为口，在味为甘，在志为思。思伤脾，怒胜思，湿伤肉，风胜湿，甘伤肉，酸胜甘。

注解：

①哕：读月，即呃逆。

释义：中央属土，土气旺于长夏，为阴阳交会时令，所以产生湿气。土得湿润之气则化生万物，故说湿生土。长在土地上的农作物都有甘美味道，所以说土生甘。甘味生于土气，人之脾藏属土，则甘味入脾。脾主运化精微，充养肌肉作用，所以说脾生肉。脾属土，肺属金，所谓肉生肺，是指脾土与肺金相生关系而说。口唇为脾外窍，以受纳水谷，故脾主口。六气之湿与五行之土同气，所以中央在天之六气为湿，在地之五行属土。人的脾藏禀五行的土气而生，所以土气应于内藏为脾。脾主肌肉，所以土气应于体为肉。黄色是土的色象，所以土在五色为黄。宫音大而和，为土的象征，所以土在五音为宫。脾的情志为思，思而得意则发出歌声，所以脾在声为歌。脾主营运，如果脾气壅阻就发生呃逆。由于脾开窍于口，甘味先入脾藏，脾的情志为思，所以说脾在窍为口，在味为甘，在志为思。思本身是脾所生的情志，但思虑太过则伤脾气；怒是肝所生的情志，肝属木，脾属土，木能制土，所以怒能生思。脾恶湿，湿气太过，则脾气受伤而不能充养肌肉，风在五行属木，湿属土，所以风能胜湿。甘味入脾，嗜甘太过也可以引起脾气受伤不能充养肌肉，酸味属木，甘味属土，所以酸能胜甘。

西方生燥，燥生金，金生辛，辛生肺，肺生皮毛，皮毛生肾，肺主鼻，其在天为燥，在地为金，在体为皮毛，在藏为肺，在色为白，在音为商，在声为哭，在变动为咳，在窍为鼻，在味为辛，在志为忧。忧伤肺，喜胜忧；热伤皮毛，寒胜热；辛伤皮毛，苦胜辛。

释义： 西方主秋，秋季为收敛肃杀的时令，所以说西方生燥。由于干燥，促使物体结实，所以说燥生金。金经过变革产生辛味，所以说金生辛。辛味生于金气，人的肺藏属金，所以辛味入肺。肺体象天，天在地之表，皮毛在身之表，肺气能滋养皮毛，所以肺主皮毛。肺属金，肾属水，所谓皮毛生肾，是指肺与肾水的相生关系说的。肺藏在内，鼻为肺的外窍，执行呼吸的任务，所以说肺主鼻。六气的燥与五行的金同气，所以西方在天的气为燥，在地的五行属金。人的肺藏禀五行的金气而生，所以金气应于内藏为肺。肺主皮毛，所以金气应于体为皮毛。白色是金的色象，所以金在五色为白。商音轻而劲，为金的象征，所以金在五音为商，肺的情志为忧，悲忧则发生哭声，所以肺在声为哭。肺藏有了病变就发生咳嗽，由于肺开窍于鼻，辛味先入肺藏，肺的情志为忧，所以说肺在窍为鼻，在味为辛，在志为忧。肺主气，忧则气消，所以伤肺。喜是心所生情志，心属火，肺属金，火能制金，所以喜胜忧。热气偏盛则津液消耗，皮毛受伤。热气属火，寒气属水，所以寒能胜热。辛味能够散气，过食辛味，肺气受伤，以致皮毛得不到肺的滋养。苦味属火，辛味属金，所以苦能胜辛。

北方生寒，寒生水，水生咸，咸生肾，肾生骨髓，髓生肝，肾主耳。其在天为寒，在地为水，在体为骨，在藏为肾，在色为黑，在音为羽。在声为呻①，在变动为慄②，在窍为耳，在味为咸，在志为恐。恐伤肾，思胜恐；寒伤血，燥胜寒；咸伤血，甘胜咸。

注解：

①呻：就是呻吟。

②慄：音栗，因恐惧或大寒发抖形状。

释义： 北方主冬，冬季为阴气凛冽的时令，所以说北方生寒。寒气阴湿，所以生水。水性润下，润下作咸，也就是说水的味道是咸的，所以说水生咸。水味为咸，人的肾藏属水，所以咸味入肾。肾的气有滋养骨髓的作用，所以说肾生骨髓。肾属水，肝属木，所谓髓生肝，是指肾水与肝的相生关系说的。肾藏在内，耳为肾的外窍，能听声音，所以说肾主耳。六气的寒与五行的水同气，所以北方在天的气为寒，在地的五行属水。人的肾藏禀五行的水气而生，所以水气应于内藏为肾。肾主骨，所以水气应于体为骨。黑色是水的色象，所以水在五色为黑。羽音沉而深为水的象征，所以水在音为羽。肾居于下，发出的声音深长，所以人在声为呻，战慄发生于大寒大恐，肾的情志为恐，所以肾的变动为慄。由于肾开窍于耳，咸味先入肾藏，肾的情志为恐，所以说，肾在窍为耳，在味为咸，在志为恐。恐是肾所生的情志，但恐惧太过，则肾气受伤，思是脾所生的情志，脾属土，肾属水，土能制水，所以说思胜恐。大寒则血液凝涩，所以说寒伤血。燥气是从热气化生的，热能胜寒，所以说燥胜寒。咸味走血，多食咸则血液受伤。甘味属土，咸味属水，所以说甘能胜咸。

第二节

《素问·藏气法时论》五行者，金、木、水、火、土也，更贵更贱，以知死生，以决成败，而定五藏之气，间甚之时，死生之期也……肝主春，足厥阴少阳主治，其日甲乙，肝苦急，急食甘以缓之。心主夏，手少阴太阳主治，其日丙丁，心苦缓，急食酸以收之。脾主长夏，足太阴阳明主治，其日戊己，脾苦湿，急食苦以燥之。肺主秋，手太阴阳明主治，其日庚辛，肺苦气上逆，急食苦以泄之。肾主冬，足少阴太阳主治，其日壬癸，肾苦燥，急食辛以润之，开腠理，致津液，通气也。

释义：所谓五行，就是金、木、水、火、土配合四时气候，有盛衰胜克的变化，从这些变化中，可以研究疾病的死生，分析疗效好坏，从而确定五藏之气的盛衰，疾病轻重的时间，以及死生的日期……春属木，肝亦属木，木旺于春，故肝主春，肝胆相表里，所以春天是足厥阴和足少阳主治，甲乙属木，足厥阴肝为乙木，足少阳胆为甲木，所以肝旺日干为甲乙，肝性苦拘急，宜食甘味药以缓和之。心属火，夏也属火，故心旺于夏季，心与小肠相表里，所以夏天为手少阴和手太阳主经，丙丁属火，手少阴心为丁火，手太阳小肠为丙火，所以心旺的日干为丙丁，心性苦弛缓，宜于酸味药以收敛之。脾属土，长夏也属土，故脾旺于长夏，脾与胃相表里，所以长夏为足太阴和足阳明主治，戊己属土，足太阴主己土，足阳明主戊土，所以土旺的日干为戊己，脾性苦湿，宜于苦味药以燥其湿。肺属金，秋也属金，故肺旺于秋，肺与大肠相表里，所以秋天为手太阴和手阳明主治，庚辛属金，庚为阳金，辛为阴金，所以肺旺的日干为庚辛，肺性苦气上逆，宜于苦泄之药以宣泄其气。肾属水，冬也属水，故肾旺于冬，肾与膀胱相表里，所以冬天为足少阴和足太阳主治，壬癸属水，壬属阳水，癸属阴水，所以肾旺的日干为壬癸，肾性苦于干燥，宜用于辛味药以润其燥，这样可开发腠理，运行津液，而通畅五藏之气。

夫邪气之客于身也，以胜相加①，至其所生而愈②，至其所不胜而甚③，至其所生而持④，自得其位而起⑤，必先定五藏之脉⑥乃可言间甚之时，死生之期也。

注解：

①以胜相加：即以强凌弱之意，如风胜则脾病，为水克土。

②至其所生而愈：至初生的时日而愈，如肝病愈于夏，愈于丙丁，为木生火的意思。

③至其所不胜而甚：至克初的时日而病加重，如肝病甚于秋，加于庚辛，是金克木的意思。

④至其所生而持：至生初的时日，病情可呈现相持状态，如肝病持于冬，持于壬癸，为水能生木的意思。

⑤自得其位而起：到本藏当旺的时日，如肝病起于春，起于甲乙，甲乙与春均为木旺之时。

⑥五藏之脉：即五藏之脉象，如肝脉弦，心脉钩，脾脉缓，肺脉毛，肾脉石。

释义：本节主要是运用五行生克的理论，结合五藏的脉象，说明四时气候影响与疾病转归的关系，凡外感六淫及饥饱劳逸侵袭人体，都是以胜相加的，如燥胜则肝病，是金克木；寒胜则心病，是水克火；风胜则脾病，是木克土；火胜则肺病，是火克金；湿胜则肾病，是土克水。至其所生之时而愈，"所生"是我所生之时序，如肝病愈于夏，是木生火；心病愈于长夏，是火生土；肺病愈于冬，是金生水；肾病愈于春，是水生木。至其所不胜之时而甚，即遇到克己时日，病情就要加重，如肝病甚于秋，甚于庚辛、申酉；心病甚于冬，甚于壬癸、亥子等，乃金克木，水克火之故。至于所生己之时而持，即是当生己之时日，病情稳定，无加无减，如肝病持于冬，持于壬癸，是水生木；心病持于春，持于甲乙、寅卯，是木生火等。自得其当旺之时而病愈，如肝病起于春，起于甲乙、寅卯等。除了结合上述的原则以外，还必须测候五藏之平脉，有无胃气，只有这样才可能比较确切地推论病情的轻重的时间，以及预测生死的日期。

小　结

本章内容包括阴阳、五行四大部分，这是古人对自然界事物（包括人体在内）运动变化，矛盾统一和相互联系等一些根本问题的认识论。在医学应用上，两者更是密不可分，阴阳是说明事物的对立性和统一性，五行则是说明事物的内在联系和发展变化的规律。阴阳五行学说，是一种说理工具，虽然各有特点，但在实际应用中，两者不可分割，只有两者结合起来，对于分析和解释问题就会更透彻细致一些，而其内容，概括起来有以下四个主要论点：

①客观事物都是在不断地运动着，变化着，运动变化有它一生的规律，在人体则为生长壮老死，在自然界则为生长化收藏，而动静升降则是事物运动的具体方式，它们之间不断地运动着，变化着，推动事物向前发展。

②任何事物都包含着对立而又统一的两个方面，这两个方面是事物发展的源泉，《金匮真言论》说："平旦至日中，天之阳，阳中之阳也……阴中之阳也"，从一昼夜阴阳变化看来，尽管各有盛衰的时刻，但它们之间仍然是统一而协调的来维持阴阳的相对平衡。虽然客观事物变化无穷，但均离不开矛盾和统一的法则。矛盾和统一不是固定不移的，而是在相互制约，相互依赖，相互消长，相互转化的过程中来维持事物间一种"动"的平衡。以人身的阴阳而论，它们是相互依存的，《阴阳应象大论》说："阴在内，阳之守也，阳在外，阴之使也。"在四时论上，可以见到阴阳寒热的转化关系，即"寒极生热，热极生寒"。

③任何事物都不是孤立地存在着，而是与周围环境密不可分。拼成一个完整的统一体，《阴阳应象大论》说："天有四时五行，以生长收藏……暴喜伤阳。"细观本经文，不仅可以指出四时气候对人的影响，而且这种关系是借助四时五行学说论来解释和认识的。

④阴阳五行学说除用以说明和认识宇宙间一切自然现象外，还广泛地应用于医学上，以阴阳的属性而区分藏府和人的部位，如"背为阳，腹为阴……则藏者为阴，府者为阳"。阴阳的消长与转化过程来说明病理变化，如"阴胜则阳病，阳胜则阴病"。五行学说则是以制约为依赖说明人体正常生理功能，以相乘相侮来说明病理变化，以补充说明阴阳学说不足之处。从第四节全部经文中，可以看出五藏的生理病理以及测知病的轻重和死亡的日期，莫不是在天人相应的思想指导下，用五行相生相克的规律而加以论证和说明的。

综上所述，阴阳五行学说贯穿于祖国医学各个方面，是在一定的物质基础上各有所指而提出的，如果离开了物质基础，阴阳五行就成了空洞的理论和神秘化了，因而我们必须从物质基础上来认识阴阳五行，体会它的运动规律和变化，由此看来在祖国医学理论体系中，阴阳五行学说只能视为说理的工具，是用以认识和说明人体一切生命现象和活动规律的。

第二篇　摄　生

　　摄生，就是养生的方法，它是祖先在长期生活实践中，认识到疾病的发生与外界气候及人的精神情志的变化等有关联的基础，逐渐积累经验，并上升为理论而建立起来的养生学。这一预防医学，多偏重于个人精神的调养，对四时气候的适应以及节制性生活等，故在内容上与现代预防医学有区别，但在目的及思想上，基本上符合于我国预防为主的卫生方针，对于预防疾病，增强体力，延年益寿等有一定作用。本篇从《内经》中选出有关摄生部分共两节：①生理卫生。②生活调适和疾病预防。今分别介绍于下：

第一章　生理卫生

　　《素问·上古天真论》①黄帝问于天师②曰：余闻上古之人，春秋③皆度④百步，而动作不衰，今时之人，年半百而动作皆衰者，时世异耶？人将失之耶？岐伯对曰：上古之人，其知道者⑤，法于阴阳⑥，和于术数⑦，食饮有节，起居有常，不妄作劳，故能形与神俱⑧，而尽终其天年⑨，度百岁乃去。今时之人不然也，以酒为浆，以妄为常，醉以入房，以欲竭其精，以耗散其真⑩，不知持满⑪，不时御神⑫，务快其心，逆于生乐，起居无节，故半百而衰也。夫上古圣人⑬之之教下也，皆谓之。虚邪贼风⑭，避之有时，恬惔虚无⑮，真气从之，精神内守，病安从来，是以志闲而少欲，心安而不惧，形劳而不倦，气从以顺，各从其欲，皆得所愿。故美其食，任其服，乐其俗，高下不相慕，其民故曰朴。是以嗜欲不能劳其目，淫邪不能惑其心，愚智贤不肖，不惧于物，故合于道，所以能年皆度百岁，而动作不衰者，以其德全不危也。

注解：

①《上古天真论》：《素问》第一篇篇名。

②天师：黄帝对岐伯的尊称，相传岐伯为黄帝的大臣，他精通医学。

③春秋：此处作年龄讲。

④度：与"渡"通用，即超过的意思。

⑤知道者：指懂得养生道理的人。

⑥法于阴阳：法是取法和适应的意思，阴阳是指天地变化之常道或规律。

⑦和于术数：和即调和，术数指调养精气之法，如呼吸、导引、按跷等养生之法。

⑧形与神俱：形指形体，神指精神意识，俱含有协调平衡之意。

⑨天年：指自然寿命所应该活到的年龄。

⑩真：即真气，为先天之精气和后天水谷之气相合而成。

⑪不知持满：持，即保持，满，指精气满，合而言之，指人们不懂得保持精气，而纵欲妄泄。

⑫不时御神：御，即驾驭和使用，神指精神，合而言之，指人们不善于使用精神。

⑬圣人：指对养生有高度修养的人。

⑭虚邪贼风：为非时之气，乘人体正气虚弱而侵入人体的"邪气"，谓之"虚邪"；乘人体防卫不密而侵袭人体的风，谓之"贼风"。也可以说是不正的气候，如冬应寒而反温，春应温而反寒，都叫作虚邪贼风。

⑮恬憺虚无：恬音甜，是宁静；憺音淡，安适之义；虚无，无患得患失之意，合而言之，就是清静寡欲。

释义：本段主要是介绍古人的养生法则，同时，又从反面说明违反了养生原则所导致的不良后果，并指示要注意内外致病因素，保持身体健康，也是达到延年益寿的方法。

上古的人不是都能长寿的，只有懂得养生之道的人，依据天地四时气候的变化，采取呼吸导引，按跻等养生方法来调和精气神，因此，对于饮食、起居、劳作三者，非常注意。如《灵枢·决气》篇说："上焦开发，宣五谷味，熏肤充身，泽毛，若雾露之溉，是谓气"，所以知道养生之道的人，饮食有节，正所以养其气。《生气通天论》说："起居如惊，神气乃浮"，因此起居有常，正所以养其神。又说："烦劳则张，精绝"。所以不妄作劳，正所以养其精。由于其对于饮食、起居、劳作三者，都知慎重，精气神都无所损，所以能保持身体健康，精神充沛，活到他应该生存的自然年龄，而达到百岁以上的寿命。现在有些人，不懂得养生的重要性，嗜酒纵欲，起居不节，不能正常使用精神，保持精力的充沛只图一时之乐，结果是损伤了身体，精气神都受到耗散，所以到五十岁左右就显得衰老了。同时古代懂得养生之道的人，知道疾病的产生，多由于内因外因，所以经常告诫人们：要及时回避外来的能伤害人体的虚邪贼风，更重要的是思想上要安静，不贪求妄想，真气和顺，精神保持充满，这样就能抵抗外邪，疾病也不会产生了。所以他们意志都很宁静专一，少有欲望，心境安定，没有恐惧。形体虽劳动，而不觉得疲劳，同时正气和顺，愿望也不高，所以饮食的精粗，都觉得美好，穿的衣服也很随便，而不求华美，乐于习俗，没有地位高低的羡慕，这样的人确能是朴实，所以一切不正当的嗜好，不能引动他们的视听，淫邪的事物不会诱惑他们的心意；在人们的智慧上，虽然有愚智贤不同的分别，但他们对任何事物，都没有恐惧的心理，可见他们都符合于养生的方法，所以年龄都超过百岁，而不显出衰老现象。这是因为他们掌握了养生法则，所以不遭受疾病的危害。

帝曰：人年老而无子者，材力①尽耶？将天数②然也？岐伯曰：女子七步，肾气③盛，齿更发长；二七而天癸④至，任脉⑤通，太冲脉⑥盛，月事以时下，故有子；三七肾气平均⑦，故真牙⑧生而长极；四七筋骨坚，发长极，身体盛壮；五七阳明脉⑨衰，面始焦，发始堕；六七三阳脉⑩衰于上，面皆焦，发始白；七七任脉虚，太冲脉衰少，天癸竭，地道⑪不通，故形坏而无子也。丈夫八岁肾气实，发长齿更；二八肾气盛，天癸至，精气溢泻，阴阳和⑫，故能有子；三八肾气平均，筋骨劲强，故真牙生而长极；四八筋骨隆盛，肌肉满壮；五八肾气衰，发堕齿槁；六八阳气衰竭于上，面焦，发鬓颁⑬白；七八肝气衰，筋不能动，天癸竭，精少，肾藏衰，形体皆极；八八则齿发去。肾者主水，受五藏六府之精而藏之，故五藏盛，乃能泻。今五藏皆衰，筋骨解⑭堕，天癸尽矣，故发鬓白，身体重，行步不正，而无子耳。

注解：

①材力：张介宾云："材力，精力也。"

②天数：张介宾云："天数，谓天赋之限数。"

③肾气：张志聪云："人之初生，先从肾始。"此处是指生长发育的能力。

④天癸：马莳云："天癸者，阴精也，盖肾属水，癸亦属水，由先天之气蓄极而生，故谓阴精为天癸也。"

⑤任脉：奇经八脉（冲，任，督，带，阳跷，阴跷，阳维，阴维）之一。

⑥太冲脉：王冰云"太冲者，肾脉与冲脉合而盛大，故曰太冲"。古人认为这条经与女子的月经关系极为密切。

⑦平均：作充满解。

⑧真牙：指智齿。

⑨阳明脉：指十二经脉（手太阳，足太阳，手阳明，足阳明，手少阳，足少阳，手太阴，足太阴，手少阴，足少阴，手厥阴，足厥阴）中的手阳明，足阳明经脉。

⑩三阳脉：指十二经脉中的手足太阳，手足阳明，手足少阳六条经脉而言，均行经于头部。

⑪地道：指月经。

⑫阴阳和：指男女交合而言。

⑬颁：与"斑"通用，即黑白相杂。

⑭解：与"懈"同。

释义：本段简要地叙述了男女生长发育和衰老的过程，进一步提出肾与五藏六府精气盛衰的相互关系。

女子到了七岁的时候，肾气逐渐旺盛，而人的生长发育机能，又取决于肾气，因肾为先天之本，又肾主骨，齿为骨之余，肾为精血之藏，而发为血之余，因而当肾气充足时，乳齿开始更换，头发也长了。到了十四岁，天癸充盛，任脉通畅，太冲脉也旺盛，开始有了月经，生殖机能也成熟，所以能够生育。到了二十一岁，肾气更加充盛，人的智力形体的发育，已经达到壮盛成熟阶段，此时真牙（智齿）长出，牙齿全部长齐了。到了二十八岁，正是肾气极盛时期，所以筋骨强健，头发长到极点，肌肉丰满，精力旺盛。到了三十五岁，阳明脉开始衰退，张介宾说："女为阴体，不足于阳，故其衰也，自阳明始。"又因手足阳明脉均行经面部，发际，当阳明脉衰退时，就表现出面容开始憔悴，头发开始脱落。到了四十二岁，三阳经脉衰退，面容更显憔悴，头发开始变白。到了四十九岁，任脉和太冲的脉都衰退，天癸也枯竭，月经停止来潮。此时，身体各部，均出现衰老征象，而不能再生育了。

男子到了八岁的时候，肾藏的精气开始充实，头发长长了，乳齿开始更换。到了十六岁，肾气更加旺盛，天癸充盛，精气充满而能排洩，此时与女子交合，便能生育子女。到了二十四岁，肾气最盛，此时身体各部发育达到完全成熟阶段，筋骨强健有力，智齿已生，全部牙齿生长齐全。到了三十二岁，身体发育更加成熟，筋骨更加健劲，肌肉丰满而壮实。到了四十岁，生长发育能力开始衰退，头发开始枯槁。到了四十八岁，汇集于头部的三阳经气衰退，此时不仅面容憔悴，头发也斑白。到了五十六岁，肝气衰退，肝主筋，肝气不足，则筋无所养，所以动作迟缓，天癸枯竭，精也减少，肾之功能减退，身体相应的也显衰老征象。到了六十四岁，齿发均脱落。肾为水藏，又能贮藏六府的精气，然肾所藏之精，又来源于五藏六府，故五藏六府的精气盛衰，也影响肾气的盛衰，所以当五藏六府精气衰退时，肾藏精气亦衰，因而出现一些衰老征象，于是筋骨懈堕无力，天癸竭绝，头发变白，身体沉重乏力，行动不稳定，不能再生育子女了。

帝曰：有其年已老而有子者，何也？岐伯曰：此其天寿①过度，气脉常通，而肾气有余也。此虽有子，男不过尽八八，女不过尽七七，而天地之精气②皆竭矣。

注解：

①天寿：天赋的精力。

②天地之精气：天地，指男女，精气，指肾气。

释义： 有些人已到衰老的年龄，还能生育子女，这是什么道理？这是由于他们的天赋精力超过了常人，气血经脉通调，肾气仍未衰败的关系；这些人虽然能够生育子女，毕竟是少见，但通常的情况是，男子不超过六十四岁，女子不超过四十九岁，此时男女的精气就都已枯竭了。

第二节

《素问·阴阳应象大论》帝曰：调此二者①奈何？岐伯曰：能知七损八益②，则二者可调。不知用者，则早衰之节也，年四十而阴气③自半也，起居衰矣。年五十体重，耳目不能聪明矣。年六十阴痿，气大衰，九窍④不利，下虚上实⑤，涕泣俱出矣。故曰：知之则强，不知则老。故同出而名异耳。

注解：

①二者：指阴阳而言。

②七损八益：指男女在生殖发育中的盛衰而言，但对这一词句的解释，各家说法不一，按丹波元简："天真论云：女子五七，阳明脉衰，六七三阳脉衰于上，七七任脉衰，此女子有三损也；丈夫五八肾气衰，六八阳气衰于上，七八肝气衰，八八肾气齿落，此丈夫有四损也。三四合为七损矣。女子七岁肾气盛，二七天癸至，三七肾气平均，四七筋骨坚，此女子有四益也；丈夫八岁肾气实，二八肾气盛，三八肾气平均，

四八筋骨隆盛，此丈夫有四益也，四四合为八益矣。"

③阴气：指人身的精气。

④九窍：即眼二、耳二、目二、口一等七阳窍，前阴、后阴二阴窍，共为九窍。

⑤下虚上实：下虚是正气虚，上实是邪气实。

释义：调摄人体阴阳的方法，是要人们懂得七损八益的盛衰规律，经常保持精力充沛，则人身阴阳二气可以调摄。假若不懂得这些养生的方法，就会促成身体早衰。一般的年龄到四十岁左右，精神体力开始衰减，起居动作不如以前灵活。到五十岁左右，精气血液均不足，所以身体沉重而行动不便，又因精气虚而不能上注，故视觉和听觉都不够灵敏。到六十岁左右，已超过七八之期，此期肝肾气均衰，足厥阴肝经循少腹绕阴器，若肝气衰，则阴茎不能举，性欲缺乏，九窍功能迟钝，并出现精气衰于下，阳气浮于上的下虚上实之象，容易流涕淌泪。所以说知道调摄阴阳的人，就可使身体强健，不知道调摄阴阳的人，就要早期衰老，因为人同是秉天地之气而生，体质都是一样，但由于养生成就的不同，而有长寿和早亡之异。

第二章　生活调适和疾病预防

第一节

《素问·四气调神大论》①春三月，此谓发陈②，天地俱生，万物以荣，夜卧早起，广步于庭，被发缓形③，以使志生，生勿杀，予而勿夺，赏而勿罚，此春气之应，养生之道也。逆之则肝，夏为寒变④，奉⑤长者少。

注解：

①《四气调神大论》：《素问》第二篇篇名。

②发陈：推陈出新的意思。

③被发缓形：被与"披"通。即散开束发，形体舒缓的意思。

④寒变：张志聪云："木伤而不能生火，故于月火令之时，反变而为寒病。"

⑤奉：李念莪云："禀承也。"

释义：自立春至立夏止的三个月内，春阳上升，正是一年万物推陈出新的季节，宇宙间充满着生气蓬勃的景象，欣欣向荣，此时温气始生，寒气已散，正是风和日暖之际，故迟些睡觉，早些起床，起床后到庭院里散散步，散开束发，开衣带，使全身无所拘束，心境开豁，在思想意识上应富有机，像对待新生的事物一样，只应促使生长，而不应残害，能给予，而不能剥夺，只应赏赐，而不应诛罚。上述这些原则，正是为了适应春天气候的缘故。如果违反了这些养生法则，就会损伤肝气。因肝属木，木应旺于春，如果人在春的生发没有适应好，伤了肝气，肝伤则心火失其所养，故当春天的时候，火不足而水侮之，可能发生寒性的疾患。由于春之气不足，则奉养夏长之气的能力就减少了。

　　夏三月，此谓蕃秀①，天地气交②，万物华实，夜卧早起，无厌于日，使志无怒，使华英成秀③，使气得泄，若所爱在外④，此夏气之应，养长之道也；逆之则伤心，秋为痎疟⑤，奉收者少，冬至重病⑥。

注解：

①蕃秀：王冰："蕃，茂也，盛也，秀华也，美也。"此处指植物长得茂盛秀丽。

②天地气交：《脉要精微论》："夏至四十五日，阴气微上，阳气微下，由是则天地气交也。"

③华英成秀：此处乃比喻人们的精神愉快。

④若所爱在外：指调养生气，要像阳气一样宣达于外。

⑤痎疟：痎音皆，是疟疾的总称。

⑥重病：即重夏再发病。

释义：夏季的四、五、六三个月，是万物繁荣茂盛的季节，此时阳气已盛，阴气初升，天地阴阳之气得以上下交合，因阳气主施化，阴气能使形成，两者相反相成，故万物都开花结果了。为了养夏长之气，应与春季一样，早些起床，晚些睡觉，而不应厌恶夏日昼长夜短，要使心情舒畅，不烦恼，否则肝气上逆，从而脾土易伤，故应像夏天的植物一样，使其华英成秀。再则夏天多热，应使其疏泄，腠理不闭塞，体内阳气得透发于外，此即适应夏季气候"养长"的法则。如果违反了这个法则，就会损伤心气，心伤则暑乘之，到了秋金收肃，暑邪内郁，就要发生痎疟，同时夏长之气不足，而奉养秋收之气的能力就减少了，到冬天还可能重夏发生疾病。

秋三月，此谓容平①，天气以急，地气以明②，早卧早起，与鸡俱兴③，使志安宁，以缓秋刑④；收敛神气，使秋气平，无外其志，使肺气清，此秋气之应，养收之道也。逆之则伤肺，冬为飧泄⑤，奉藏者少。

注解：

①容平：形容自然界各种植物，到了秋天，已经到成熟阶段。

②天气以急，地气以明：急，即风气劲疾，明，即秋色清肃，合而言之，是形容秋天风声劲疾，秋高气爽的意思。

③与鸡俱兴：即早睡早起的互词。

④秋刑：指秋天的肃杀之气。

⑤飧泄：飧，音孙，即完谷不化之泄泻。

释义：秋季的七、八、九三个月，是万物成熟收获的季节，故称容平。此时，因气候转凉燥，阴寒之气上升，故天上的风气变为劲急。又由于阳气下降，故地上的万物呈现一片清肃的景象。人们在这个季节的养生方法，应该早睡早起，可以把鸡的兴起作为标准，其原因是为了免于寒露之气的影响，此外，还要做到精神内守，不烦乱，不浮躁，虽然处在秋天肃杀之气的环境中，仍可以得到和调，因秋主收敛，故此时不应意志外泄，使肺气保持清肃。上述诸点，正是适应秋天"养收"的养生法则。如果违反了这个法则，就会损伤肺气，因秋主金，肺亦属金，肺金伤则不能生冬令的肾水，肾水衰则不能摄水，而脾土又不能制水，脾为湿所困，所以到了冬天，就产生飧泄的疾病。由于"秋收"之气不足，而奉养冬藏之气的能力就减少了。

　　冬三月，此谓闭藏①水冰地坼②，无扰乎阳，早卧晚起，必待日光。使志若伏若匿，若有私意，若已有得，去寒就温，无泄皮肤，使气亟③夺，此冬气之应，养藏之道也，逆之则伤肾，春为痿厥④，奉生者少。

注解：
①闭藏：指生机（阳气）伏藏。
②坼：坼音策，即地面裂缝的意思。
③亟：即频数的意思。
④痿厥：痿，指手足软弱无力，厥，指手足厥冷。

　　释义：冬季的十、十一、十二三个月，是阳气收藏，万物生机隐匿的季节，水结成冰，地表冻裂，大地呈现一片阴寒的现象。此时人们在养生方法上，应该早睡迟些起床，起床和睡觉的时间可以借太阳的出没作标准，这样才不致扰动阳气；在精神方面，要使自己的意志不激动，潜藏伏匿而不显露，又如外无所求，若有所得一样。此外，还要避免严寒，保持温暖，但不要使皮肤开泄而出汗，免致阳气外泄，这就是冬天"养藏"的养生法则。如果违背了这个原则，就会损伤肾气，因冬主水，肾亦主水，肾气伤，则肾气不能生肝水，肝主筋应春，故到了春天，筋失其所养则成痿。由于"冬藏"之气不足，而奉养"春生"之气的能力就减少了。

　　以上四节，通过人与自然的紧密联系，不仅对四季养生法则作了具体说明，并且还强调指出，人们必须顺应四时气候的变化。如果某季调养不当，还会影响下一季的身体健康。现在分析起来上述这些论点，仍具有一定的参考价值，但在学习和运用过程中，还应结合当前情况，不可被上述条文所束缚。

　　逆春气，则少阳①不生，肝气内变；逆夏气，则太阳①不长，心气内洞②；逆秋气，则太阴①不收，肺气焦满；逆冬气，则少阴①不藏，肾气独沉③，夫四时阴阳④者，万物之根本也。所以圣人春夏养阳，秋冬养阴，以从其根，故与万物沉浮⑤于生长之门，逆其根，则伐其本，坏其真矣。故阴阳四时者，万物之终始也，死生之本也。逆之则灾害生，从之则苛疾不起，是谓得道，道者，圣人行之，愚者佩⑥之。

注解：

①少阳，太阳，太阴，少阴：这是春夏秋冬四季的代名词，少阳指肝气，太阳指心气，太阴指肺气，少阴指肾气。

②内洞：心气虚。

③独沉：即消沉，衰减。

④四时阴阳：四时指春夏秋冬，而春夏属阳，秋冬属阴，故称四时阴阳。

⑤沉浮：含有随从的意思。

⑥佩：与背通，按佩亦作悖。

释义：当人们生活在自然环境中，必须经常适应四时气候的变化。如果违反了春天的气候，人身的肝气就不能发挥生的作用，阳气不能生发，内郁于肝，肝气不调而发生病变；违反了夏天的气候，则人身的心气受伤，不能发挥长的作用，太阳不长，以致心气内虚；违反了秋天的气候，肺气不能收敛，太阴不收，则肺热叶焦，致胸部胀满；违反了冬天的气候，则少阴肾气不能潜藏，少阴不藏，则肾藏功能衰退。四时往复，阴阳出入的变化，是万物生长收藏的根本，所以懂得养生之道的人，亦莫不从根本着手，当春夏之际，因阳气盛于外而虚于内，阳气易发泄，故必须保养阳气；秋冬之际，因阴盛于外而虚于内，阴气应潜藏，故此时应保养阴气，只有这样，才能算是从根本上作好了养生之道，从而才能和万物一样地符合于生长收藏的规律。如果违背了这个规律，生命就会受到伤害，从而真气也就败坏。所以说，阴阳四时变化，就是万物生长衰老死亡的根本因素。假若违反了它，灾害就会来临，顺应它，就不会发生严重病变，这样才算是懂得养生的法则，但重视养生的人，往往能切实遵照执行，不重视养生之道的人，常常是违背了这些养生的道理。

从阴阳则生，逆之则死，从之则治，逆之则乱，反顺为逆，是谓内格①。是故圣人不治已病治未病，不治已乱治未乱，此之谓也。夫病已成而后药之，乱已成而后治之。譬犹渴而穿井，斗而铸锥，不亦晚乎！

注解：

①内格：王冰："格，拒也，谓内性格于天道也"。意思是说体内的机能和外界环境不能相适应。

释义： 天地阴阳，包括四时五行，对人体来讲，其阴阳不外乎五行六气，如果人们能适应它的变化，就能够生存，违背了它，就会灭亡。所谓顺从，就是阴阳协调，五气相生，如东方肝木而生心火，火生脾土，土生肺金，金生肾水，水生肝木，五藏之气相生相通，因而当顺从了它，则气血协调，违背了它，则阴阳失去平衡而发生混乱。若人们对四时阴阳五行的变化，不但不能适应，反而违背了它，那就会造成人体内的机能和外界环境不能相适应，因而，善于养生的人，不主张有病再治，而是在未病之前加以预防，如同治理国家大事一样，不要出了乱子以后，再去平乱，而要在未乱之前，采取一系列措施，做好防治工作。如果疾病已经发生，再去治疗，祸乱已临再作平定，这就等于临渴才去掘井，遇到战斗才去造武器，那岂不是太晚了吗？

第二节

《素问·生气通天论》①黄帝曰：夫自古通天②者生之本，本于阴阳，天地之间，六合③之内，其气九州④，九窍，五藏，十二节⑤，皆通乎天气，其生五⑥，其气三⑦，数⑧犯此者，则邪气伤人，此寿命之本也，苍天⑨之气清净，则志意治⑩，顺之则阳气固，虽有贼邪⑪，弗能害也。此因时之序⑫，故圣人传精神⑬，服⑭天气，而通神明；失之则内闭九窍，外壅肌肉，卫气⑮散解，此谓自伤，气之削也。

注解：

①《生气通天论》：《素问》第三篇篇名。

②天：指自然界。

③六合：即东南西北和上下。

④九州：古时称冀、兖、青、徐、扬、荆、豫、梁、雍为九州。

⑤十二节：是指上肢的肩、肘、腕及下肢的髋、膝、踝等关节，左右合为十二节。

⑥其生五：其，指天之阴阳，五，指木金水火土五行。

⑦其气三：指阴阳之气各有三，寒燥湿为三阴气，风火暑为三阳气。

⑧数：读朔，频数的意思。

⑨苍天：指天空而言。

⑩治：即治理。

⑪贼邪：能伤害人的外界致病因素，和贼风的意思相同。

⑫序：顺序，规律。

⑬传精神：尤在泾云："传当作专"，言其精神专注的意思。

⑭服：含有必须适应之意。

⑮卫气：是指人身的阳气，因为有卫外的功能，故称卫气。

释义：本节从天人相应的整体观念出发，强调了人与自然界之间存在着不可分割的联系，人们必须适应四时阴阳的变化，否则就会发生疾病。

因为自古以来认为人的生命活动和自然界息息相关，所以生命的根本，是建立在天地阴阳变化的基础上的。凡是天地之间，四方上下之内，无论是地上的九州，人体的九窍，五藏，十二关节，均是和自然界（天气）息息相通的。从天地阴阳的变化来讲，天的阴阳化生地的五行，地的五行又与天的三阴三阳相应，人类禀受阴阳之气而生成形体，形体形成以后，又与天地阴阳之气息息相通。所以人们必须与四时阴阳之气相适应，如果经常违反了它，则阴阳之气反而为邪来伤害人体，所以说阴阳之气的协调影响着寿命的长夭。由于人的生气与自然界的天气是相适应的，所以在风平浪静的清净环境中，人的精神活动也是平静而正常的。人们能顺从这个道理进行养生，勿暴喜暴怒，情绪安定，那么人身的阳气（卫外之气）就能固密，此时即使有外邪的侵袭，也不伤害身体，这是由于人们能适应四时变化规律的结果。所以能懂得养生道理的人，能经常做到精神清静专一，与自然界的四时变化规律相适应，如果不按照这样做，就会内使九窍不通，外使肌肉壅塞，甚至卫气的卫外作用也随之消失，这就是由于自己不能适应四时变化规律所招致的损害，从而削弱了元气。

阳气①者，一日而主外，平旦②人气生，日中而阳气隆，日西而阳气已虚，气门③乃闭。是故暮而收拒，无扰筋骨，无见雾露，反此三时④，形乃困薄⑤。

注解：

①阳气：指人身的卫气。

②平旦：即太阳初出的时候。

③气门：汗孔，阳气宣泄的门户。

④三时：指平旦、日中、日西。

⑤形乃困薄：指形体被邪气所困，扰如侵犯。

释义：人身的卫气，在白天运行于体表，起着固护的作用，天刚亮的时候，卫气便开始由阴分出于阳分，即开始活跃于体表。到了中午，体表的卫气活动最旺盛，因中午与夏相应之故。到了傍晚，卫气便开始由阳分进入阴气，为体表阳气虚少的时候，此时，卫气便开始由阳分进入阴分，为体表阳气虚少的时候，此时，汗孔也相应地由开放而转为闭塞。由于卫气在傍晚运行于阴分，所以在傍晚应该适当休息，以使阳气能得以收敛潜藏，让皮毛能够像紧闭的门户一样，以抵御外邪之侵入，也不应该到外面接近雾露，以免为寒湿所侵。假若违反了卫气在这三时运行的规律，那么，形体就会被外邪所侵袭，而发生疾患。

本节承接上文，进一步提出人们不仅要顺从自然界四时气候的变化，即使在一日之内，因有朝夕的差别，也要作相应的顺从和调节，以维持健康和生活。

第三节

《素问·藏气法时论》肝色青，宜食甘，粳米，牛肉，枣葵皆甘。心色赤，宜食酸，小豆，犬肉，李，韭皆酸。肺色白，宜食苦，麦，羊肉，杏，薤皆苦。脾色黄，宜食咸，大豆，豕肉，栗，藿皆咸。肾色黑，宜食辛，黄黍，鸡肉，桃，葱皆辛。辛散，酸收，甘缓，苦坚，咸软，毒药攻邪，五谷①为养，五果②为助，五畜③为益，五菜④为充，气味合而服之，以补精益气。此五者，有辛酸甘苦咸，多有所利，或散、或收、或缓、或急、或坚、或奭、四时五藏病随五味所宜也。

注解：

①五谷：粳米、小豆、麦、大豆、黄黍。

②五果：桃、李、杏、栗、枣。

③五畜：牛、羊、豕（猪）、鸡、犬。

④五菜：葵、藿、薤、葱、韭。

释义： 肝藏合青色，其性苦急，故宜食甜味的东西，如粳米、牛肉、枣子、葵菜等以缓其急，因为五味能补益五藏之气的缘故。心合赤色，心在志为喜，过喜则心神涣散无羁，故喜食酸味的东西，如小豆、犬肉、李、韭等以敛养心气。肺藏合白色，其气清肃下降，而苦气上逆，故宜食苦味的东西，如麦、羊肉、杏、薤等来降肺气。脾藏合黄色，但肾为胃关，而脾与胃互为表里，故脾与肾亦密切，因此应以咸味的柔软来利其关，关利则胃气也畅行，胃气通畅则谷气随之消化，由此可知，脾藏宜食咸味的东西，乃在于调和通利胃关，大豆、猪肉、栗子、藿这些东西都是咸的。肾藏合黑色，性苦润苦燥，故宜食辛味的东西，如黄黍、鸡肉、桃、大葱等来润其气。一切食物，凡属辛味有发散作用，酸味的则有收敛作用，甜味的则有缓和作用，苦味的则有坚燥作用，咸味的则有软坚作用。药物的作用，一般宜于攻邪，而补益精气，还应赖于欲食的适当配合，如五谷是用以营养五藏之气，五果作为辅助营养，五畜之肉是用以补益五藏，五菜是用以充实于藏府的，但五谷、五果、五畜、五菜等均各有不同的气味，应当调配服食，以免有所偏盛，从而才能补益精气，例如偏食焦苦之食物，则增火化，偏食咸腐之食物，则增寒化。上述的五类食物，各有辛、酸、甘、苦、咸的味道，各有利于某一藏气，有或散，或收，或缓，或坚，或软等作用，配合四时五藏和疾病的关系，从其各有所宜而用以治病和补养正气，有利于人体的健康。从本段经文看来，说明在治疗疾病上，绝不能单凭药物，在用药攻邪的同时，并应根据五藏之特性来配合饮食营养疗法以扶正驱邪，从而使病人恢复健康。

小　结

本章经文所讲的一些养生方法，是古人在认识到致病因素的基础上提出的，他们认为致病的根源在于：①外界气候的失常；②精神刺激；③饮食起居失节等。本篇第一章生理卫生部分中提出：第一，人们必须善于调节饮食起居，保持精神舒畅，锻炼身体，避免外邪侵袭，只有这样，才能年度百岁而不衰，通过叙述男女生长发育以致衰老的过程，提出了养生与肾气盛衰有关，而告诫后人，能否善于养生，是长寿和早衰的重要关键。第二，生活调适与疾病预防，是古人在天人相应的整体观念上而提出，古人早就认识到人与自然界息息相关，五藏之气必须与四时气候变化相适应，否则就会影响健康而使某藏患病，正如《素问·四调神大论》说："……此春气之应，养生之道也，逆之则伤肝，夏为寒变。"因而人们无论在生活方式上或精神活动上，均应善于机敏地适应四时以至一日间的客观变化而进行养生，这样才能达到"正气存内，邪不可干"，在预防疾病的发生上，经文中特别强调未病防病，较已病治病更为重要，这一观点，是祖国医学突出成就之一，到现在来说，仍有其指导意义，值得我们今后进一步发扬。

第三篇　藏　府

　　藏府是包括了五藏六府和奇恒之府。五藏就是心、肝、脾、肺、肾。六府就是胆、胃、大肠、小肠、三焦、膀胱。此外尚有胆、脑、髓、骨、脉、女子胞等奇恒之府。五藏以外，还有心包络，它是心的外卫，主要表现心的功能，因此它常与五藏六府相提并论。总之，《内经》上所称之藏府，不但是人体内部各个器官的总称，而且也是祖国医学认识和研究机体生理功能及病理变化的生理论。

　　对人体藏府活动的研究，是古人从长期生活和临床实践，及对人体解剖的粗浅认识基础上体现出来的，并且采用了古代的一种哲学思想——阴阳五行学说，以作为认识藏府活动机能的一种说理工具。然后通过综合，分析，比拟，推衍而得出了人体藏府的活动规律，是具有其独特的理论体系。由此可知，祖国医学藏府的含义，除指实质藏器外，更主要的是包括了它的生理功能和病理上的种种反映。所以说，藏府的机能活动，实质上是一个机体的活动。因此也就不能单纯以现代医学的解剖学和生理学以及病理学等观点，去理解和说明它。

　　本篇主要讨论内在藏府的活动性能以及藏府之间的相互关系，藏府与体表各组织之间的相互关系，藏府的整体性，藏府与外界环境的统一性。同时指出精神情志的产生，饮食的吸收排泄，营卫气血的来源和运行，五味的作用等，无不本源于藏府。因此我们通过本篇的学习，就可概括地了解到藏府的精神实质，其所包括的范围，并且是学习后面的经络，病机，诊法、治则等篇的理论指导。

第一章　藏府的生理功能

第一节

《素问·灵兰秘典论》①心者，君主之官也，神明出焉。肺者，相傅②之官，治节③出焉。肝者，将军之官，谋虑出焉。胆者，中正之官，决断出焉。膻中④者，臣使⑤之官，喜乐出焉。脾胃，仓廪⑥之官，五味出焉。大肠者，传道⑦之官，变化出焉。小肠者，受盛之官，化物⑧出焉。肾者，作强⑨之官，伎巧⑩出焉。三焦者，决渎⑪之官，水道出焉。膀胱者，州都⑫之官，津液藏焉，气化则能出矣。凡此十二官者，不得相失⑬也。

注解：

①《灵兰秘典论》：《素问》第八篇篇名。

②相傅："傅"通"辅"，有辅佐协助之意。这里是指肺对心有协助作用。

③治节：就是治理调节的意思。

④膻中：此处是指心包络而言。

⑤臣使：是表达君主命令意志的官。

⑥仓廪：是贮藏粮食的仓库。

⑦传道：道与导同，即转送运输之意。

⑧化物：意思是说化生出食物的精华。

⑨作强：乃精力充沛，强于作用之意。

⑩伎巧：伎通技，技能智巧。

⑪决渎：即疏通水道之意。

⑫州都：是指水液汇集的地方。

⑬不得相失：就是相互之间，不得失去协调。

释义：人体藏府，各有其功能活动，心是人体生命活动的主宰，在藏府中居于领导地位，故称之为"君主"。凡精神活动和思想意识，皆由心而产生。肺与心同居膈上，犹如君主宰相一般。肺主一身之气，肺气调和，则气机通畅藏府、营气血，始能有正常的活动，所以说"治节出焉"。肝属风木，性动而急躁，故比喻为将军之官，有深谋远虑，抗御病邪之能。胆性正直而刚毅，具有正确的判断能力，处理事物，不偏不倚，所以称为中正之官。膻中（心包络）在心藏外面，犹如贴近君主的臣使，具有保护心藏及传达心藏意志的职责，所以称为臣使之官。心之志为喜，而膻中代为宣达，所以说喜乐出焉。脾主运化水谷精微，胃主受纳，腐熟水谷，所以称之为仓廪之官。凡饮食物都要经过脾胃的消化吸收，而取得营养，所以说，五味出焉。大肠是接受小肠移下来的食物渣滓，变成粪便而排出，所以称为传道之官。小肠是盛受胃所腐熟之水谷，再经过细微的消化及分别清浊的作用，吸收其精华部分以濡养全身，使糟粕归于大肠，水液归于膀胱，所以说化物出焉。肾主贮藏精气，精气充足则身体强健，所以称为作强之官，肾藏精对全身活动及生殖繁育有重大作用，肾生骨髓，髓通于脑，髓海充盈则能产生智慧技巧，所以说技巧出焉。三焦是人通行水液的道路，它具有疏通水道，保持水液畅行的功用，所以称为决渎之官。膀胱位居最下，为水液汇集之处，所以称为州都之官，津液藏焉，而其贮藏之津液，必须有阳气的蒸化才能排出体外。以上所说的十二藏器，虽然各有其不同的功能，但必须分工合作，互相协调，共同维护人体的一切生理机能活动。

第二节

《素问·六节藏象论》心者，生之本，神之变①也，其华在面，其充在血脉，为阳中之太阳②，通于夏气。肺者，气之本，魄③之处也，其华在毛，其充在皮，为阳中之太阴，通于秋气。肾者主蛰，封藏④之本，精之处也，其华在发，其充在骨，为阴中之少阴，通于冬气。肝者，罢极之本⑤，魂③之居也，其华在爪，其充在筋，以生血气，此为阳中之少阳⑥，通于春气。脾、胃、大肠、小肠、三焦、膀胱者，仓廪之本，营之居也，名曰器⑦，能化糟粕，转味而入出者也，其华在唇四白⑧，其充在肌，其味甘，其色黄，此至阴之类，通于土气。凡十一藏，取决于胆也。

注解：

①变：指活动而言。

②阳中之太阳：太阳，阳气之极盛者，心为阳藏属火，位居膈上——阳位，故称为阳中之太阳。本段所称之太阳、至阴等词名，与六经不同。主要是以五藏六府的功能，合"阴阳"来说明其与季节的联系。

③魄，魂：《灵枢·本神》篇曰："随神往来者谓之魂"，它是代表精神活动的一部分。又曰："并精出入者谓之魄"，它是代表人体器官活动的本能。

④封藏：封闭，贮藏。

⑤罢极之本：丹波元简云："或曰罢极当作'四极'。"四极见《汤液醪醴论》，即言四支；肝其充在筋，故云四极之本也。

⑥阳中之少阳：《甲乙经》《黄帝内经太素》当作"阴中之少阳"，宜宗之；因肝为阳藏，位居膈下（属阴），故称为阴中之少阳。

⑦器：就是工具。

⑧唇四白：口唇周围的白肉。

释义：心在藏府中居于首要地位，是人体生命活动的主宰，故称为生命之本。神藏于心，掌握了人的思想意识精神活动的变化。心主血脉，为一身血脉循行之枢纽，血充于脉中，则面色红润光泽。心居膈上（阳位），又为阳藏而属火，故曰阳中之太阳。以时令而言，与夏天的气候相应。肺主一身之气，是藏魄的所在。肺合皮毛，所以它的精气反映在皮毛。肺位最高为阳，但在藏则为阴，故为阳中之太阴。以时令而言，则与秋天的气候相应。肾是真阳蛰藏的地方，是收藏的根本。肾主水，为五藏六府精气贮藏的所在。发为血之余，血为精之化，所以肾气盛则头发润泽。肾主骨，肾气足，则骨髓得以充养。肾处下为阴，在藏亦属阴，故为阴中之少阴。以时令而言，与冬天的气候相应。肝主筋，人的动作有赖于筋的伸缩弛张，但筋之营养来源于肝，肝散其精以养筋，筋得其养则四肢运动有力，所以说肝为产生四肢运动的根本。肝藏魂，与人的精神活动有密切关系，故称为魂之居。筋为肝之外合，爪为筋之余，所以肝血充盈，爪甲就光泽红润，肝气充足则筋力劲强。肝属木，位居东方，为生发之始，所以能生血气。肝在五味属酸，在五色属青。肝位居于腹（阴位），在藏则为阳，故为阴中之少阳。以时令而言，与春天的气候相应。脾、胃、大肠、小肠、三焦、膀胱，六者分别担任转输、受纳、腐熟、传化、排泄、水谷精微及糟粕的职责，故称为仓廪之本。营为水谷之精气，水谷贮于六府，是营气产生的地方，故皆称之为器。上述藏器有转化水谷，化生精微排泄糟粕的功能，所以它们是转化五谷而主吸收排泄的。口为脾窍，又主肌肉，脾阴充足，则唇之四周白肉表现润泽，全身肌肉也表现坚强充实。脾为至阴，属土，而胃与大肠、小肠、三焦、膀胱等藏器都位于腹部，而且盛受水谷五味浊阴之物，所以都称为至阴之类。以时令而言，与长夏土气相应。胆为中正之官，主决断，故以上十一藏功能的强弱，又取决于胆气的壮怯。

第三节

《灵枢·本神》①肝藏血，血舍魂；肝气虚则恐，实则怒。脾藏营，营舍意②；脾气虚则四肢不用，五藏不安，实则腹胀经溲③不利。心藏脉，脉舍神；心气虚则悲，实则笑不休。肺藏气，气舍魄，肺气虚则鼻塞不利，少气，实则喘喝④，胸盈⑤仰息⑥。肾藏精，精舍志⑦；肾气虚则厥，实则胀。五藏不安，必审五藏之病形，以知其气之虚实，谨而调之也。

注解：
①《灵枢·本神》：《灵枢》第八篇篇名。
②意：就是思虑。
③经溲：经当作泾，经溲指小便而言。
④喘喝：是气促声粗。
⑤胸盈：即胸中胀满。

⑥仰息：即仰面喘息。

⑦志：意已决定的叫作志。

释义：本节所谓"肝藏血，血舍魂，脾藏营，营舍意，心藏脉，脉舍神，肺藏气，气舍魄，肾藏精，精舍志。"主要指出了人的思想意识及精神活动，与内在五藏的功能作用都有密切联系，而且是相互影响的。肝藏血，为将军之官，如肝气亢盛，则使魂的活动失常，而出现易怒的病态，不足则表现为恐。脾主四肢，又为营卫气血生化之源，如脾气不足，则四肢缺乏营养而失其活动能力，五藏得不到滋养，所以不安；脾主输布津液，又位于腹部，故脾气太过，则表现腹胀，小便不利。心为君主之官，主宰人的精神意识及思维活动，如心气不足，则表现悲哀，心气太过则苦笑不休。肺主气以司呼吸，肺气不足则表现鼻塞不通，少气，肺气太过则表现喘促气粗，胸中胀满等症。肾为生气之原，寓有真阳，如肾气不足，则四肢厥冷。肾为胃之关，肾气太过，则关门不利，而发生腹胀。总之，五藏之气。若有太过或不及，即可表现不同的症状，故医工治病，必须详细审察病之虚实，谨慎以调治。

第四节

《素问·宣明五气论》①五藏所恶②，心恶热，肺恶寒，肝恶风，脾恶湿，肾恶燥，是谓五恶③。

注解：

①《宣明五气论》：《素问》第二十三篇篇名。

②恶：读如污，去声，憎厌的意思。

③五恶：本节说明五藏的所恶，其中心、肝、脾三藏所恶本气之胜，独肺恶肾之寒，肾恶肺之燥，很难理解，历代注家亦无适当解释，是否经文有错简，特提出以供参考。

释义：五藏的属性各有不同，因此对外界偏盛之气亦各有所恶。心本属火，火之性热，若过热则病，故恶热；肺本属金，金之体寒，而受寒则病，故恶寒；肝属木，其性与风相应，感风则伤筋，故恶风；脾属土，其性与湿相应，过湿则伤肌肉，故恶湿；肾属水，其性润，过燥则伤精，故恶燥。这就是五藏所恶。

五藏化液①，心为汗，肺为涕，肝为泪，脾为涎，肾为唾，是为五液。

注解：

①五藏化液：高士宗云："化液者，水谷入口，津液各走其道，五藏受水谷之精，淖注于外窍，而化为五液也。"

释义： 饮食物经脾胃之腐熟、运化，吸收其中精微，又通过五藏的化生，成为不同的液体，各以其窍道而排出。心主血，汗为血之余，所以说心液化为汗；涕出于鼻，鼻为肺窍，所以说肺液化为涕；泪出于目，目为肝窍，所以说肝液化为泪；涎出于口，口为脾窍，所以说脾液化为涎；唾出于舌下，而足少阴肾脉循喉咙，挟舌本，所以说肾液化为唾。这就是五藏所化生的液体。

第五节

《素问·五藏别论》①黄帝问曰：余闻方士②，或以脑髓为藏，或以肠胃为藏，或以为府，敢问更措反，皆自谓是不知其道，愿闻其说？岐伯对曰：脑髓骨脉胆女子胞③，此六者地气之所生也，皆藏于阴，而象于地，故藏而不写④，名曰奇恒之府⑤。夫胃，大肠、小肠、三焦、膀胱，此五者天气之所生也，其气象天，故写而不藏，此受五藏浊气，名曰传化之府，此不能久留，输写者也。魄门⑥亦为五藏使，水谷不能久藏。

注解：

①《五藏别论》：《素问》第十一篇篇名。

②方士：懂得方术的人，古称"方士"，在本文中应作"医生"讲。

③女子胞：即指子宫而言。

④写：与"泻"同。

⑤奇恒之府："奇"，异也，"恒"，常也。"奇恒之府"，就是说不

同于一般的六府。

⑥魄门：即肛门。

释义：人体的脑、髓、骨、脉、脉、胆、女子胞，这六种藏器，都能贮藏精神气血，为人体活动的根源，它们是禀地气而生的，它们的作用，也就象征着大地的藏化万物一样，由于它们的功用，是把精气输送到各藏府之间，而不排出体外，与六府的传化功能显然不同，所以称为奇恒之府。胃、大肠、小肠、三焦、膀胱，这五种藏器，有消化水谷，顺取精微，排泄糟粕，转输水液的机能，它们不断的进行着生理活动，以维持生命，所以说是禀天而生，象征着天气的运转不息一样，所以是泻而不藏。这些藏器，必须接受五藏的精气，才能保持其正常功能，由于它们有转输排泄的作用，故称为传化之府。因为它们受纳水谷之后，把精华输送到五藏，把糟粕排出体外不能留于中，肛门也是为五藏行使排泄工作的，糟粕传到肛门处，能及时的排出体外，使之不致久留。

所谓五藏者，藏精气而不写也，故满而不能实。六府者，传化物而不藏，故实而不能满也。所以然者，水谷入口，则胃实而肠虚，食下，则肠实而胃虚，故曰实而不满，满而不实也。

释义：心、肝、脾、肺、肾，谓之五藏，精气是生命的本，所以五藏能藏精气而不泻，正因为它们所藏的是精气，不像六府容纳水谷聚成充实的体状。六府的功用是受纳水谷吸其精微，去其糟粕，所以说它们是传化物而不藏。六府受水谷时即实，排出后则是虚空的，所以实而不能满。这个道，是因为水谷入口以后，此时胃中实而肠中虚，及至食物下，则肠中变实而胃中又空虚了，由此可知，六府是实而不满，五藏是满而不实的。

第六节

《素问·太阴阳明论》①帝曰：脾不主时，何也？岐伯曰：脾者土也，治②中央，常以四时长③四藏，各十八日寄治④，不得独主于时也，脾藏者，常著⑤胃土之精也，土者，生万物而法天地，故上下至头足，不得主时也。

注解：

①《太阴阳明论》：《素问》第二十九篇篇名。

②治：即"主"的意思。

③长：马蒔云："长，掌同，主也。"

④各十八日寄治：土气于四时之中，各于季终十八日，即于立春、立夏、立秋、立冬之前各十八日，为土旺用事。

⑤著：是说脾藏的转输功用。

释义：肝主春，心主夏，肺主秋，肾主冬，此四藏分主，四时而脾为五藏之一，而不能独主一个季节是什么道理？因为脾在五行中属土，位居中央，故输津液以长养四藏，在一年四季中，四藏皆赖脾以养，故四季中，每季九十天内，各有十八天为脾寄旺的时间，故不专主一季。由于脾藏的功能，是不断的转输胃府所化生之水谷精微，而脾胃皆属于土，是机体生化之源，正如天地之生育万物一样，一时也不可缺少的，所以人身从上而下，从头至足，藏府经络，四肢百骸，皆赖脾藏输送水谷精微以滋养之。因此脾与四季相应，是不能够专主一个季节的。

帝曰：脾与胃，以膜相连耳，而能为之行其津液，何也？岐伯曰：足太阴者，三阴①也，其脉贯胃，属脾，络嗌，故太阴为之②行气于三阴。阳明者，表也，五藏六府之海也，亦为之行气于三阳，藏府各因其经③而受气于阳明，故为胃行其津液。四肢不得禀水谷气，日以益衰，阴道不利④，筋骨肌肉无气以生，故不用焉。

注解：

①三阴：本节同一"三阴"，而实际所指不同前"足太阴者，三阴也"，是单指足太阴脾经而言，后"行气于三阴"之三阴，是包括了手足厥阴、少阴、太阴经而言。

②为之：此"之"字是指"脾"。

第三篇　藏府

③因其经：此"经"字是指脾经。

④阴道不利：高士宗说："脉道不利也。"

释义：脾与胃仅仅一膜相连，为什么脾能为胃输送津液呢？因足太阴脾即是三阴，它的经脉贯通于胃，连属于脾，上膈环绕咽喉，藏府之经络相通，所以脾能把胃府中水谷之精气，输送到手足三阴经。是阳明胃经为足太阴脾经之表，同时胃主受纳腐熟水谷，将其精微以灌溉其他藏府，故称为五藏六府之海，虽然阳明经能行气于三阳经，亦必须赖脾气的运输。因此五藏六府都是通过脾经的作用，始能接受来自胃中的水谷精气以营养各部组织，假使四肢得不到水谷的精气以滋养，则精气日益衰微，经脉不能畅通，筋骨肌肉没有精气补充，所以就不能发挥其正常功能了。

第七节

《灵枢·营卫生会》黄帝曰：愿闻三焦①之所出？岐伯答曰：上焦②出于胃上口③，并咽以上，贯膈而布胸中，走腋，循太阴之分④而行，还至阳明，上至舌，下足阳明⑤。常与营俱行于阳二十五度，行于阴亦二十五度，一周也，故五十度而后大会于手太阴矣。

注解：

①三焦：是人体内主气化而通行水道的一个重要组织，可分为上中下三部，故称为三焦。

②上焦：是三焦中的第一部分，自咽喉至胃上口，包括心肺二藏。

③胃上口：是胃的上脘。

④太阴之分：指手太阴经的部分。

⑤阳明：指手阳明大肠经。

释义：三焦的起止范围是：上焦是从胃的上脘起，上行咽喉，咽喉为胃系，所以首先上行到咽，然后穿过膈膜，散于胸中，另一部分则从两腋，出抵天池穴，循着手太阴肺经手阳明经以后，又分为两支，向上行的至舌，向下行的交于阳明，这就是上焦的所属范围。上焦是肺的部位，宗气所聚地方，营气是随宗气行于十二经脉之中的，所以上焦之气，常与营气相并运行的，昼则行于阳二十五度，夜则行于阴二十五度，即昼夜周行五十度，至次日寅时，又再在手太阴肺经相会一次，这就是一周了。

黄帝曰：人有热饮食下胃，其气未定，汗则出，或出于面，或出于背，或出于身半，其不循卫气之道而出，何也？岐伯曰：此外伤于风，内开腠理，毛蒸理泄，卫气走之，固不得循其道，此气慓悍滑疾①，见开而出，故不得从其道，故命曰漏泄。

注解：
①慓悍滑疾：张介宾云："慓，急也"。是形容其气运行的速度流利。

释义：饮食入胃，其气各有所行，如卫气循行的道路，是昼行于阳，夜行于阴，有一定的规律，但有人吃热饮食后，饮食刚刚入胃，其气留行未定，而汗即外泄，或面或背，或出于身半，无一定处所，这种卫气不循正常道路而出的情况，其原因安在？因为这种情况大多发生于外伤风邪而吃热饮食以后所致，由于伤风之人又吃热饮食，必使腠理开发，卫气已循分肉而走出，这种热饮食之气，其性急速滑利，乘腠理开放，而外出为汗，此种出汗是水循卫气之道而行的，所以叫作漏泄。

黄帝曰：愿闻中焦之所出，岐伯答曰：中焦①亦并胃中②。出上焦之后③，此所受气者，泌糟粕，蒸津液，化其精微，上注于肺脉，乃化而为血，以奉生身，莫贵于此。故独得行于经隧④，命曰营气。黄帝曰：夫血之与气，异名同类，何谓也，岐伯答：营卫者，精气也，血者，神气也，故血之与气，异名同类焉。故夺血者无汗，夺汗者无血，故人生有两死而无两生。

注解：

①中焦：其范围是从胃上口至胃下口，包括脾胃二藏。

②胃中：胃之中脘。

③后：张介宾说："后，下也"，就是说中焦在上焦之下。

④经隧：经即经脉，就是说经脉像隧道一样，故叫作经隧。

释义： 中焦的起止部位为何？中焦处于胃中脘的部分，在上焦之下。它的功能是分泌糟粕，吸收谷之精微，其营养成分，随宗气以上注于肺，通过气化作用，而成为血，以维持生命，这是营养机体最宝贵的物质，它行于经脉之中，命其名为营气。营和卫，虽分阴阳，而都是水谷所化生之精微，所以叫作精气。血是人体精神活动的物质基础，所以叫作神气。血和营卫之气，皆来源于饮食水谷，化生于中焦，所以它们是异名同类之物。因汗为血之液，气化则成汗，所以失血的人，不能再发汗，已经发过汗的人，不能再出血。如果既伤于血又发其汗，必死，或者是汗出过多，又发生出血，都是一伤再伤，也必死，所以说，有两死而无两生。

黄帝曰：愿闻下焦①之所出？岐伯曰：下焦者，别回肠②，注于膀胱，而渗入焉。故水谷者，常并居于胃中，成糟粕而下于大肠，而成下焦。渗而俱下，济泌③别汁④，循下焦而渗膀胱焉。

注解：

①下焦：其范围从胃下口至前后阴，包括肝、膀胱、大小肠等。

②回肠：就是大肠。

③济泌：即过滤的意思。

④别汁：就是分别清浊。

释义： 下焦有泌别清浊，排泄废料的功能；它把糟粕分别到大肠，水液渗入膀胱，水谷合并容纳于胃中，经过胃的腐熟作用，将其中之精微吸收以后，其余的糟粕都运往大肠，再通过下焦的过滤分泌，把水分渗入膀胱，从小便排出，把糟粕分别到大肠，从大肠排泄。这都是下焦的作用。

黄帝曰：人饮酒，酒亦入胃，谷未熟而小便独先下，何也？岐伯答曰：酒者，熟谷之液也，其气悍①以清，故后而入，先谷而液出焉。

注解：

①悍：音旱，浮盛而疾的意思。

释义： 此段承接上文，举出人饮酒入胃，酒变化很快的渗入膀胱，先谷气从小便而排出，以说明下焦有决渎水液之功能。

黄帝曰：善。余闻上焦如雾，中焦如沤①，下焦如渎②，此之谓也。

注解：

①沤：张介宾说："沤者，水上之泡。"

②渎：张介宾说："渎者，水所注泄。"

释义： 如上所述，三焦是以上、中、下三部来划分，而又是各有不同的功能的。上焦能接受来自胃中水谷之气，并敷布至全身肌表，以温养肌肉，关节和皮肤，像雾露的灌溉一样，所以说上焦如雾。中焦有腐熟水谷，蒸化津液，化生营血的功能，而营血随气流行以奉生身，如水泡随水而行一样，所以说中焦如沤。下焦有分别清浊以及大小便排泄的功能，主出而不纳，如水之注泄，去而不反一样，所以说下焦如渎，就是这个道理。

第二章 藏府大小厚薄与人体强弱的关系

《灵枢·本藏》①黄帝问于岐伯曰：五藏者，所以藏精神血气魂魄者也，六府者，所以化水谷而行津液者也，此人之所以具受于天也。无愚智贤不肖②，无以相倚③也。然有其独尽天寿，而无邪僻之病，百年不衰，虽犯风雨卒寒大暑，犹有弗能害也。有其不离屏蔽室内，无怵惕④之恐，然犹不免于病，何也？岐伯曰：五藏者，所以参天地，副⑤阴阳，而连⑥四时，化五节⑦者也。五藏者，固有小大高下坚脆端正偏倾者，六府亦有大小长短厚薄结直缓急，各不同，或善或恶，或吉或凶。

注解：

①《本藏》：《灵枢》第四十七篇篇名。

②愚智贤不肖："愚智"，是愚笨和聪明的意思。"贤"，指有才能品德的人。"不肖"，即无才无德的人。

③倚：张介宾说："倚，偏也。一曰当作异。"根据本节经文意义，应当作"异"字解。

④怵惕：作惊恐解。

⑤副：张介宾说："副，配也。"

⑥连：张介宾说："连，通也。"

⑦化五节：即指五藏有适应五行所配属之节气而发生变化的功能。

释义：精血气是维持生命的基本物质，神、魂、魄是人的精神活动的体现，此六者都是贮藏于五藏并由五藏所主宰。而六府则有传化水谷及输布津液的功能，这些生理机能，是生来就有的，是禀受于父母，不论什么人都具有，没有什么不同的。但是有些人能够享有很长的寿命，不致为病邪侵袭而发生病变，虽然遇到暴风疾雨、猝寒酷暑等反常气候，也不会侵害人体，而影响健康，而另外有些人虽然终日居处室内，减少外界的接触，精神上也无惊恐的刺激，而仍然是不能避免疾病的戕贼，这是什么道理呢？因为五藏的生理活动常随着自然界气候的变化而有相应的改变和调节，以维持人体健康。但是五藏六府的机能和结构，有强盛虚弱之不同，即所谓大小厚薄等之别，因此有的人体质坚强，不易受病，有的人体质衰弱，则易感邪而发病。

心小则安，邪弗能伤，易伤以忧；心大则忧不能伤，易伤于邪；心高则满于肺中，悗①而善忘，难开以言；心下则藏外易伤寒，易恐以言；心坚则藏安守固；心脆则善病消瘅②，热中；心端正则和利难伤；心偏倚则操持不一，无守司也。肺小则少饮，不病喘喝；肺大则多饮，善病胸痹③喉痹④逆气；肺高则上气肩息咳⑤；肺下则居贲⑥迫肺，善胁下痛；肺坚则不病咳上气；肺脆则苦病消瘅，易伤；肺端正则和利难伤；肺偏倾则胸偏痛也；肝小则藏安，无胁下之病；肝大则逼胃迫咽，迫咽则苦膈中且胁下痛；肝高则上支⑦贲切胁，悗为息贲⑧；肝下则迫胃，胁下空，胁下空则易受邪；肝坚则藏安；肝脆则善病消瘅，易伤；肝端正则和利难伤；肝偏倾则胁下痛也。脾小则藏安，难伤于邪也；脾大则苦，凑⑨䏚⑩而痛，不能疾行；脾高则䏚引季胁⑪而痛；脾下则下加于大肠，下加于大肠，则藏苦受邪；脾坚则藏安能伤；脾脆则善病消瘅，易伤，脾端正则和利难伤；脾偏倾则善满善胀也。肾小则藏安难伤；肾大则善病腰痛，不可以俯仰；易伤于邪；肾高则苦背膂⑫痛，不可以俛⑬仰，肾下则腰尻⑭痛，不可以俛仰，为狐疝；肾坚则不病腰背痛；肾脆则易病消瘅，易伤；肾端正则和利难伤；肾偏倾则苦腰尻痛也。凡此二十五变者，人之所苦常病。

注解：

①悗：张介宾云："悗，闷也。"

②消瘅：病名，瘅音丹，消瘅，即三消的统称，吴昆云："消瘅，消中而热，善饮善食。"

③胸痹：是胸中痞闭不舒，牵引胸膈或胁下疼痛的病。

④喉痹：病名，喉肿痛有闭塞不利的感觉。

⑤肩息咳：张介宾云："肩息咳，耸肩喘而咳。"

⑥贲：即指胃脘之贲门，位于胃之上口。

⑦支：即支撑之意。

⑧息贲：贲音奔，息贲，是咳喘气促的现象。

⑨凑：即"塞"之意。

⑩䏚：音抄，指胁下软肉之处。

⑪季胁：即俗称为软肋的部位，又名季肋。

⑫膂：音吕，指夹脊肉。

⑬俛：同"俯"。

⑭尻：指尾骶骨而言，即腰以下十七椎至二十一椎及两旁骨的总称。

释义：藏府功能的盛衰，以及体质的强弱与疾病的发生有密切关系。一般来说，内藏的功能强盛，以及藏器形态坚固端正的，则抗病力强，而不易受病。若内藏机能衰弱，而藏器形态表现高下脆偏的，每每易感外邪而致病。知心藏神，心小则神气收藏，五藏六府的功能活动得心之主宰而统一协调，所以能不受外邪侵袭，但心小之人每每表现胆小怯弱，所以常常发生忧愁；若心大则神气旺，而忧不能伤，大而神气外弛，故易感邪而致病；肺为心之盖，若心高则满于肺中，因心主言，肺主声，满则心肺之窍闭塞，所以表现健忘及语言障碍；心下则易外感寒邪，心卑下，则易恐以言；若心坚则本藏功能强盛而邪弗能害；心脆弱则易病消瘅之症；心端正则精神调和充沛，不易受病邪的侵害；若心位偏倾，则意思不坚定而操守不一。肺主通调水道，故小则少饮，大则多饮，肺位居胸中，开窍于喉，有司呼吸之功能，所以肺小则不易患气喘声急之症；肺大则易患胸痹，喉瘅及气逆等病；肺主气，所以肺高则发生耸肩喘息而咳的现象，贲即胃脘之贲门，位于胃之上口，若肺下逼近贲门，而致胃脘上迫于肺，使血脉不通，因胁下是肺经所出之处，故易发生胁下痛；肺坚则本藏功能正常，而不致患气逆而喘咳之病；肺脆弱易患消瘅之病；肺藏魄，所以肺端正则神志活动正常，邪不能伤，因肺居胸中，故肺偏倾则胸偏痛。肝居胁下，故小则藏安而无胁下之痛，肝居胃傍，故大则逼胃而胃脘上迫于咽喉；肝在膈下，故肝大则膈中不舒，并且伴有胁下痛，肝位高则向上支撑于贲门，向下迫于胁下，肝脉贯膈上经肺，若肝高上逼于肺，并可发生咳喘气促之症；肝位下亦可逼迫胃而使胁下空虚，空则藏气亦随之而虚弱，易受病邪的侵袭；肝坚则本藏功能正常，邪弗能害；肝脆弱则易患消瘅之病；肝藏魂魄，故肝端正则神志活动正常，左右两胁皆肝胆之经，因此肝病多见于胁，故肝偏倾亦有胁下疼痛的表现。脾小则藏安，不易受病邪的侵害；脾居于腹，有胁骨之胗，所以脾大则充塞于胁下软肉之处，而发生疼痛；脾位下，则下迫于大肠，此时本藏之位空虚，易受病邪侵犯；脾藏意，故脾端正则神志活动健全，若脾位偏倾，运化失常，则易患胀满之病。肾小则藏安，邪不能伤，肾主骨，肾附于腰脊之两旁，所以肾大则易腰痛；肾高则背及夹脊处痛；肾下则尾骶骨处痛，因腰脊为身之大关节，故疼痛时不能俯仰活动，并易患狐疝病症；肾坚则不病腰背痛，脆则苦病消瘅而易伤；肾藏志，故肾端正，则神志活动正常，不受外邪侵袭；肾偏倾则易患腰骶疼痛之症。总之，内在之藏器，若有大小高下脆弱偏倾之变异，则易患上述之二十五种常见疾病。

黄帝曰：愿闻六府之应。岐伯答曰：肺合大肠，大肠者，皮其应；心合小肠，小肠者，脉其应；肝合胆，胆者，筋其应；脾合胃，胃者，肉其应；肾合三焦膀胱，三焦，膀胱者，腠理毫毛其应。黄帝曰：应之奈何？岐伯曰：肺应皮，皮厚者，大肠厚，皮薄者，大肠薄，皮缓腹里大者，大肠大而长，皮急者，大肠急而短，皮滑者，大肠直，皮肉不相离者，大肠结。心应脉，皮厚者，脉厚，脉厚者，小肠厚；皮薄者，脉薄，脉薄者，小肠薄；皮缓者，脉缓，脉缓者，小肠大而长；皮薄而脉冲①小者，小肠小而短；诸阳经脉②皆多纡屈③者，小肠结，脾应肉，肉䐃④坚大者，胃厚，肉䐃麽⑤者，胃薄；肉䐃小而麽者，胃不坚；肉䐃称身者，胃下，胃下者，下管约不利；肉䐃不坚者，胃缓，肉䐃无小裹累者，胃急，肉䐃多少裹累者，胃结，胃结者上骨约不利也，肝应爪，爪厚色黄者，胆厚，爪薄色红者，胆薄；爪坚色青者，胆急，爪濡色赤者，胆缓，爪直色白无约⑥者，胆直；爪色黑多纹，胆结⑦也。肾应骨，密理厚皮者，三焦膀胱厚；粗理薄皮者，三焦膀胱薄，疏腠理者，三焦膀胱缓；皮急而无毛者，三焦膀胱急，毫毛美而粗者，三焦膀胱直，稀毫毛者，三焦膀胱结也。

注解：
①冲：张介宾云："冲，虚也。"

②诸阳经脉：指浮浅外见之脉。

③纡屈：即盘曲不舒展之意。

④䐃：指肌肉丰满突起之处。

⑤麽：即细而薄之意。

⑥约：约束的意思。

⑦胆结：即胆气不舒之意。

释义：藏和府虽内藏于体内，但每一藏府都和体表组织器官有着直接或间接的联系，换句话说，就是外在的皮脉、筋肉、腠理毫毛，与五藏六府有相互联属贯通的关系，例如肺与皮合，而肺又与大肠相表里，由于表里之气相通，故大肠与皮亦有间接的气化关系，具体表现在皮之形态与大肠的结构常相关联。心与脉合，心又与小肠相表里，所以小肠与脉亦有间接的气化关系，具体表现在脉之状况与小肠结构常相关联，其他如肝胆、脾胃与体表组织之关系亦同。如上述机转。肾与膀胱相表里，三焦属肾与膀胱，所以说肾合三焦膀胱，膀胱之经脉为足太阳，太阳主肌表腠理，另外《五癃津液别》云："三焦出气，以温分肉，充皮毛。"可见毫毛腠理与三焦膀胱之形态常相关联。

由于六府合五藏，外合皮脉、筋肉、毫毛腠理，因此五藏六府在秉赋上的差异，也可根据体表组织及器官的外在形态把它们测验出来，例如肺与大肠相表里，肺应皮，故大肠府之形态亦可由皮之形态而测知，所以说皮厚者大肠厚，皮薄者大肠薄……心与小肠相表里，心应脉，故小肠府之形态，亦可由脉而测知，但脉多深藏于皮肉中，不易知其厚薄，所以可由皮以察知，如皮厚者脉厚，脉厚者小肠厚，皮薄者脉薄，脉薄者小肠薄……脾与胃相为表里，脾应肉，故胃府之形态，亦可由肉而测知，所以说肉䐃坚大者胃厚，肉䐃麽者胃薄，……肝与胆相为表里，肝合筋，而爪厚色黄者胆厚，爪薄色红者胆薄，……肾与膀胱为表里，而三焦亦合于肾，前文已指出，"肾合三焦膀胱，腠理毫毛其应"。可见观察皮肤腠理之厚薄，即可测知三焦膀胱之形态了。所以说密理厚皮者三焦膀胱厚，粗理薄皮者三焦膀胱薄……

第三章　藏府的内在联系和外在表现

第一节

《灵枢·本输》①肺合②大肠，大肠者，传道之府；心合小肠，小肠者，受盛之府；肝合胆，胆者，中精之府③；脾合胃，胃者，五谷之府；肾合膀胱，膀胱者，津液之府也；少阳属肾，肾上连肺，故将④两藏；三焦者，中渎⑤之府也，水道出焉属膀胱，是孤之府⑥也。是六府之所与合者。

注解：

①《本输》：《灵枢》第二篇篇名。

②合：就是配合，此处有相互联系的意思。

③中精之府：胆中贮藏清汁，绝无渣滓，所以称中精之府。

④将：读去声，统率的意思。

⑤中渎：人体中的水道。

⑥孤之府：三焦不合五藏为表里，于藏府之中，无配合，故名曰孤之府。

释义：本段主要说明藏府的功能活动，不是彼此孤立的，而是相互联系，彼此合作，构成一个完整的统一体系。如肺经脉下络大肠，所以与大肠配合，凡饮食物经过胃与小肠消化以后，其糟粕传入大肠，借肺气使之排出体外，故大肠为传导之府。心的经脉，下络小肠，所以心与小肠相配合，小肠居胃下，盛受胃中水谷，故小肠为受盛之府。肝的经脉络胆，以肝与胆相配合，胆汁是清净而无渣滓的液体，而由胆贮藏，故称为中精之府。脾的经脉络胃，所以脾与胃相配合，胃是受纳及腐熟水谷的，故称为五谷之府。肾的经脉络膀胱，所以与膀胱相配合，膀胱为州都之官，主藏津液，故称为津液府。手之少阳三焦为人体水液运行之道路，肾为水藏，所以三焦隶属于肾；肾脉上连于肺，肺气调则水道通；因膀胱为津液之府，三焦为中渎之府，肾为水藏，故能统领三焦，膀胱两水府，故曰肾将两藏。三焦为行水的路径，膀胱是水液汇集之处，所以三焦与膀胱亦有密切关系。因三焦不合五藏为表里，而与心包络为表里，府中之孤独者，故名曰孤之府。总之，藏府各有所合，共同完成化水谷，行津液的功能，所以说是六府之所与合者。

第二节

《素问·五藏生成》心之合①脉也，其荣②色也，其主③肾也；肺之合皮也，其荣毛也，其主心也；肝之合筋也，其荣爪也，其主肺也；脾之合肉也，其荣唇也，其主肝也；肾之合骨也，荣发也，其主脾也。

注解：

①合：配合，这里是指藏器与组织之间的关系。

②荣：就是表现于外的色泽。

③主：有制约的意义。

释义：本段主要说明以五藏配五行，以阐述内在五藏间相互制约的关系，同时也说明了外在皮肉筋骨脉（五体）与内在五藏之密切联系，如心主血，血行于脉中，所以说心合脉；心主血，血液充足，则皮肤颜色润泽，所以说其荣在色；心属火，肾属水，故肾水可以制约心火不使偏盛，所以说心受制约于肾。肺主气，气主表，人之肺气达于外，护卫周身，所以说肺与皮相配合；毛附于皮上，肺气充足，则皮健强，皮健则毛荣；肺是金藏，受制于心火，所以说肺受制于心。肝属木，木性曲直而柔，人的筋体象之，所以说与肝藏配合的是筋；爪为筋之余，肝血足则筋强，筋强则爪荣；肺属金能制约肝木不使偏盛，所以说肝受制于肺。脾为仓廪之官，主运化水谷精微，生养肌肉，所以说脾合肉；脾开窍于口，唇是口的门户，脾充足，则唇色红润；肝属木，能制约脾土不使偏盛，所以说受制于肝。肾藏精，精生髓，髓生骨，所以说肾合骨；发为血之余，精足则血旺，血旺则发荣，所以说其荣在发；脾土能制约肾水不使偏盛，所以说肾受制于脾。

第三节

《灵枢·脉度》①五藏常内阅②于上七窍③也。故肺气通鼻，肺和则鼻能知香臭矣；心气通于舌，心和则舌能知五味矣；肝气通于目，肝和则目能辨五色矣；脾气通于口，脾和则口能知五谷矣；肾气通于耳，肾和则耳能闻五音矣。五藏不和，则七窍不通；六府不和，则留为痈。

注解：

①《脉度》：《灵枢》第十七篇篇名

②阅：张介宾说："阅，历也，五藏位次于内，气达于外。"即经历，通行的意义。

③上七窍：目二、耳二、鼻孔二、口舌一，共为七窍。

释义： 上节读到体表器官的功能作用，是渊源于内藏，本节经文也指出七窍的功能，同样依靠着内在五藏的机能正常，和精气的输布营养，所以说五藏的精气是经常地由内通行于外部七窍的。如肺司呼吸，鼻为肺之窍，故必肺的功能正常，则鼻才能辨别香臭；舌为心之苗，舌除辅助言语外，又能辨别气味，故必心的功能正常，舌才能知五味；五藏六府之精气，皆上注于目，肝又开窍于目，肝得血而能视，故必须肝的功能正常，目才能辨五色；口为脾之窍，脾之运化水谷，饮食必从口入，故必须脾的运化功能正常，则口始能知五谷之味；肾开窍于耳，肾气充足，则耳能辨五音。由于五藏主内，若五藏不和，可导致七窍不得通畅，而失去其正常功能。由于六府主表，手足三阳经，皆通于六府，若六府不和，则气血留滞于皮肤肌腠，久而发为痈肿。

第四节

《灵枢·大惑论》①五藏六府之精气，皆上注于目，而为之精②；精之窠为眼，骨之精为瞳子，筋之精为黑眼，血之精为络，窠气之精为白眼，肌肉之精为约束③，裹撷④筋骨血气之精，与脉并为系，上属于脑，后出于项中。

故邪中于项，因逢其身之虚，其入深，则随眼系以入于脑，入于脑则脑转，脑转则引目系急，目系急则目眩以转矣；邪⑤其精，其精所中⑥，不相比⑦也，则精散，精散则视歧；视歧见两物。

注解：

①《大惑论》：《灵枢》第八十篇篇名。

②精：这里是指眼睛能视物而言。

③约束：就是俗称的眼胞。

④裹撷：就是包罗一起的意思。

⑤邪：与斜同。

⑥其精所中：中，读去声，"其精所中"，就是指眼睛为邪所中。

⑦不相比：就是不相比类而各异其见。

释义：本段主要说明眼睛的各部组织必须依赖于五藏精气的供养才能发挥其功能活动。因为人体五藏六府之精气，都汇集在眼部，便构成了眼睛，正由于这些精气的汇集，也就形成了眼睛有视物的功能。肾主骨，骨之精专注于瞳子部分；肝主筋，筋之精专注于黑眼部分；心主血，血之精专注于眼络部分；肺主气，肺气之精专注于白眼部分；脾主肉，肌肉之精专注于约束部分。集合了筋骨，血，气之精气，与脉络合并，成了目系，其在上与脑连系，后面通于项部。

由于目系上连于脑，下通于项，所以邪中于项，如果人体正气虚，不能抵抗，邪就深入，随着目系进入脑，脑受邪就发生转动，因脑转也就牵引目系急，目系急则视物就发生昏花，正是由于目系急，就影响两目不相比类而异其见，另一方面由于目系的受邪，影响藏府精气不能上汇于目，所以精散，散则发生视一物而为两物的现象。

目者，五藏六府之精也，营卫魂魄之所常营①也，神气之所生也。故神劳则魂魄散，志意乱，是故瞳子黑眼法于阴，白眼赤脉法于阳也，故阴阳②合传而睛明也。目者心使也，心者，神之舍也，故神精乱而不转，卒然见非常处，精神魂魄，散不相得，故曰惑③也。

注解：

①营：马莳云："营卫魂魄之所常通"，故此处字有通达之意。

②阴阳：张志聪云："阴为肝肾，阳为心肺。"

③惑：就是眼花缭乱，视物不清的意思。

释义： 五藏六府之精气，通过血脉联系都上灌于目，而精注于目是营卫魂魄所常通达的地方，而为神气之所生。再者瞳子是由肾的精气所注，黑眼是由肝的精气所注，因此眼与肝肾关系密切，由于肝肾位处腹中，属于阴位，所以说瞳子黑眼于阴。眼内血络是由心藏血脉之精气所注，白眼是由肺之精所注，因此眼与心肺之关系亦很密切，由于心肺居于膈上，属于阳位，所以说：白眼赤脉法于阳。故必须肝肾心肺各藏之气共同上传于目以营养之，目之视物始能清明。另外目与心亦有很大关系，因为，目需气血的供养而心又主血脉，所以目为心之使，心又藏神，故神精紊乱即可影响目不能转动，假若突然看到异常的事物，可使精神意识紊乱而不能自主，以故发生眼花缭乱，视物不清的现象。

第五节

《灵枢·犹恚无言》①黄帝向于少师曰：人之卒然犹恚②而言无音者，何道之塞？何气出行？使音不彰，愿闻其方。少师答曰：咽喉③者，水谷之道也；喉咙者，气之所以上下者也；会厌④者，音声之户也；口唇者，音声之扇也；舌者，音声之机也；悬雍垂者，音声之关也；颃颡⑤者，分气之所泄也；横骨⑥者，神气所使，主发舌者也，故人之鼻洞涕出不收者，颃颡不开，分气失也；是故厌小而疾薄，则发音疾，其开阖利，其出气易，其厌大而厚，则开阖难，其出气迟，故重言也，人卒然无音者，寒气客于厌，则厌不能发，发不能下至，其开阖不致，故无音。

注解：

①《犹恚无言》：《灵枢》第六十九篇篇名。

②恚：音慧，作恨怒解。张景岳云："恚，慧、畏二音，恨怒也。"

③咽喉：人有二喉，一软一硬，软者居后，是谓咽，即本节所说的咽喉，为水谷的道路，通于六府。硬者居前，是谓喉，即本节所言喉咙，为宗气出入的道路，主呼吸，通于五藏。

④会厌：在喉咙上面，是咽喉交会的处所，能张能收。

⑤颃颡：即上腭通鼻之部位。

⑥横骨：即喉上的软骨，在会厌的下面，与舌根相连。

释义：本段主要说明咽喉、喉咙、会厌、口唇、舌、悬雍垂、颃颡、横骨等器官的功能及人之突然失音的道理。

人的喉管有二：一为咽喉，出进水谷，在喉咙的后面；二为喉咙，主气的呼吸出入，在咽喉的前面，会厌在喉咙的上面，乃咽喉交会的处所，能张能收，食入则收掩其喉，音出则开，所以说是声音之户；口唇属脾，舌动而后能发音，所以说舌是声音之机；悬雍是喉间的上摆，有如悬雍之下垂者，音从此出，所以为声音之关；颃颡即上摆，通鼻之部位，气从此分，出于口为唾，出于鼻为涕，所以为分气之所泄。横骨在舌本内，心藏神而开窍于舌，所以横骨有使舌体活动的功能，人鼻洞涕出不收者，乃由于颃颡不开，分行气息及涕唾的功能失职所致，由上可知，人能发出语言，与会厌的关系极为密切，因会厌能开能阖，主声气的出入，所以会厌小而薄的，则发音快，开阖流利而出气易；若会厌大而厚者，则开阖困难，较慢，故言语不免口吃而謇涩。人有突然不能言语的，其原因可由于寒气侵犯了会厌，则会厌不能随意活动，开阖困难，致不能发音，所以突然不能言语。

第四章　血气精神的生成及其作用

第一节

《灵枢·本藏》人之血气精神者，所以奉①生而周②于性命者也，经脉者，所以行血气而营③阴阳，濡④筋骨而利关节者也；卫气者，所以温分肉，充皮肤，肥腠理，司开阖⑤者也，志意者，所以御精神，收魂魄，适寒温，和喜怒者也。是故血和则经脉流行，营覆⑥阴阳，筋骨劲强，关节清利矣；卫气和则分肉解利⑦，皮肤调柔，腠理致密矣；志意和，则精神专直⑧，魂魄不散，悔怒不起，五藏不受邪矣；寒温和则六府化谷，风痹不作，经脉通利，肢节得安矣；此人之常平也。

注解：

①奉：奉养，供奉之意。

②周：作"给予"讲。

③营：张介宾说："营，运也"，即运行之意。

④濡：作"润"字解。

⑤开阖：指汗孔的开闭。

⑥覆：张介宾说："覆，包藏也。"

⑦解利：有润滑通利之意。

⑧专直：张介宾说："专一而正。"这里是指思想专一不乱。

释义： 本段说明了人体的健康，必须保持正常的生理功能活动，并突出了血气精神在人身中的重要作用。人身之血气精是机体活动的物质基础和动能，神是一切精神意识活动的具体表现，而其产生又依赖于精气血的作用，此四者相互为用，相互资生，共同供养人体以维持正常生命活动。经脉是气血流行的通路，使人体周身都能得到血气的滋养，从而阴阳得到平衡，筋骨得以濡润，关节得以滑利。卫气的作用，是温润肌肉，充实皮肤，肥盛腠理，管理汗孔的开闭，有保护机体卫外的功能。人的思维活动，可以控制精神，安定魂魄，适应气候的寒温变化，调节喜怒等情志活动。所以人体气血和调，能使经脉流行而无滞，阴阳趋于平衡，筋骨劲强有力，关节濡润滑利；卫气正常，则肌肉充实滑利，皮肤润泽柔和，腠理亦细致而紧密；志意正常，则思想专一而不乱，精神也不会涣散，懊恼气愤等，七情刺激也不会产生了，这样就是"正气存内，邪不可干"，故五藏就不会受邪气的侵袭；如寒热调和，则六府的运化功能正常，人身的抵抗力增强，外不受风邪的侵扰，内不

第三篇　藏府

受风痹为患，就能保持经脉、肢节等正常活动。以上都是正常的一切表现。

第二节

《素问·经脉别论》①食气入胃，散精于肝，淫②气于筋，食气入胃，浊气③归心，淫精于脉；脉气流经，经气归于肺；肺朝百脉④，输精于皮毛；毛脉合精⑤，行气于府⑥，府精神明留⑦于四藏，气归于权衡⑧，权衡以平；气口⑨成寸，以决死生。

注解：

①《经脉别论》：《素问》第二十一篇篇名。

②淫：有滋养的意思。

③浊气：指食物精华中的浓厚部分。

④肺朝百脉：是说百脉都朝会于肺，也就是说全身经脉都须流经肺藏。

⑤毛脉合精：肺藏气，主皮毛，心主血脉，精是食物的精气；毛脉合精，就是说气血与食物的精气会合。

⑥府：是指的六府。

⑦留：李念义说："留当作流。"

⑧权衡：是协调平衡之意。

⑨气口：就是寸口，在掌后高骨处。

释义：食物入胃，经过胃的腐熟消化以后，一方面通过脾的运化把精微的物质输布到肝藏，肝主筋，因此筋就得到滋养；另一方面，又把食物精微的浓厚物质，输入心藏，心主血脉，因此脉就得到滋养。食物的精微，流行在脉中，全身所有的经脉，都是通过于肺的，正由于百脉朝会于肺，肺又主皮毛，所以肺能把营养成分输送全身各部，以至皮毛；人身的气血与食物的精气汇合以后，通过肺的气化，再行至六府，又与府的精会合，然后就产生心藏的神明，同时又流入其他四藏以养四藏之气。由于精气通过这样的运行周流，以滋养全身各个组织，从而五藏、六府以及全身各个组织，就能平衡协调，无偏盛和不及的现象。藏府之气既得到了平衡，则气口就可以反映出正常的脉象，气口为百脉之会，藏府有病，都可表现于此，故诊察气口的脉，可以决定病的吉凶。

饮入于胃，游溢①精气，上输于脾；脾气散精，上归于肺；通调水道，下输膀胱；水精四布，五经②并行；合于四时，五藏阴阳，揆度③以为常也。

注解：

①游溢：就是运输散布的意思。

②五经：就是五藏的经脉。

③揆度：就是推测衡量的意思。

释义：水饮入胃以后，经过蒸化作用，把含有营养成分的精气上输到脾，再由脾运输到肺，由于肺有通调水道的作用，将水液下输到膀胱，把含有营养成分的物质，输送到五藏经脉，从而散布到全身。这些生理现象，都是符合于四时寒暑的变化和五藏阴阳的规律，并借此可以衡量五藏的正常现象。

从上面二段经文，可认识到人体的精、血、津液，其生成和分布有密切关系。它们都生成于胃，运化于脾，由脾而输入心肺，再循十二经脉，输送于全身，内而五藏六府，外而皮毛，无不受其营养，然而这些物质之所以能够输布于全身周流不息，又与心主血，肺主气的功能是分不开的，而精血津液的输布，又都有一定的常度，从而保持机体的平衡。

第三节

《素问·五藏生成》①诸脉者皆属②于目，诸髓者皆属于脑，诸筋者皆属于节③，诸血者皆属于心，诸气者皆属于肺，此四支八谿④之朝夕⑤也。故人卧血归于肝，肝受血而能视，足受血而能步，掌受血而能握，指受血而能摄⑥。卧出而风吹之，血凝于肤者为痹，凝于脉者为泣⑦，凝于足者为厥。此三者，血行而不得反其空⑧，故为痹厥也。

注解：

①《五藏生成》：《素问》第十篇篇名。

②属：是连属的意思，就是彼此相互关系。

③节：就是指关节。

④八谿：指两臂的肘与腕，两腿的踝与膝关节共计八处，故称八谿。

⑤朝夕：是指气血运行于四支八谿，朝夕不休。

⑥摄：以手取物之意。

⑦泣：与涩音义同。

⑧空：与孔同，是指血行的道路。

释义： 本节说明脉、髓、筋、血气都有它一定的连属，同时全身各组织器官，必须得到血气的濡养，才能发挥其正常功用。因脉为血行的道路，五藏六府的精气，皆由脉络运输上注于目，而且目内亦具有丰富之脉络，《口问》篇说："目者，宗脉之所聚也"，所以说诸脉皆属于目；脑为髓之海，所以说诸髓皆属于脑；关节之所以能运动滑利，主要是依靠筋的连属作用，所以说诸筋皆属于节；心主一身之血脉，所以说诸血皆属于心；肺主气，司呼吸以调节一身之气机，所以说诸气皆属于肺。凡人身之脑、髓、筋以及四肢八谿，皆赖血气的朝夕运行不休，而得到濡养。肝为藏血之藏，人动则血行于诸经，卧则静，静则血归入肝藏；人体血脉的分布，是无处不到的，有了充足的血液供养，全身各个组织器官，才能发挥正常功能活动。如肝开窍于目，所以肝得到血的滋养，目才能视物；足得到血的滋养，才能走路；掌得到血的滋养，才能把握；手指得到血的滋养，才能摄持物品。人卧则阳气潜藏，初起，卫外之阳尚不够固密，此时若为风所吹，则外邪乘隙侵袭，使血液凝滞，凝于皮肤，则皮肤发生麻木不仁而为痹；凝于血脉，则血行濇滞而发病；凝于足，则足失所养而发生下肢厥冷。这三种疾病，都是由于血行受阻，血液不能正常畅流于脉道的缘故，所以发生痹厥等症。

第四节

《灵枢·决气》①黄帝曰：余闻人有精气津液血脉，余意以为一气耳，今乃辨为六名，余不知其所以然。岐伯曰：两神②相搏③，合而成形，常先身生，是谓精④。何谓气？岐伯曰：上焦开发，宣五谷味，熏肤充身，泽毛，若雾露之溉，是谓气。何谓津？岐伯曰：腠理发泄，汗出溱溱⑤是谓津。何谓液？岐伯曰：谷入气满，淖泽⑥注于骨，骨属屈伸，洩泽⑦，补益脑髓，皮肤润泽，是谓液。何谓血？岐伯曰：中焦受气取汁，变化而赤，是谓血。何谓脉？岐伯曰：壅遏⑧营气，令无所避，是谓脉。黄帝曰：六气者，有余不足，气之多少，脑髓之虚实，血脉之清浊，何以知之？岐伯曰：精脱者，耳聋；气脱者，目不明；津脱者，腠理开，汗大泄；液脱者，骨属屈伸不利，色夭⑨，脑髓消，胫痠，耳数鸣；血脱者，色白，夭然不泽，其脉空虚，此其候也。

注解：

①《决气》：《灵枢》第三十篇篇名。

②两神：指阴阳两性而言。

③搏：就是交合之意。

④精：张介宾说："精，天一之水也。"就是指男女的精气。

⑤溱溱：读如争争，乃形容汗出状况。

⑥淖泽：音闹，淖泽是濡润之意。

⑦洩泽：渗出而润泽之意。

⑧壅遏：汪讱庵云："壅遏，约束也。"

⑨夭：色之枯槁无华称"夭"。

释义： 人体之精、气、津、液、血、脉，六者皆来源于谷之精气，由气化而成，但由于六气的分布部位不同，产生的功能也不同，所以有六种不同名称。如男女两性交合之后，便产生了新的生命，在没有成形体以前的物质，就称为"精"，所以精是禀赋于先天而培育于后天，是人类生殖繁衍后代的基本物质。饮食物的精华，经过脾胃的吸收运化，再经过上述的开发作用，把它散布到全身，有温润皮肤，充养形体，润泽毛发的作用，像自然界的雾露一样能灌溉万物，这就叫作气。发泄于皮肤毛窍之外，成汗液而排出，能滋润皮肤的，这就叫作津。饮食物的精华充满全身以后，体液中的浓郁部分，随营气循经脉运行于体内，如渗润到骨髓关节里，便能灵活的屈伸，渗入脑髓，脑髓就得到滋养，散布到皮肤，皮肤就红润光泽，这就叫作液，中焦汲取饮食物中的精微，经过它的气化作用，变为赤色，这就叫作脉。由此可知，精气津、液、血脉是人体生命的必需物质，假若六气之中任何一种有耗损时，都会引起病变。肾藏精，耳又为肾之窍，如果肾所藏之精气亏虚到一定程度时，就要影响听觉。五藏六府之精气，皆上注于目，若藏府的精气受到了损耗，眼睛便看不到东西。如果腠理开泄，汗大出不止，则会引起脱津。液有充盈骨空，补益脑髓的作用，所以液脱，就表现骨节伸屈不利，脑髓也不充实，小腿发酸，液脱则皮肤得不到养，所以颜色枯槁，液脱则阴虚，所以出现耳鸣。血主荣在色，如果出血过多，就会表现面色苍白，枯槁而不润泽，最后使运行气血的脉管也表现空虚。这就是六气之脱所产生的各种不同证候。

第五节

《灵枢·五癃津液别》①水谷皆入于口，其味有五，各注其海，津液各走其道；故三焦出气以温肌肉，充皮肤，为其津，其流而不行者为液；天暑衣厚，而腠理开，故汗出，寒留于分肉之间，聚沫则为痛；天寒则腠理闭，气湿不行，水下留于膀胱，则为溺与气②。五藏六府，心为之主，耳为之听，目为之候，肺为之相，肝为之将，脾为之卫，肾为之主外；故五藏六府之津液，尽上渗于目；心悲气并，则心系急，心系急则肺举，肺举则液溢，夫心系与肺不能常举，乍上乍下，故咳而泣出矣；中热则胃中消谷，消谷则虫上下作，肠胃充郭③，故胃缓，胃缓则气逆，故唾出。五谷之津液和合而为膏者，内渗于骨空，补益脑髓而下流于阴股。阴阳不和，则使液溢而下流于阴，髓液皆减而下过度则虚，虚故腰背痛而胫痠；阴阳气道不通，四海闭塞，三焦不写，津液不化，水谷并于肠胃之中，别于迴肠，留于下焦，不得渗膀胱，则下焦胀；水溢则为水胀。此津液五别之顺逆。

注解：

①《五癃津液别》：《灵枢》第三十六篇篇名。

②溺与气：指膀胱藏津液，气化而出的为溺。

③肠胃充郭：即肠胃充病之意。

释义：此段主要指出津液的正常功能和异常变化，并叙述水胀的成因。

水谷入于口，其味有五，即甘、苦、酸、辛、咸，各注其海，即人身四海，脑为髓海；冲为血海；膻中为气海；胃为水谷之海。因饮食入胃以后，通过脾胃等器官的运化，汲取精微，分别注入四海，五藏六府各因其经以受水谷之气味，如甘先入脾，苦先入心，酸先入肝，辛先入肺，咸先入肾，以营养全身。精微之中包含有津液在内，两者虽为同一类物质，但其功能不同，所以行走的道路也不同。津属阳，为体液中的稀薄部分，随三焦之气行于体表，以润肌肉，充养皮肤；液属阴，是体液中的浓厚部分，随营血流于经脉之中，而不散行于外，注入藏府，以补益精髓。天气炎热或衣服穿着过厚，腠理开放，津液随热气外溢于皮肤就成为汗，故汗出。若感寒邪，则液留于肌肉之间，汁沫相聚，所以作痛；天气寒冷，皮肤腠理闭，气与湿不得外泄，就要变为水液下流于膀胱而为尿；因水气是互相转化的，水热则化气，气寒则化水，这就是津液为溺的道理。心统五藏六府，为精神之主，外而耳目，内而肝脾肾，都要听命于心，所以耳听声音，目能视物，无不主于心；肺朝百脉而主治节，故为心之相；肝主谋虑决断，故为心之将，脾主肌肉而保养藏府，故为心之卫；肾主骨而撑持，故为心之主外。所以五藏六府之津液，尽上渗于目而为涕泣，此由于心悲肺举而出；因五藏之系皆入于

第三篇 藏府

心，心的总系，则连于肺，人在悲哀的时候，触动心藏，心动则藏府之气皆上引于心，牵引心系紧急，心急上连于肺，所以气上壅迫于肺，则使肺叶扩张，液随之而上溢，但心系与肺不是经常上举的，常是一上一下的活动，若当其气举而上的时候，所以成涕而泣出，这就是津液变为涕泣的道理。人之所以有唾，是由于中焦的热力，使水谷容易消化，而虫为湿热所生，寄生于肠，食物消化则虫必上下求食，因为虫的蠕动，使肠胃充实无力，而致胃缓，胃缓则气逆上行，涎随气上，所以唾出，这就是津液成为唾的道理。饮食的精微相合，成为一种较浓厚的脂膏填补于骨腔之中，在上则为脑髓，一部分从髓腔而下流入阴器，若各经阴阳之气不相协调，则精与气不相统摄，使液溢出流泄于阴窍，精液下流，骨腔的髓液就要减少，若髓液下流过多，就会出现真阴亏虚，以致腰背酸痛，小腿软而无力，痿弱等病多因此发生。假若阴阳气道不通，则津液不能流注于经脉，而致四海闭塞，三焦气不能通于肌腠，其津液无由而化水谷并居肠胃之中，正常情况是糟粕由此别行回肠从后而出，水液由此渗入膀胱从前而出，今水液留滞于下焦而不得流行，亦不能渗入膀胱，所以下焦作胀，如果水气泛滥，就要成为水胀病。这就是津液不化而成水胀的原因。由此可知，人体藏府阴阳之气调和，则津液可行使其正常功能以营养人体，不然则不通，津液不化，聚而为水，泛滥肌表而成水胀，这就是津液五别的正常和异常现象。

第六节

《灵枢·五味》谷始入于胃，其精微者，先出于胃之两焦①，以溉五藏，别出两行②营卫之道，其大气之抟③而不行者，积于胸中，命曰气海；出于肺，循喉咽，故呼则出，吸则入。天地之精气④，其大数常出三入一⑤；故谷气半日不入则气衰，一日则气少矣。

注解：
①两焦：指上焦和中焦而言。
②两行：指营卫运行的两条道路。

③抟：音团，结聚之意。

④天地之精气：包括两个方面，天气系自然界吸入的空气，地气指饮食所化的精气。

⑤常出三入一：三和一是指水谷精气与天空之气的比例，意思是指呼出三分水谷之气，吸入一分天空之气。

释义：本段主要指出水谷之精微，不但可化生营卫之气，而且结合天地间的精气，则又能成为大气，其作用亦有不同。

饮食物入胃以后，所化生的精微物质，先由与胃部有关的上焦、中焦（因上焦出胃上口，中焦亦出胃中，故曰胃之两焦）开发散布，同时分出营气，卫气，别行两道而循行全身，以营养五藏六府，肢体；另外布散于胸中的一部分气，称之为大气，即宗气，宗气抟聚于上焦，通过肺的呼出，由喉咙而为呼吸出入，故称为气海。总之，水谷之气由呼而出，天空之气自吸而入，其出入之比例，因谷气不断的消耗，故水谷所化之精气要呼出三分，而吸入之天气仅一分，因此人体必须有饮食物的补充，若缺少营养补充，就产生气不足的现象，所以说谷不入半日则气衰，一日则气少了。

第七节

《灵枢·海论》①人有髓海②，有血海，有气海，有水谷之海，凡此四者，以应四海也。胃者，水谷之海，其输③上在气街④，下主三里⑤；冲脉者，为十二经之海，其输上在于大杼⑥，下出于巨虚之上下廉⑦；膻中者为气之海，其输上在于柱骨之上下⑧，前在于人迎⑨；脑为髓之海，其输上在于其盖⑩，下在风府⑪。气海有余者，气满胸中，悗息面赤；气海不足，则气少不足以言；血海有余，则常想其身大，怫⑫然不知其所病；血海不足，亦常想其身小，狭⑬然不知其所病；水谷之海有余，则腹满；水谷之海不足，则饥不受谷食；髓海有余，则轻劲多力，自过其度；髓海不足，则脑转⑭耳鸣，胫痠眩冒，目无所见，懈怠安卧。

注解:

①《海论》:《灵枢》第三十三篇篇名。

②海:是会聚之意。

③输:与腧、俞二字同。周身之孔穴称为"俞穴"。

④气街:穴名,属足阳明胃经,又名气冲穴,在脐下五寸,腹中线旁开二寸。

⑤三里:指足三里穴,亦属足阳明胃经。在膝眼下三寸。

⑥大杼:穴名,属足太阳膀胱经,在项后第一椎旁去脊各一寸五分处。

⑦巨虚之上下廉:巨虚之上廉,即"上巨虚穴"在足三里穴下三寸;巨虚之下廉,即"下巨虚穴"在足三里穴下六寸,此两穴属足阳明胃经。

⑧柱骨之上下:张介宾云:"柱骨、项后天柱骨。"柱骨之上下,即指督脉之痦门,大椎二穴。"痦门",哑门穴,在项后发际五分宛宛中,"大椎",在项后第七颈椎下陷中。

⑨人迎:穴名,在结喉两旁各一寸一分。属足阳明胃经穴。

⑩蓋:指头项正中心百会穴。

⑪风府:督脉经穴,在项后入发际一寸处。

⑫怫:作怫郁解。

⑬狭:作狭隘解。

⑭脑转:是脑空而运,像旋转的样子。

释义:本段说明胃、冲脉、膻中、脑是人体气血、精神的来源和汇集之处,故称之为四海,并说明了人身四海有余和不足的病变表现。

胃是饮食物汇集之处,胃主受纳和腐熟水谷,通过脾的运化,将精微部分营养五藏六府,全身百骸,所以称为水谷之海。胃气输注出入,上在气冲穴,下至足三里穴。冲脉在体内循行,起于胞中,上循脊里与十二经脉会集于脊里,是全身经脉贯通的主干,所以称为十二经之海。其气血输注出入,上在大杼穴,下出于上下巨虚穴。膻中是指胸中部位,胸中为肺之所居,肺主一身之气,它能将饮食水谷之精气与吸入的大自然之气相结合,而变成真气,以充养全身,所以称为气之海。膻中

的气血输注出入，上在柱骨的上下，哑门、大椎二穴，下在人迎穴。张
介宾说："凡骨之有髓，惟脑为最巨，故诸髓皆属于脑。"所以称脑为
髓之海；其气血输注出入，上在百会穴，下在风府穴。若四海有余或不
足，即可发生病变。如气海在胸中而属阳，所以气有余则胸中闷而喘
息，气上逆故面部发热而赤，声由气发；气海不足的人，则语言轻怯，
不能出声。人身是依赖血的充养，所以血有余则常想其身大；血不足则
感其身小，精神怫郁不快，茫然不觉其所病。水谷之海有余，则水谷留
滞其中，故发生腹部胀满，胃主受纳；若胃虚则纳谷之功能失职，所以
虽然感觉饥饿而不能饮食。精液能补益脑髓而下流于阴股，故髓海有余
的人，则足劲轻健而多力，超越一般常人；髓海不足，则精液竭，脑得
不到精液的充养，则感觉头晕而转，精虚不能上注空窍，便出现目无所
见的眩冒和耳鸣，骨髓空虚，便出现小腿酸软，精神不振而好卧。

第八节

《灵枢·营卫生会》黄帝曰：老人之不夜瞑①者，何气使
然？少壮之人不昼瞑者，何气使然？岐伯答曰：壮者之气血
盛，其肌肉滑，气道②通，营卫之行，不失其常，故昼精③而
夜瞑，老者之气血衰，其肌肉枯，气道涩，五藏之气相搏，其
营气衰少，而卫气内伐，故昼不精，夜不瞑。

注解：
①瞑：与眠通，寐的意思。
②气道：张介宾云："气道者，肌肉之文理，三通会元真之处，营
卫之所游行出入者也。"
③精：即精明。
释义：本段从老人之不夜瞑和少壮之人的不昼瞑等生理现象，来说
明营卫之气的循行有一定的规律。

营卫在人体运行，是阳经行完，阴经继之，阴经行完，阳经继之，
阴阳的贯通，如环无端，卫气昼行于阳二十五度，夜行于阴二十五度，
这就是构成了昼起夜卧的生理现象。但是老年人夜晚不能入眠，少壮的

人白昼不欲睡，这是什么道理呢？因为少壮之人气血方盛，故肌肉滑利，气道疏通，营卫昼夜运行有一定的规律，故白昼精明清爽而夜晚即能入睡。但老年人气血衰弱，肌肉枯而不润，气道涩滞不通，于是五藏之气搏而不行，不能调节内外，而营气亦随之衰少，则卫气乘虚内伐，卫气不能循着正常的轨道运行，故表现昼不精，营气失其常，故表现夜不瞑。

第九节

《灵枢·本神》天之在我者，德也，地之在我者，气也，德流气薄而生者也；故生之来谓之精[①]，两精相搏谓之神[②]，随神往来者，谓之魂[③]；并精而出入者，谓之魄[④]；所以任物者，谓之心；心有所忆，谓之意；意之所存，谓之志；因志而存变，谓之思；因思而远慕，谓之虑；因虑而处物，谓之智。

注解：

①生之来谓之精："精"是指男女所藏之精（狭义的），男女所藏之精经媾合后，成为人身的物质基础，也就是生命的起源。

②两精相搏谓之神：搏有结合在一起之意，就是说男女两精结合后形成了人体，建筑在这个物质基础上的神就随之产生。

③随神往来者，谓之魂：神是指人体的思想意识活动而言，它是以人的形体为物质基础，魂是"神"的一部分功能活动，所以说随神往来谓之魂。

④并精出者，谓之魄："精"属阴，魄亦属阴，魄是人体运动的本能，它这种本能的活动，是建立在精的物质基础上的，精为体，魄为用，精盈则魄壮，精与魄有密切关系，所以说并精出入者谓之魄。

释义：本段内容主要是采用取象比类的方法，阐述了人体的形成，及精神活动的产生。

万物皆禀受天地之气以生，天为阳，阳是主持施与的，因而天具有生化的作用，故始生之德，是天所赋予的；地为阴，阴是主持受承的，因而地具有形物体的作用，故成形之气，是地所赋予的。由于形成万物开端的德和形成形体的气相互结合，从而理赋形全，自然界万物之生成皆本于此，而人体也不能例外，人是禀父之精而生，受母之精而长，这就是人的生命起源，所以人类生命的起源是精。经男女交媾，阴阳两精相合才形成人体，随着形体的产生，而具备有思想意识活动功能的叫作神。随神的活动改变于梦寐中的叫作魂。由阴精产生形体运动本能的叫作魄。心为君主之宫，主持一切事务是它唯一的任务，心里想而未定的叫作意。意已决定确然不变的叫作志。志已决定而反复思故的叫作思。进一步思故的叫作虑。故虑而得到妥善处理的叫作智。

　　……心怵惕①思虑则伤神，神伤则恐惧自失，破䐃脱肉，毛悴色夭，死于冬。脾忧愁而不解，则伤意，意伤则悗乱②四肢不举，毛悴色夭，死于春。肝悲哀动中，则伤魂，魂伤则狂忘不精③，不精则不正，当④人阴缩而挛筋，两胁骨不举，毛悴色夭，死于秋。肺苦乐无极，则伤魄，魄伤则狂，狂者意不存人⑤，皮革⑥焦，毛悴色夭，死于夏。肾盛怒而不止，则伤志，志伤则喜忘其前言，腰脊不可以俛仰屈伸，毛悴色夭，死于长夏。恐惧而不解，则伤精，精伤则骨痠痿⑦厥，精时自下。是故五藏藏精者也，不可伤，伤则失守而阴虚，阴虚则无气，无气则死矣。

注解：

①怵惕：即有恐惧之意。

②悗乱：音闷，悗乱，即心烦意乱。

③不精：意识不明。

④当：此处当使字解。

⑤意不存人：即旁若无人之意。

⑥皮革：即指皮肤而言。

⑦痿：枯痿、痿疲不用之意，《内经》载有五痿：痿躄、脉痿、筋痿、肉痿、骨痿。这里所说的精伤则骨痠痿厥当指骨痿而言。

释义：由于情志活动与内在五藏有密切关系，所以七情的刺激，最易损害五藏的功能而致病。如心藏神，惊恐思虑，就会伤神，神伤则心中自感不安，如失主宰，久则大肉消瘦，皮色枯槁，到了冬天水旺的时候，火为水克，就不免于死了。脾藏意，愁忧不解，就会伤意，意受了伤，则气滞不运，胸膈沉闷，四肢无力，皮色枯槁，到了春天木旺的时候，土衰畏木，就不免于死了。肝藏魂，悲哀过度则伤魂，因肝为将军之官，谋虑出焉，肝志伤则不能细致处理事物，故表现狂乱健忘而不精明，肝与胆相为表里，胆主决断，藏气亦累及府，故缺乏决断中正的主张，肝主筋而脉络阴器，所以表现前阴萎缩，筋腱拘急，两胁骨不能舒展自如，最后皮色枯槁，到了秋天金旺的时候，木衰畏金，就不免于死亡了。肺藏魄，喜乐无极，就会伤魄，魄伤则神乱而为狂，旁若无人，因肺主皮毛，所以皮革焦，最后皮色枯槁，到了夏季火旺的时候，金衰畏火，就不免于死了。肾藏志，盛怒不止，就会伤志，志伤便会记忆力衰退，腰为肾之府，所以腰脊不能俯仰屈伸，最后皮色枯槁，到夏季土旺的时候，水衰畏土，就不免于死了。如果恐惧久而不解，则伤肾藏之精，肾主骨，故精伤则骨痿痿厥，肾藏精，肾伤则不能收摄而精不固，所以表现精时自下。五藏有主藏精的功能，不可受伤，如果受了伤，则精失其守，而导致阴虚。因精属阴，而神气皆生于精，所以说，阴虚则无气，气是人体各器官的活动能力，是人的生命根本之一，一时也不可缺少，所以说无气则死矣。

第五章　饮食气味与藏府的关系

第一节

《素问·六节藏象论》草①生五色，五色之变，不可胜视；草生五味，五味之美，不可胜极；嗜欲不同各有所通，天食人以五气②，地食人以五味，五气入鼻，藏于心肺，上使五色修明，音声能彰，五味入口，藏于肠胃，味有所藏，以养五气，气和而生，津液相成，神乃自生。

注解：

①草：张介宾云："此言草者，木亦在其中矣"，即指所有植物而言。

②五气：指臊气、焦气、香气、腥气、腐气等五气。

释义：本段主要说五味、五气对人身的重要性。各种植物可出现青黄赤白黑五色的不同，但是颜色有深浅间杂之异，所以其变化的多不可胜视。各种植物也有酸、辛、甘、苦、咸五味的不同，但是味有厚薄优劣之异，所以五味虽然优美适口，也不可以全部尝遍。人对五味的嗜好，虽然各有不同，而五味对各藏府的亲和力仍有一定规律，是各归所喜而通达到各个藏府的。天在上，为阳为气，故天供给人们五气，如臊气入肝，焦气入心，香气入脾，腥气入肺，腐气入肾。地在下，为阴为味，故地供给人们五味，如酸先入肝，苦先入心，甘先入脾，辛先入肺，咸先入肾。五气由鼻吸入，贮藏于心肺，因心主血而色华于面，肺主气而与发音有关，故心气充则面部的五色明润，肺气充则声音洪亮。五味由口食入，藏于肠胃，经过消化，吸收其精微，以养五藏之气，五藏的气得养，则气和相生，津液得以生成。五藏之气和津液结合一致，五藏的神气也就自然发生了。

第二节

《灵枢·五味》①胃者，五藏六府之海也；水谷皆入于胃，五藏六府，皆禀气于胃。五味各走其所喜：谷味酸，先走肝，谷味苦，先走心；谷味甘，先走脾；谷味辛，先走肺；谷味咸，先走肾。谷气津液已行，营卫大通，乃化糟粕，以次传下②。

注解：

①《五味》：《灵枢》第五十六篇篇名。

②以次传下：是指大小便的排泄。

释义：本段是说明五味对五藏的营养作用上，都各有其天然的选择性，所以不论是食物的调理，药物的治疗，都应知所宜忌。

胃是五藏六府精气的发源地，一切水谷都是先入于胃，经过胃的腐熟，脾的运化，其营养成分输布于五藏六府，所以说五藏六府皆禀气于胃。五味对五藏，各有不同的亲和力，因而所入的器官也有先后的不同，凡谷味酸的，先入于肝；谷味苦的，先入于心；谷味甜的，先入于脾；谷味辛的，先入于肺；谷味咸的，先入于肾。饮食物经过胃的腐熟消化，以及有关藏器的通力协作，把精微输布于全身各部，同时水谷的精微化生营卫，其中糟粕部分，变为便溺，依次传下，经过大肠膀胱而排出体外。

第三节

《灵枢·五味论》①黄帝问于少俞曰：五味入于口也，各有所走②，各有所病。酸走筋，多食之，令人癃③；咸走血，多食之，令人渴；辛走气，多食之，令人洞心④；苦走骨，多食之，令人作呕⑤；甘走肉，多食之，令人悗心⑥。余知其然也，不知其何由，愿闻其故。少俞答曰：酸入于胃，其气涩以收，上之两焦，弗能出入也，不出即留于胃中。胃中和温，则下注膀胱，膀胱之胞⑦薄以懦，得酸则缩绻⑧，约而不通，水道不行，故癃。阴⑨，积筋⑩之所终也，故酸入而走筋矣。黄帝曰：咸走血，多食之，令人渴，何也？少俞曰：咸入于胃，其气上走中焦，注入脉则血走之，血与咸相得，则凝，凝则胃中汁注之，注之则胃中竭，竭则咽路焦，故舌本干而苦渴，血脉者，中焦之道也，故咸入而走血矣。黄帝曰：辛走气，多食之令人洞心，何也？少俞曰：辛入于胃，其气走于上焦，上焦者，受气而营诸阳⑪者也，姜韭之气薰之，营卫之气，不时受之，久焦心下，故洞心；辛与气俱行，故辛入而汗俱出。黄帝曰：苦走骨，多食之，令人变呕，何也？少俞曰：苦入于胃，五谷之气，皆不能胜苦，苦入下脘，三焦之道，皆闭而不通，故变呕；齿者，骨之所终也，故苦入而走骨；故入而复出，知其走骨也。黄帝曰：甘走肉，多食之，令人悗心，何也？少俞曰：甘入于胃，其气弱小，不能上至于上焦，而与谷留于胃中者，令人柔润者，胃柔则缓，缓则虫动，虫动则令人悗心；其气外通于肉，故甘走肉。

注解：

①《五味论》：《灵枢》第六十三篇篇名。

②各有所走：走，行也，五味之气，各行于有关器官，即含有对某种藏器有特殊亲和力之意。

③癃：即小便不通。

④洞心：洞，空也，马莳云："洞心，心内空也"，是病人的一种自觉症状，即心区部有空虚感。

⑤作呕：即变生呕吐。

⑥悗心：悗，集韵："谟官切，音瞒。"马莳云："心内闷也。"

⑦膀胱之胞：胞此处指溲脬而言，张介宾云："胞即脬。"故膀胱之胞，即指膀胱而言。

⑧绻：张介宾云："绻，不分也"，有紧密之意。

⑨阴：指阴器。

⑩积筋：即宗筋之所聚。

⑪营诸阳：营养阳气所到之处。

释义：本段主要说明五味有所偏嗜，则能影响藏府之气而致病。

人的形体生长所需要的营养物质，是来源于饮食物的五味，若五味偏嗜太过，则能引起藏府的偏盛而致病，如酸味走筋，若过食酸则会引起小便不利；咸味走血，若过食则可使人口渴；辛味走气，若过食则使人有心下空虚感；苦味走骨，若多食则令人发生呕吐；甘味走肉，若过食则可使人有满闷的感觉。这些病症的发生都有其不同的机转，例如酸的气味，涩滞而收敛，若味过于酸，则不能出于上中两焦，不出即留于胃中，久则胃中和温而下注膀胱，膀胱之体质脆薄以糯，得酸则易致缩绻，以致约束膀胱，使水道不通，所以发生小便不利之症；另外一方面，肝主筋，按《经筋》篇云："足厥阴之筋，上循阴股，结于阴器，络诸筋"，因此酸既入肝，而酸亦能走肝经之筋，即宗筋所聚的地方——阴器，所以说酸走筋。咸入于胃，其气上走中焦，而血乃由于中焦受气取汁变化而赤所生成，脉又为载运血气的道路，今咸走中焦，必注之于脉，注于脉则与血气同行，但血与咸相合则凝，凝则血燥，于是胃中之水液注入以滋润之，久而胃中津竭，则可使咽喉焦枯，所以表现舌本干而口渴；因心主血，咸乃水之味，而咸走血，乃水气上交于心之故。辛味属阳，故走上焦之气分，而上焦乃接受来自中焦脾胃所化生的水谷之气，有敷布和营养全身肌表的功能；若过食辛味，其辛味之气薰于上焦，如久留心下而不出，则可使人有心下空虚之感；辛味之气与上焦之气，俱行于肌表，则能开发腠理而汗出。苦入于胃，若苦味太过，则抑遏胃中之阳气，不能运化水谷，于是胃中五谷之气不能适应这种苦味，所以三焦之气皆闭塞不通，以致饮食物入而复出，则发生呕吐之症。因肾主骨，而苦为火之味，苦走骨，乃火气下交于肾之故。由此可知，本节所述苦走骨而咸走血，乃阴阳水火交济的道理。甘味性柔缓，故其气弱小，不能走于上焦，若味过于甘，则与谷留于胃中，使胃气柔润而缓，久则甘从湿化，致生诸虫，胃柔则气缓，气缓则虫因味甘而动。虫动即可令人发生心闷的感觉；因甘入脾，脾主肉，所以甘走肉。

第四节

《素问·五藏生成》多食咸，则脉凝泣而变色；多食苦则皮槁而毛拔；多食辛，则筋急而爪枯；多食酸，则肉胝䐢[1]而唇揭[2]；多食甘，则骨痛而发落。此五味之所伤也。

注解：

①胝䐢：胝音只，皮厚为胝。䐢音注，皮皱为䐢。胝䐢，即皮肤皱缩而厚之意。

②揭：掀起叫揭。

释义：五味本能滋养五藏，如果太过，也就造成五藏的偏盛，从而发生疾病。如咸为肾之味，若咸味吃得过多，就肾气盛而制心，心伤则血脉凝涩而不行，颜色也发生变化；苦味吃得过多，则心气盛而制肺，肺伤则皮肤枯槁，毫毛脱落；辛味吃得过多，则肺气盛而制肝，肝伤则筋脉拘急，爪甲枯缩；酸味吃得过多，则肝气盛而制脾，脾伤则肌肉皱缩，嘴唇掀起；若甜味吃得过多，则脾气盛而制肾，肾伤则骨痛，头发脱落。这些变化，都是由五味太过所造成的。

小　结

藏府理论是研讨有关人体各藏器的形态和功能活动，以及其相互关系的学说。

藏府学说的基本特点，是具有全身的整体观念，认为人体藏府的功能从来不是孤立的，无论在生理活动方面，或者是在病理变化方面，相互之间，都有着不可分割的密切联系。这种关系，不仅表现在藏与藏，府与府之间，同时还表现在藏府体表组织等方面。藏府的这种复杂联系，构成了人体机能的整体性。不但如此，古人一并将藏府的性质活动结合到自然气候影响的变化，也作了归纳。所以藏府与周围环境也有其统一性。

藏与府的功能活动是不相同的，如五藏是藏精气而不泻，六府是传化物而不藏，奇恒之府的脑、髓、骨、脉、女子胞也是藏而不泻的，尽管五藏六府的藏泻功能不同，但在生理上却都是心藏统一领导下，互相依赖，互相联系，分工合作，以完成人体的生命活动。

五藏六府各有其所属的经脉，这些经脉，都是源于五藏六府而贯穿于藏府和体表之间。内面通过经脉的络属形成藏和府之间的表里关系，外面又与四肢百骸、五官九窍、筋肉皮毛等建立各自所属的联系。可见十二经脉是本于藏府，而在构成人体整体的结构上，起着重大作用。经络详细内容，在后篇叙述。

藏府与体表组织也有密切关系。体表的变化，是藏府变化在体表的反映。观察体表的变化，可以测知藏府的情况。它们之间的一般关系是：心与小肠应脉；肺与大肠应皮；肝与胆应筋；脾与胃应肉；肾与三焦、膀胱应腠理毫毛。

藏府与五官、九窍之间，也有相互关系。一般关系是：肝主目；肺主鼻；脾主口唇；心主舌；肾主耳与二阴。

神、魂、魄、意、志等，都属于思维意识活动范畴。这些精神活动，是在五藏功能活动的基础上产生的，如心藏神、肺藏魂等皆是。所以说，思维意识活动，是建立在五藏的物质基础上的，也是藏府机能活动的标志。

营、卫、气、血、精、津液，都是"奉生而周于性命"的重要营养物质。它们虽来源于饮食水谷，更重要的是通过脾胃的受纳，腐熟，转运等作用，以及有关藏府一系列而复杂的气化过程才能生成。这些物质都是相互依赖，相互为用，而且生生不息的。机体得到了它们的灌注和供养，才能维持其正常活动。因为藏府是营、卫、气、血、精、津液等物质的生化，输布，贮藏的重要基地，其间关系甚为密切，所以也列入本篇讨论。

饮食五味对藏府有着不同的亲和作用。如"五味各走其所喜""谷味酸，先走肝；谷味苦，先走心；谷味甘，先走脾……"等。这说明了五味各有特性，对五藏所起的作用也各有不同。祖国医学的临床用药即是以此作为主要理论依据。

总之，古人认为人体复杂的生命活动，都是起源于藏府功能，内而消化循环，外而视听言行，无一不是藏府活动的表现，所以藏府的功能活动，实质上就是人体整个的生命活动，藏府功能的活动规律是从长期观察人体表现以及临床实践中所总结出来的。为了更好地认识和说明人体一切生命活动的现象，于是采用阴阳五行学说，以作为说理的工具，例如应用阴阳矛盾的相对统一和五行的生克制化关系，来辩证地说明藏府之间，藏府之内对立统一和复杂联系。因此在祖国医学中所应用的阴阳五行理论，必须在藏府的基础上各有所指而提出，如五藏为阴，六府为阳，金、木、水、火、土也分别代表五藏不同的属性，可见阴阳五行离开了藏府，它在医学上就会失去真实的意义，由此可知藏府学说在中医理论学说中实处于主导地位，并且是临床中"审查病机""辨证论治"的重要理论基础。

第四篇 经 络

经络学说是祖国医学理论体系的重要组成部分，贯穿在中医生理、病理、诊断、治疗等各个方面，故《灵枢·经别》篇说："夫十二经脉者，人之所以生，病之所以成，人之所以治，病之所以起，学之所始，工之所止也，粗之所易，上之所难也。"《灵枢·经脉》篇说："经脉者，所以能决死生，处百病，调虚实，不可不通。"

藏府为本，经络为标，经络源于五藏六府，贯穿于藏府和体表之间，内面通过经脉的络属形成藏和府之间的表里关系，外面是与四肢百骸、五官九窍、筋肉皮毛等建立各有所属的联系，因而藏府机能的变化，往往可以通过经脉反映到体表，同样，经脉的变化，又可以影响络属藏府的机能活动，由此可见，经络在构成人体整体的结构上，具有重大的作用。

经，即是经脉，含有"径""行"的意义。它在人体内像路径一样，无所不通，而且是经常运行着的。络，即络脉，含有网络的意义。它比经脉细小，纵横如网络一般。

经脉分为正经和奇经两大类：

正脉有十二，称为十二正经，即手足三阴经和手足三阳经。

奇经之脉有八，即冲脉、任脉、督脉、带脉、阳维脉、阴维脉、阳跷脉、阴跷脉。合称奇经八脉。

络脉有四种，即浮络、孙络、别络和大络。浮络就是经脉在表的；孙络即络脉之分支而细小的；别络有十五，即十二经各有一别络，任脉、督脉各一别络，以及脾之大络，是为十五别络，其所以称为别络，是因为本经由此而别走邻经的缘故。

除上述之外，尚有由正经别出的经络即十二经别，以及联缀百骸、维络周身的十二经筋。

经络在人体内纵横交错，维系阴阳，构成一个统一整体，所以研究人体的生理、病理和进行诊断，都与经络学说有关。

第一章　十二经脉的循行

第一节

《灵枢·经脉》①人始生，先成精②，精成而脑髓生，骨为干，脉为营③，筋为刚④，肉为墙，皮肤坚而毛发长。谷入于胃，脉道以通，血气乃行。经脉者，所以能决死生，处百病，调虚实，不可不通。

注解：

①《经脉》：《灵枢》第十篇篇名。

②先成精：就《灵枢·决气》篇所说的："两神相搏，合而成形，常先身生，是谓精。"

③营：《说文》："市居也。"就是都市中一条条大街小道的住宅。

④刚：与"钢"同，古只用刚字。

释义：人的初生，由精生髓而成形。在体内的有骨、有脉、有筋、有肉。骨像树的主干一样，脉像都市住宅的街巷一样，筋像刀斧的含钢一样，肉像房屋的墙壁一样。在外面的有皮和毛发，作为外来侵袭的防护，而成为一个人的整体。人体的生存，必须依赖饮食的营养，来生长血气。更必须依赖经脉的贯通，血气才能流行。所以经脉对人的生存活动，极为重要，我们必须加以彻底了解。

第二节

《灵枢·经脉》肺，手太阴之脉，起于中焦，下络①大肠，还②循③胃口④，上膈⑤属⑥肺，从肺系⑦横出腋⑧下，下循臑⑨内，行少阴⑩心主⑪之前，下肘⑫中；循臂⑬内，上骨⑭下廉⑮，入寸口⑯，上鱼⑰，循鱼际⑱，出大指之端⑲；其支⑳者，从腕㉑

后直出次指内廉㉒，出其端。

注解：

①络：联络，以此通彼之谓。

②还：去而复返叫作还。

③循：作"遵循"解。

④胃口：指胃的上下口。

⑤膈：指横膈膜，它的作用，是遮隔浊气，不使上熏心肺。

⑥属：与本藏相连的叫作属。

⑦肺系：指喉头气管。

⑧腋：肩之下肢胁之上际，俗称胳肢窝。

⑨臑：音闹，又音柔。《集韵》云："肱骨也。"肩下肘上为臑，手三阴经位于上臂内侧，所以通称"臑内"，手三阳经位于上臂外侧，所以通称"臑外"。

⑩少阴：指心经。

⑪心主：指手厥阴经。

⑫肘：臑与臂相交处叫作肘。

⑬臂：肘下叫作臂，一说肩以下腕以上通称为臂。

⑭上骨：楼英《医学纲目》云："臂有二骨，今太阴脉循臂上骨之下廉也。"

⑮下廉：廉是侧边的意思。下廉，是骨的下侧。

⑯寸口：关前动脉，即太渊穴处。

⑰鱼：手腕之上，大指之下，肥肉隆起处，叫作鱼。

⑱鱼际：穴名，在寸口之上，鱼之下。亦作鱼部之边际解。

⑲端：指指尖而言。

⑳支：经络干线上分出的，叫作支。

㉑腕：是手腕即臂骨处。

㉒内廉：是内侧的意思。

释义：肺的经脉叫作手太阴经，起于胃的中脘，肺与大肠相表里，所以向下联络于大肠，自大肠而上，复绕胃口，贯膈膜而属于肺，肺脉沿着喉咙，横走腋下，沿着臂内上骨内侧，通过寸口至鱼际穴，沿鱼际出拇指的指尖而止。它的支脉从手腕后直走食指的尖端内侧商阳穴，与手阳明经相接。

　　是动：则病①肺胀满，膨膨②而喘咳，缺盆③中痛，甚则交两手而瞀④，此为臂厥。是主肺所生病者⑤：咳上气，喘渴，烦心胸满，臑臂内前廉痛厥，掌中热，气盛有余。则肩背痛，风寒，汗出中风，小便数而欠。气虚则肩背痛，寒，少气不足以息，溺色变。

注解：

①是动则病……：是说经络发生了变动，则有相应的病候，随之发生。

②膨膨：是不通畅的意思。

③缺盆：穴位名，在肩下横骨上陷中。足阳明胃经穴。

④瞀：音冒。昏眩闷乱。

⑤是主肺所生病者：犹言肺藏所生的病。

释义： 手太阴经脉本于肺藏，所以手太阴经发生了变动必影响于肺藏，肺病则气不调，故病胀满，上中部觉得不通畅，正以肺脉起于中焦，循胃而上肺的缘故。气喘与咳嗽是由肺的经脉变动所致，所以说胀满膨膨而喘咳。缺盆虽为胃的道路，而肺为尤近，所以肺病则缺盆因之而痛，痛甚就生闷乱，两手交叉着不能自动，这就是臂厥。凡是由肺经所发生的病候，咳而气逆，喘喝不停，声粗息急，甚则口干而渴（渴字有谓喝字之误）。心与肺同居膈上，肺病则心胸受其迫，所以心烦而胸满。臑臂亦肺脉所行之处，所以臑臂内前廉痛，而至于不能动。太阴之别，直入掌中，故掌中发热。肺之筋结于肩，肩后连背，若气盛有余，结而不解则肩背痛。风寒伤表，汗出中风，肺主皮毛，风由汗出而入中，则母病累子，故小便频数而少。若气虚则肩背亦痛，因肩背处上焦为阳分，气虚则阳病，故不免于痛，并有畏寒，怯然少气而呼吸不相连续和溺色不正常的现象。

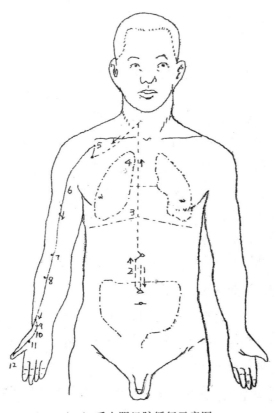

（一）手太阴经脉循行示意图

·本经的输穴　△他经的输穴

--- 本经无穴通路　——本经有穴通路

1. 起于中焦，下络大肠。2. 还循胃口。3. 上膈。4. 属肺系。5. 横出腋下。6. 下循臑内行少阴心主之前。7. 下肘中。8. 循臂内上骨下廉。9. 入寸口。10. 上鱼。11. 循鱼际。12. 出大指之端。13. 其支者从腕后直出次指内廉出其端。

第三节

《灵枢·经脉》大肠，手阳明之脉；起于大指次指之端[1]，循指上廉[2]，出合谷[3]两骨之间，上入两筋之中[4]，循臂上廉，入肘外廉，上臑外前廉，上肩，出髃骨[5]之前廉，上出于柱骨之会上[6]，下入缺盆，络肺，下膈，属大肠；其支者，从缺盆上颈，贯颊[7]，入下齿中。还出挟[8]口，交[9]人中[10]，左之右，右之左，上挟鼻孔。

注解：

①大指次指之端：即食指之尖，穴名商阳。

②上廉：即上侧。

③合谷：穴名，在拇指、食指歧骨间陷中。

④两筋之中：腕中上侧两筋陷中，即阳谿穴。

⑤髃骨：髃音鱼，是肩胛骨与锁骨关节部的肩峰。

⑥柱骨之会上：柱骨，是天柱骨，在背之上项之下。六阳皆会于督脉之大椎，是为会上。

⑦颀：耳上曲处为颀。

⑧挟：经络并于某组织的两边曰挟。

⑨交：经络彼此交叉而过，曰交。

⑩人中：即督脉之水沟穴，在口唇上，鼻柱下。

释义：大肠的经脉叫作手阳明经，起于食指尖端内侧的商阳穴，沿着食指上侧，通过拇指食指歧骨间的合谷穴，上走腕中两筋凹陷处的阳溪穴，沿前臂前上方行至肘外侧，再沿上臂外前面上肩，走髃骨的前侧，再上项背相接处的天柱骨，与诸阳经会于督脉的大椎上。又向下入缺盆，联络肺藏，下横膈膜，而属于大肠，与肺相为表里。它的支脉，从缺盆上走颈部，通过颀部入下齿中。回出挟口唇左右，两脉交会于人中，自此左脉走右，右脉走左，上挟鼻孔两旁的迎香穴，与足阳明经相接。

是动：则病齿痛，颈肿，是主津液所生病者①：目黄，口干，鼽②衄③，喉痹，肩前臑痛，大指次指痛不用，气有余，则当脉所过者热肿④，虚则寒慄不复。

注解：

①是主津液所生病者：此指内经大肠主传导水谷，变化精微，为津液产生之所，故曰是主津液所生之病。

②鼽：音求，是鼻流涕。

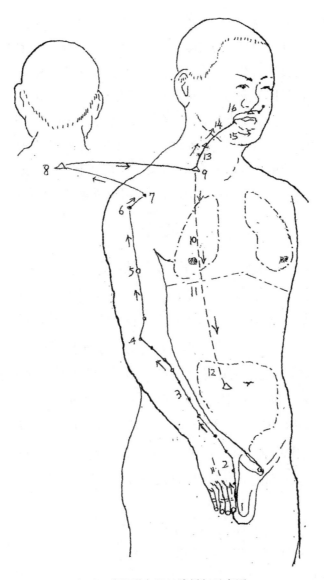

（二）手阳明大肠经脉循行示意图

1. 起于大指次指之端。2. 循指上廉出合谷两骨之间，上入两筋之中。3. 循臂上廉。4. 入肘外廉。5. 上臑外前廉。6. 上肩。7. 出髃骨之前廉。8. 上出于柱骨之会上。9. 下入缺盆。10. 络肺。11. 下膈。12. 属大肠。13. 其支者从缺盆上颈。14. 贯颊。15. 入下齿中。16. 还出挟口交人中，左之右右之左，上挟鼻孔。

③衄：音忸，是鼻出血。

④当脉所过者热肿：言经脉所过之处发生热肿。

释义： 手阳明经脉本于大肠，所以手阳明经发生了变动，则病齿痛颈肿，为什么呢？因为阳明之脉，从缺盆上颈，穿颊入下齿中，故其病如此。大肠主传导水谷，变化精微，为津液产生之所，故曰主津液所生之病者，津液竭则火热盛，目黄是湿热熏蒸，口干是津液不足，鼻流涕和鼻出血，是风热郁于中，喉间闭塞，发生肿痛，亦燥气太过，至于肩前臑痛，和大指次指疼痛，不能运用，都是由于本经的经脉受病，故所过之处，受其影响，气有余的则为阳症，阳病则阳明脉所过之处，发热而肿。虚的则为阴症，阴病则怕冷战慄，不能恢复正常的体温。

第四节

《灵枢·经脉》胃，足阳明之脉：起于鼻之交頞①中，旁纳太阳之脉，下循鼻外，入上齿中，还出挟口环②唇，下交承浆③，却循颐④后下廉，出大迎⑤，循颊车⑥，上耳前，过客主人⑦，循发际，至额颅⑧；其支者，从大迎前，下人迎⑨，循喉咙，入缺盆，下膈，属胃，络脾；其直者，从缺盆下乳内廉，下挟脐，入气街中；其支者，起于胃口，下循腹里，下至气街中而合，以下髀关⑩，抵伏兔⑪，下膝膑⑫中，下循胫⑬外廉，下足跗⑭入中指内间⑮；其支者，下廉三寸⑯而别，下入中指外间；其支者，别跗上，入大指间出其端。

注解：

①頞：音遏，即鼻茎，亦曰山根。

②环：经络围绕其组织的周围，叫作环。

③承浆：穴名，在唇下额上陷中。

④颐：音移，口角后腮下。

⑤大迎：穴名，颊车前。

⑥颊车：穴名，在耳垂下八分。

⑦客主人：在耳前，足少阳经穴。

⑧额颅：两眉上至发际称额，脑盖骨称颅。

⑨人迎：亦名五会，是结喉旁一寸五分动脉，可以候五藏气。

⑩髀关：在大腿前方的交接处，又穴名。

⑪伏兔：大腿前外侧隆起之肉，形如兔伏。

⑫膑：膝盖曰膑。

⑬胫：骭骨曰胫。

⑭跗：足面曰跗。

⑮入中指内间：张飞畴说："足阳明厉兑、内庭、陷谷皆在次指，《灵枢》《甲乙》《脉经》，俱作中指误矣。"

⑯下廉三寸：廉，《甲乙》《脉经》《千金》《太素》等书均作膝。

释义：胃的经脉叫作足阳明经，起于鼻，左右相交于颏中，足太阳起于目内眦晴明穴，与颏相近，故曰旁纳太阳之脉，下循鼻孔外，入上齿中，回出环绕口唇，下交唇下额上的承浆穴，却循行于颐后下侧，出大迎穴，沿耳下颊车，上耳前，过足少阳胆经客主人穴，沿发际，至额颅，会于督脉之神庭；其支脉，自大迎前，下走人迎，沿喉咙入缺盆，与手阳明同行异辙而下膈，属于足阳明胃，而络于脾，与脾为表里，其直脉而外行的，从缺盆下走乳的内侧，再下挟脐入毛际两旁的气冲穴；另一支脉，起于胃的下口，下走腹中的气街与本经直行脉相合，由此又下行至膝上的髀关穴和伏兔穴，再下至膝盖，沿足胫外侧至足面，入足次趾外间而出厉兑穴。又一支脉，从膝下三寸的三里穴，别走中趾外间；又有一支脉，从足面走入大趾尖端，与足太阴经相接。

是动：则病洒洒振寒①，善呻②，数欠③，颜黑。病至则恶人与火，闻木声则惕然而惊，心欲动，独闭户塞牖而处；甚则欲上高而歌，弃衣而走，贲响④腹胀，是为骭厥⑤。是主血所生病者⑥：狂，疟，温淫⑦，汗出，鼽衄，口㖞⑧，唇胗⑨，颈肿喉痹，大腹水肿，膝膑肿痛，循膺⑩、乳、气街、股⑪伏兔、骭外廉足跗上皆痛，中指不用。气盛则身以前皆热，其有余于胃，则消谷善饥，溺色黄。气不足则身以前皆寒慄，胃中寒则胀满。

注解：

①洒洒振寒：是全身感觉寒冷飒飒之状。

②善呻：是哼不绝于口。

③数欠：是呵欠不止。

④贲响：谓腹如雷鸣。

⑤骭厥：骭是足胫，阳明之脉，自膝下胫，胫骭厥逆，叫作骭厥。

⑥是主血所生病者：因营出于中焦，营指血，中焦为胃之部分，又谷入于胃，脉道以通，血气乃行，所以胃为生血之所，故曰是主血所生病者。

⑦温淫：为发高热的温病。

⑧口㖞：是口歪。

⑨唇胗：胗、疹同，即唇疮。

⑩膺：胸骨两侧的部分。

⑪股：即大腿。

释义：足阳明经脉本于胃，所以阳明经脉发生了变动，则病洒洒振寒，《脉解》说："阳明者午也，阳盛而阴气加之，故洒洒振寒也。"善呻数欠，是阳气郁抑，欲呻以出之，而又呵欠不止。颜黑为水来侮土，其象为兑。阳明热甚，故恶人与火。土畏木克，故闻木音则惕然而惊。胃络上连于心，故心欲动。心动则恶光明，故欲独闭户牖而处。阳盛则四肢实，内外皆热，故登高而歌，故弃衣而走。阳明之脉循腹里，水火相激，故贲响腹胀。这都是阳明之气厥逆于经，而为此诸病。阳明之脉，自膝膑下胫骨外廉，而为胫骭厥逆，此叫作骭厥。营出于中焦，营指血，中焦为胃之部分，谷入于胃，脉道以通，血气乃行，所以胃为生血之所，故曰是主血所生病者。热胜则狂。风胜则瘈。温气淫泆则汗出。经气热，则鼻流涕或出血。口唇属脾，脾与胃为表里，热淫风生，则口歪唇疮，颈肿喉痹，亦阳明热盛所致。土衰不能制水，故大腹水肿。他如膝膑膺股骭跗皆痛，亦是阳明经脉之所过。阳明气盛于外，则身以前皆热，身以前属阳，故阳明脉病在身以前，即指上腹膝膺乳等症而言。盛于内有余于胃，而消谷善饥，是为中消，小溲之色，变而为黄。本经气不足，则身以前皆寒慄。胃中有寒，则与胃中实热有余，成为反比例，彼则为消症，而此则为胀满。

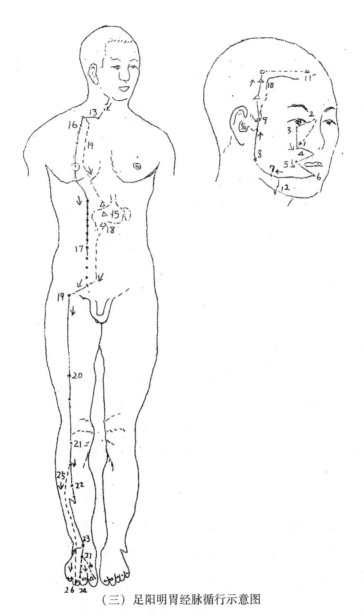

（三）足阳明胃经脉循行示意图

1. 起于鼻之交頞中。2. 旁纳太阳之脉。3. 下循鼻外。4. 入上齿中。5. 还出挟口环唇。
6. 下交承浆。7. 却循颐后下廉出大迎。8. 循颊车。9. 上耳前过客主人。10. 循发际。
11. 至额颅。12. 其支者从大迎前下人迎循喉咙。13. 入缺盆。14. 下膈。15. 属胃络脾。
16. 其直者从缺盆下乳内廉。17. 下挟脐入气街中。18. 其支者起于胃口，下循腹里，下
至气街中而合。19. 以下髀关。20. 抵伏兔。21. 下膝膑中。22. 下循胫外廉。23. 下足
跗。24. 入中指内间。（应作次指外间）25. 其支者下廉三寸而别。26. 下入中指外间。
27. 其支者别跗上，入大指间出其端。

第五节

《灵枢·经脉》脾，足太阴之脉：起于大指之端，循指内侧白肉际①，过核骨②后，上内踝③前廉上端④内循胫骨后，交出厥阴之前，上膝股内前廉，入腹属脾络胃，上膈，挟咽，连舌本，散舌下；其支者，复从胃别上膈，注心中。

注解：

①白肉际：手足的掌与指，皆分赤白肉际，在背面有毫毛部分，曰赤肉，掌面不生毫毛部分，曰白肉。赤肉白肉交界之所，曰赤白肉际，亦称白肉际。

②核骨：是足大趾本节后内侧的圆骨。

③踝：胫两旁内外曰踝。

④端：音传，在此应作"腨"，俗称小腿肚。

释义： 脾的经脉叫作足太阴经，起于足大趾尖端、沿足大趾内侧白肉际，过圆骨后，达于内踝的前侧，再上足肚内面，沿胫骨的后面，穿过足厥阴的前面，上走膝和股内前侧，入于腹中，因为脾与胃为表里，故属于脾而络于胃。外行的，上胸膈而统喉咙，达于舌根，而散于舌底。其分支行内的，又从胃脘上膈膜，而注于心中，以与手少阴经相接。

是动，则病舌本强，食则呕，胃脘痛，腹胀，善噫①得后与气②，则快然如衰，身体皆重。是主脾所生病者，舌本痛，体不能动摇，食不下，烦心，心下急痛，溏瘕泄③，水闭④黄疸，不能卧，强立，股膝内肿厥，足大指不用。

注解：

①噫：是胃中气体上逆有声，由口噫出。

②后与气：后即大便，气即转矢气。

③溏瘕泄：即泄痢。

④水闭：是湿热壅阻，大小便不利。

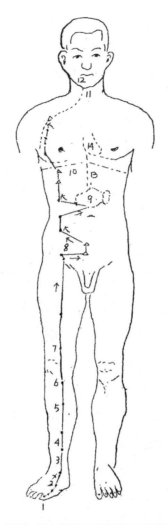

（四）足太阴脾经脉循行示意图

1. 起于大指之端，循指内侧白肉际。2. 过核骨后。3. 上内踝前廉。4. 上踹内。5. 循胫骨后。6. 交出厥阴之前。7. 上膝股内前廉。8. 入腹。9. 属脾络胃。10. 上膈。11. 挟咽。12. 连舌本散舌下。13. 其支者复从胃别上膈。14. 注心中。

　　释义：足太阴经脉本于脾藏，所以足太阴经发生了变动，必影响于脾。脾脉连舌本，脾病则舌本强硬。脾虚则失其健运之职，食入必呕。脾脉入腹属脾络胃，胃脘有寒则痛，腹中有寒则胀。阴盛而上走阳明，则气滞为噫。必大便得行，或转矢气，则腹中陡觉轻松，病若衰退。脾主肌肉，脾为湿伤，则周身感觉重滞。凡是主于脾所生之病，舌本痛，甚至于舌本强，体不能动摇，甚至于身体重，食不下咽，甚至于食则呕。脾的支脉上膈注心，心烦为热，有时心下痛急而不可耐，则为寒。脾为湿热所伤，失却转运之能，所以病溏瘕泄。水闭为湿热阻于中，大小便都不利。黄疸即湿热，积久不化，蒸腾四布不行，面目肌肤都变黄色，并且不能安卧。若病重的人，就无力站立，若勉强站立，必在股膝内肿而且冷，脚之大趾废而不用。是脾的经脉起点地发生病变了的现象。

第六节

《灵枢·经脉》心，手少阴之脉，起于心中，出属心系①，下膈，络小肠；其支者，从心系，上挟咽，系目系；其直者，复从心系，却上肺，下出腋下，下循臑内后廉，行手太阴心主②之后，下肘内，循臂内后廉，抵掌后锐骨③之端，入掌内后廉，循小指之内出其端。

注解：

①心系：心当五椎的下面，其系有五，上系连肺，下系心，心下三系连脾肝肾，故心通五藏之气，所以为之主。

②太阴心主：是肺经与心包经。

③锐骨：手腕下踝为锐骨，即神门穴。

释义： 心的经脉叫作手少阴经，手少阴之脉起于心中，出走心系，心系有五，上系肺，下系心，外三系连脾肝肾，故通五藏而为君主。小肠居膈的下面，与心相表里，故曰下络小肠。它的支脉，从心系上绕喉咙，而与目系相连属。直行脉，从心系至肺，横出腋下，沿臑内后侧青灵穴，行手太阴、手厥阴两经的后面，下行于肘内，沿臂内后侧，至掌后锐骨端，入掌内后侧，再沿手小指内侧至尖端，与手太阳经相接。

是动则病嗌①干，心痛，渴而欲饮，是为臂厥。是主心所生病者，目黄，胁痛，臑臂内后廉痛厥，掌中热痛。

注解：

①嗌：是食道的上口。

释义：心与手少阴经相关联，手少阴经发生了变动，热则喉间干燥，寒则心前板痛，火炎则渴欲饮水。手少阴之脉，下肘循臂，故叫作臂厥。是病皆心之所生。心脉系目系，湿火内蒸，故目色黄。心脉出腋下，循臑臂内入掌内后廉，所以病则胁痛，臑臂内后廉痛厥，掌中热痛，这都是心脉循臑臂内入掌内后廉所致。

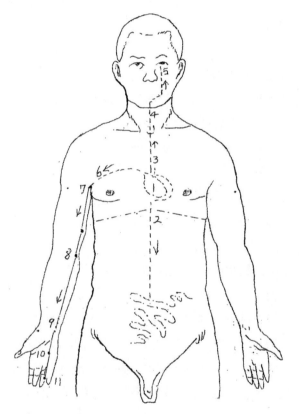

（五）手少阴心经脉循行示意图

1. 起于心中，出属心系。2. 下膈络小肠。3. 其支者从心系。4. 上挟咽。5. 系目系。

6. 其直者复从心系却上肺，下出腋下。7. 下循臑内后廉，行太阴心主之后。8. 下肘内，循臂内后廉。9. 抵掌后锐骨之端。10. 入掌内后廉。11. 循小指之内出其端。

第七节

《灵枢·经脉》小肠，手太阳之脉；起于小指之端，循手外侧，上腕，出踝中①，直上循臂骨下廉，出肘内侧两筋之间②，上循臑外后廉，出肩解③，绕肩胛④，交肩上。入缺盆，络心，循咽下膈，抵胃，属小肠；其支者，从缺盆循颈上颊，至目锐眦⑤，却入耳中；其支者，别颊上𬱖⑥，抵鼻，至目内眦⑦，斜络于颧⑧。

注解：

①踝中：腕下锐骨为踝。

②肘内侧两筋之间：是肘内侧两骨尖的小海穴。

③肩解：肩骨与臂骨的合缝处。

④肩胛：肩解下成片骨为肩胛，即肩髆。

⑤锐眦：目外角。

⑥𬱖：音拙，目下为𬱖。

⑦内眦：目内角。

⑧颧：即颧骨下颧髎穴。

释义：小肠的经脉叫作手太阳经，小指外侧，为手太阳必由的道路，所以说小肠手太阳之脉，起于手小指尖端的少泽穴，沿着手外侧，上腕过高骨，直上沿臂下侧的阳谷穴，出肘内侧两骨尖陷中的小海穴，再上沿臑外后廉，行手阳明少阳之后，出臂骨与肩骨合缝处，绕过肩胛，相交于两肩之上。向前下入缺盆，联络心藏，以心与小肠相表里。再由咽喉下膈，膜至于胃中，而属于小肠。它的支脉行于外的，从缺盆穴沿颈上颊，至目的外角，回入耳中。又一支脉，从颊部上目下，抵鼻头，再至目内角，斜络颧髎穴，与足太阳经相接。

是动：则病嗌痛颔①肿，不可以顾，肩似拔②，臑似折③。是主液所生病者④，耳聋、目黄、颊肿、颈肿、颈颔、肩、臑、肘臂外廉痛。

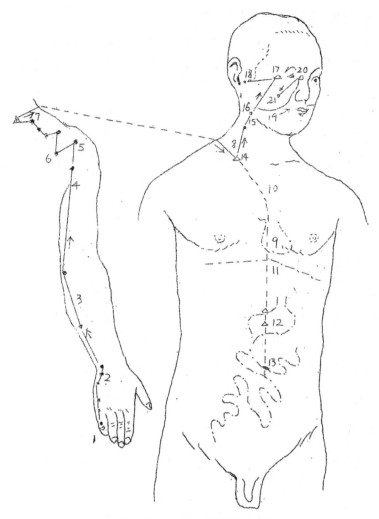

（六）手太阳小肠经脉循行示意图

1. 起于小指之端。2. 循手外侧上腕出踝中。3. 上循臂骨下廉，出肘内侧两筋之间。4. 上循臑外后廉，出肩解。6. 绕肩胛。7. 交肩上。8. 入缺盆。9. 络心。10. 循咽。11. 下膈。12. 抵胃。13. 属小肠。14. 其支者从缺盆。15. 循颈。16. 上颊。17. 至目锐眦。18. 却入耳中。19. 其支者别颊上頔抵鼻。20. 至目内眦。21. 斜络于颧。

注解：

①颔：音含，颊下结喉上两侧肉之空软处。

②肩似拔：言肩头像抽痛一样。

③臑似折：言膊臂像折断的样子。

④是主液所生病者：此以"小肠为受盛之官，化物出焉"，认为体

液是由小肠产生的，故曰是主液所生病者。

　　释义：手太阳经脉本于小肠，所以手太阳经脉发生了变动，则影响于小肠，小肠与心相表里，脉亦循咽下膈，故病嗌痛。颔肿则项强，不能回头而顾，亦以小肠支脉循颈上颊之故。手太阳脉又循臑外后廉，绕肩胛，交肩上，所以肩臑之痛，如拔如折。小肠分泌水谷，主生液，病虽属于小肠经脉，实皆液之所生，其脉入听宫，则耳为之聋；至目眦，则目为之黄；上颊，则颈为之肿。他若颈颔肩臑肘臂外后廉，都是经脉所循之部分，所以病则为痛。

第八节

　　《灵枢·经脉》膀胱，足太阳之脉，起于目内眦，上额，交巅；其支者，从巅至耳上角；其直者，从巅入络脑，还出别下项①，循肩髆内，挟脊②，抵腰③中，入循膂，络肾，属膀胱；其支者，从腰中，下挟脊，贯臀④，入腘⑤中；其支者，从髆内左右别下，贯胛，挟脊内，过髀枢⑥，循髀外，从后廉下合腘中，以下贯踹内，出外踝之后，循京骨⑦至小指外侧。

　　注解：

　　①项：脑后为项。

　　②脊：中行椎骨叫作脊。

　　③腰：臀骨上叫作腰。

　　④臀：尻旁大肉叫作臀。

　　⑤腘：膝后曲处叫作腘。

　　⑥髀枢：股外为髀，捷骨下为髀枢。

　　⑦京骨：小趾本节后大骨叫作京骨。

　　释义：膀胱的经脉叫作足太阳经，起于目内角，由攒竹穴上额，交会于巅顶的百会穴。它的支脉，从巅的百会穴旁行而至于耳上角，其直入的，从巅的百会穴入络于脑，由脑后复出，别百会穴而下项。沿肩髆内下行，绕过背脊，而至于腰中，入附两夹脊之肉，络于肾而属于膀胱，以肾与膀胱相表里。又一支脉，从腰中下挟脊，直贯于臀，而入膝及曲处的委中穴。还有一支脉，从髆内分别左右而直贯肩胛，复去脊各三寸，绕过脊而入内，过于髀枢，（臀下腿上）沿髀外侧下委中穴，与前入腘中之脉相会合，下贯于小腿内，出外踝之后，沿着足太阳经的京骨穴，至小指外侧，与足少阴经相接。

是动：则病冲①头痛，目似脱②，项如拔③，脊痛，腰似折④，髀不可以曲，腘如结⑤，腨如裂⑥，是为踝厥。是主筋所生病者：痔、疟、狂、癫疾，头顖⑦项痛，目黄泪出，鼽衄、项、背、腰、尻、腘、腨、脚皆痛，小指不用。

注解：

①冲：作上冲解，膀胱位卑，头脑位高，以卑凌高，故叫作冲。

②目似脱：谓两眼像要漏下。

③项如拔：谓项中好像抽痛。

④腰似折：谓腰部像要折断的样子。

⑤腘如结：谓膝中板滞，像有什么淤结。

⑥腨如裂：谓小腿如裂开了一样的痛。

⑦头顖：脑门。

释义：足太阳经脉本于膀胱，足太阳经上额，交巅，络脑，如果发生了变动，则直冲至头而痛。其脉起目内眦，下项所以两目像要漏下，项中像抽痛一样。其脉挟脊抵腰，过髀枢，所以背梁疼痛，腰如折断，大腿不能弯转。其脉入腘贯腨所以膝中板滞，像有淤结，小腿如折开来一样的痛。因为足废不为所用而常冷，故叫作踝厥。周身的筋脉，唯足太阳为多为巨，所有症状，虽说是太阳经病，实际是主于筋所生的病，肛门有结为痔，寒热有时为疟，举动失常曰狂，语无伦次，身不自主曰癫，这四种都是足太阳邪入之病，头顖项痛为寒，目黄为湿热，泪出与鼽衄，亦是风热之邪为患，项背腰尻腘腨脚各部，皆足太阳所经之处，无有不痛。足小趾为足太阳脉所终之处，故病则不能屈伸。

第九节

《灵枢·经脉》肾，足少阴之脉：起于小指之下，斜走①

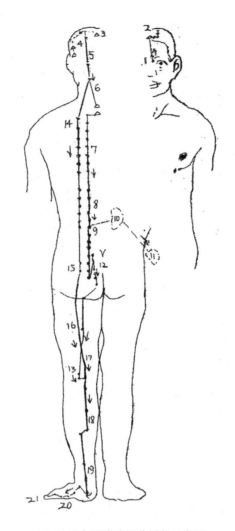

（七）足太阳膀胱经脉循行示意图

1. 起于目内眦。2. 上额。3. 交巅。4. 其支者从巅至耳上角。5. 其直者，从巅入络脑。6. 还出别下项。7. 循肩髆内挟脊。8. 抵腰中。9. 入循膂。10. 络肾。11. 属膀胱。12. 其支者，从腰中下挟脊贯臀。13. 入腘中。14. 其支者从髆内左右别下贯胛挟脊内，15. 过髀枢。16. 循髀外从后廉。17. 下合腘中。18. 以下贯踹内。19. 出外踝之后。20. 循京骨。21. 至小指外侧。

足心，出于然谷②之下，循内踝之后，别入跟③中，以上踹内，出腘内廉，上股内后廉，贯脊属肾，络膀胱；其直者，从肾上贯肝膈，入肺中，循喉咙，挟舌本；其支者，从肺出络心，注胸中。

注解：

①斜走：经络斜行叫作斜，直向其处叫作走。

②然谷：穴名。在足内踝前大骨下陷中。

③跟：足跟。

释义：肾的经脉叫作足少阴经，起于足小趾下，由小趾斜走足心的涌泉穴，由足心出然谷穴之下（然谷穴在内踝前舟骨下）复自内踝前行于内踝后，又由内踝后，别入足跟中，上行至足肚，出膝湾内侧。再上股内后侧，通过脊内，属肾而络膀胱，以肾与膀胱相表里。其直行的，从肾上行至肝，通过膈膜，入于肺中，经肺中而循喉咙，挟舌本，以少阴之脉，至舌本而终。它的支脉，从肺联络心藏，而停住于胸中，与手厥阴经相接。

是动：则病饥不欲食，面如漆柴①，咳唾则有血，喝喝而喘②，坐而欲起，目睆睆③如无所见；心如悬，若饥状，气不足则善恐，心惕惕④如人将捕之，是为骨厥⑤。是主肾所生病者，口热，舌干，咽肿，上气，嗌干及痛，烦心，心痛，黄疸，肠澼⑥，脊股内后廉痛，痿厥嗜卧，足下热而痛。

注解：

①面如漆柴：言黑而干枯，面无光彩。

②喝喝而喘：形容喘而有声。

③睆睆：眼睛昏眩的样子。

④惕惕：不安之貌。

⑤是为骨厥：《内经》以肾主骨，言肾气强的则骨坚强，上面的病，说明是由肾气不足，因称为骨厥。

⑥肠澼：指下痢而言。

释义：足少阴经脉本于肾藏，所以足少阴经发生了变动，则病饥不欲食，为什么呢？阴虚则火炎，火炎则土燥，所以饥饿而不欲进食。肾水枯竭，故面如漆柴。水枯不能制火，必刑金而为唾咳，唾咳甚则必见

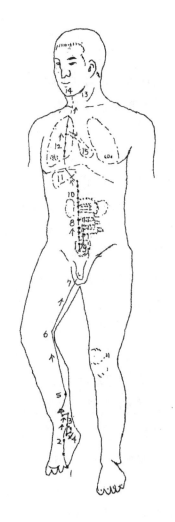

（八）足少阴肾经脉循行示意图

1. 起于小指之下，斜走足心。2. 出于然谷之下。3. 循内踝之后。4. 别入跟中。5. 以上踹内。6. 出腘内廉。7. 上股内后廉。8. 贯脊属肾。9. 络膀胱。10. 其直者从肾。11. 上贯肝膈。12. 入肺中。13. 循喉咙。14. 挟舌本。15. 其支者从肺出络心注胸中。

血，喘急而有声，阴虚至于极点，阳反上冒，就好动而不好静，坐不久而欲起。肾水亏耗，精不上承，则目眈眈，如无所见。心肾不交，则精神离散，心上像有所牵挂，荡漾不定。阳虚则内馁，故常若饥饿之状。肾在志为恐，肾气不足，则心中惕然不安，像要被人逮捕的一样。肾主骨，肾气衰则骨必衰败，所以病名骨厥。以上种种，都是肾之所主。其有口热、舌干、咽肿、上气嗌干及痛，因为少阴之脉，循喉咙，系舌本，故有是证。其烦心心痛，以少阴脉从肺络心之故。为黄疸，为肠澼，咎由湿热，水虚的人多有之。有脊股内后廉痛，这些部分，都是少阴脉所经之处。痿厥而瘫软无力，好卧由于多阴少阳，皆精竭神疲之外象。足少阴之脉，起于足小指之下，斜走足心，出然谷穴下，循内踝后入跟中，所以足下热而痛。

第十节

《灵枢·经脉》心主，手厥阴心包络①之脉；起于胸中，出属心包络，下膈，历②络三焦；其支者，循胸出胁，下腋三寸，上抵腋下，循臑内，行太阴少阴之间，入肘中，下臂行两筋之间，入掌中，循中指出其端；其支者，别掌中，循小指次指出其端。

注解：

①心包络：包心的膜络，为心主的外卫。

②历：是挨次而行的意思。

释义：心主的经脉叫作手厥阴经，其脉起于胸中，属于心包络，以包络为心主的外卫，下过膈膜，依次历络上中下三焦，以三焦为包络的表里，包络的支脉，由胸出胁，当腋下三寸处，上行抵腋下的天泉穴，沿上臂内侧，行手太阴手少阴之间，入于肘中，下行前臂掌侧两筋之间，入掌内，沿中指直达指尖，又一支脉，从掌内沿无名指直达指尖，与手少阳经相接。

是动：则病手心热，臂肘挛急，腋肿，甚则胸胁支满①，心中憺憺大动②，面赤，目黄，喜笑不休。是主脉所生病者③，烦心，心痛，掌中热。

注解：

①胸胁支满：胸腔胁肋间，觉得支撑胀满。

②心中憺憺大动：谓心中漾漾，大为振动。

③是主脉所生病者：《内经》有"诸脉皆属于心"，心包络代心主事，故亦主脉所生病的意思。

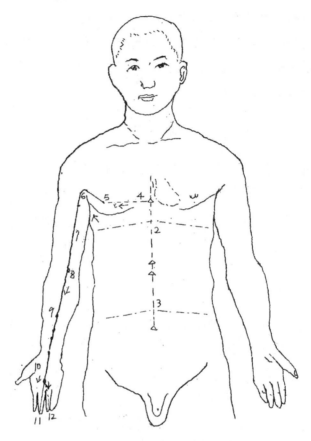

（九）手厥阴心包络经脉循行示意图

1. 起于胸中，出属心包络。2. 下膈。3. 历络三焦。4. 其支者，循胸。5. 出胁，下腋三寸。6. 上抵腋下。7. 循臑内行太阴少阴之间。8. 入肘中。9. 下臂行两筋之间。10. 入掌中。11. 循中指出其端。12. 其支者别掌中，循小指次指出其端。

释义： 手厥阴经脉本于心包络，所以手厥阴经发生了变动，则所经过的部位，必因之而病。如手厥阴脉入劳宫，所以掌中发热。支脉入肘中曲泽穴，下臂郄门穴、大陵穴之间，所以肘臂拘挛而紧急。其脉始于腋下三寸，所以两腋肿胀。甚则胸膛胁肋支撑胀满，亦以其脉循胸出胁，故有此证。心主上承心君，故心主病则心中漾漾大为振动。赤为心色，火升则面赤。目为心使，湿热阻滞则目黄。心气有余则笑不休。诸脉者，皆属于心，心包络代君主事，故亦主脉所生的病。如发烦曰心烦，寒入心包曰心痛，内热不彻曰掌中热，都是手厥阴经脉之病。

第十一节

《灵枢·经脉》三焦，手少阳之脉；起于小指次指之端，上出两指之间，循手表腕①，出臂外两骨之间②，上贯肘，循臑外上肩，而交出足少阳之后，入缺盆，布膻中③，散络心包，下膈，循属三焦；其支者，从膻中，上出缺盆，上项，系耳后，直上出耳上角，以屈下颊至𬴃；其支者，从耳后入耳中，出走耳前，过客主人前，交颊，至目锐眦。

注解：
①手表腕：臂骨尽处为腕，手表腕，即手腕背面。
②两骨之间：是桡骨、尺骨之间。
③膻中：即上焦两乳中间。

释义：三焦的经脉叫作手少阳经，从无名指之尖起，上出小指和无名指中间，沿着手腕的背面，出前臂外侧两骨中间（即外关穴、支沟穴），上过肘，沿臑外侧上肩髎骨，自髎骨而穿出足少阳胆经的后面，其内行者，入于肩前的缺盆穴，复由足阳明之外，下布膻中，散络心包，相为表里，乃从上焦下于膈膜，从中焦下络下焦，它的支脉行于外者，从膻中上行出缺盆，再上走项，连耳后、直上至耳上角，由此屈而下行绕颊至目眶下。又一支脉，从耳后翳风穴入耳中，回出至耳前，过足少阳的客主人穴前面，与颊车交合，至目外眦，与足少阳经相接。

是动：则病耳聋，浑浑焞焞①，嗌肿，喉痹。是主气所生病者②。汗出，目锐眦痛、颊肿、耳后、肩、臑、肘、臂外皆痛，小指次指不用。

注解：
①浑浑焞焞：焞，音屯。"浑浑焞焞"，是听觉模糊之意。
②是主气所生病：《内经》有"三焦出气以温肌肉充皮肤"，又有

"中焦受气……乃化而为血，以养生身"，所以说主气所生病。

释义：手少阳经脉本于三焦，所以手少阳经发生了变动，它的支脉，上项入耳中者，就受其影响，所以耳的听觉模糊，并发生咽肿喉闭之疾。三焦为水府，气不达则病，故曰是主气所生病者。三焦主相火，相火上炎，它的支脉交颊，至目锐眦，所以目外眦痛，病至面颊，其耳后肩、臑、肘、臂外皆痛，以及小指次指废而不用，都是本经经脉所循之部分而为病。

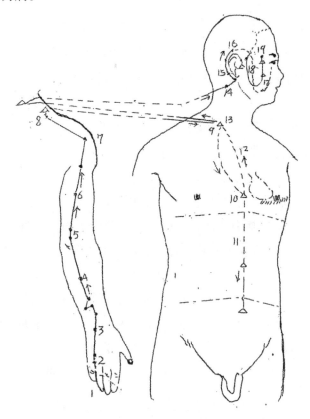

（十）手少阳三焦经脉循行示意图

1. 起于小指次指之端。2. 上出两指之间。3. 循手表腕。4. 出臂外两骨之间。5. 上贯肘。6. 循臑外。7. 上肩而交出足少阳之后。9. 入缺盆。10. 布膻中，散络心包。11. 下膈，循属三焦。12. 其支者从膻中。13. 上出缺盆。14. 上项。15. 系耳后直上。16. 出耳上角。17. 以屈下至颐。18. 其支者从耳后至耳中，出走耳前，过客主人前，交颊。19. 至目锐眦。

第十二节

《灵枢·经脉》胆，足少阳之脉，起于目锐眦，上抵头角①，下耳后，循颈，行手少阳之前，至肩上，却交出手少阳之后，入缺盆；其支者，从耳后入耳中，出走耳前，至目锐眦后；其支者，别锐眦，下大迎，合于手少阳，抵于䪼，下加颊车，下颈合缺盆，以下胸中，贯膈，络肝属胆，循胁里，出气街，绕毛际，横入髀厌中②；其直者，从缺盆下腋，循胸，过季胁，下合髀厌中，以下循髀阳③，出膝外廉，下外辅骨④之前，直下抵绝骨之端⑤，出下外踝之前，循足跗上，入小指次指之间；其支者别跗上，入大指之间；循大指歧骨⑥内出其端，还贯爪甲，出三毛⑦。

注解：

①头角：指前额边缘。

②髀厌中：即髀枢的环跳穴。

③髀阳：即大腿外侧部分。

④辅骨：滑寿说："骭外为辅骨。"可知外辅骨即指腓骨而言。

⑤绝骨之端：外踝上骨际曰绝骨，绝骨之端，指绝骨尽头处。

⑥歧骨：足大趾次趾本节后骨缝为歧骨。

⑦三毛：足大趾爪甲后二节间为三毛。

释义：胆的经脉叫作足少阳经，从目外角的瞳子髎穴起，经过听会、客主人两穴，上抵头角，下行耳后，沿颈项走手少阳经的前面，下到肩上，循肩井穴，又穿出手少阳经的后面，而入于缺盆。它的支脉，从耳后，经过手少阳的翳风穴入于耳中，还出走耳前，到目外角瞳子髎之外；又一支脉，从目外角后的瞳子髎，下走足阳明大迎，会合手阳明经的丝竹空、耳和髎两穴，而下抵目眶下，再下从颊车至颈，沿着本经的前面，与前之入缺盆者相合，其内行的由缺盆下走胸中，通过膈膜，联络肝和胆，而相为表里。乃沿胁里，从足厥阴的章门穴下行，经过足阳明的气街穴，环绕毛际，以横入髀枢中的环跳穴；其直脉而行于外的，从缺盆下走腋，沿胸过季胁循京门带脉等穴下行，又与前之入髀厌者会合。再下沿髀关节的外侧出膝外侧腓骨的前面，直下抵绝骨之端；下出外踝的前面，沿足面入足小趾次趾的中间，至足窍阴穴。它的支脉，又从足面上别行入足大趾，沿足大趾次趾的骨缝至尖端。又回经爪甲后二节间的三毛地方，与足厥阴经相接。

是动：则病口苦，善太息[1]，心胁痛，不能转侧，甚则面微有尘，体无膏泽，足外反热，是为阳厥，是主骨所生病者[2]，头痛、颔痛、目锐眦痛、缺盆中肿痛，胁下肿、马刀、侠瘿[3]，汗出，振寒、疟、胸、胁、肋、髀、膝外至胫绝骨外踝前，及诸节皆痛，小指次指不用。

注解：

①善太息：是频频叹气不已。

②是主骨所生病者：经文有"少阳属肾""肾主骨"，故主骨所生病者。

③马刀、侠瘿：即瘰疬在腋下者"马刀"，颈项者叫"侠瘿"。

释义：足少阳经脉本于胆，所以足少阳经脉发生了变动则影响于胆。胆味为苦，火亦作苦，所以口苦。胆为甲木，性喜条达，木气不舒，故善太息。它的别脉贯心循胁，所以心病，痛至于不可转侧。《平脉》说："阳气长，则其色鲜，其颜光。"今少阳气郁为病，则不能敷荣，所以面上似有尘垢，肌肤枯槁不润。本经脉出外踝之前，所以足外反热，是为阳气厥逆所致。少阳属肾，肾主骨，故有主骨所生病者。脉上头角，故头痛，属少阳病。脉循颊车，故颔痛。脉起目锐眦，故目锐眦痛。缺盆与胁下，亦经脉所过，所以缺盆中肿痛，腋下肿。颈项上是少阳的部分，血燥有火，故生瘰疬；血脉留滞，故侠颈生瘿瘤。少阳居三阳之中，为半表半里，所以阳胜则出汗，风胜则振寒为疟。胸膺、两胁、二十四肋、臀下、膝外至小腿直下胫绝之骨，外踝之前，周身大骨节，凡足少阳所经之脉，无一处不痛。足少阳之脉，入于小趾次趾之间，故病则小趾次趾不为所用。

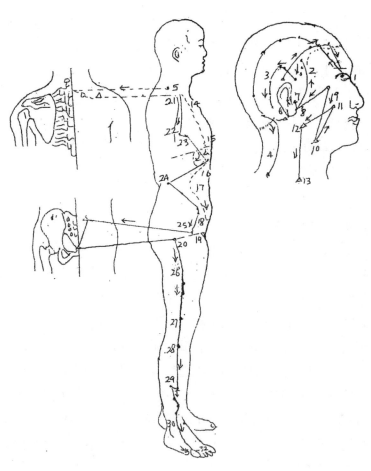

（十一）足少阳胆经脉循行示意图

1. 起于目锐眦。2. 上抵头角。3. 下耳后。4. 循颈行手少阳之前，至肩上，却交出手少阳之后。5. 入缺盆。6. 其支者从耳后入耳中。7. 出走耳前。8. 至目锐眦后。9. 其支者别锐眦。10. 下大迎。11. 合于手少阳抵于䪼。12. 下加颊车。13. 下颈合缺盆。14. 以下胸中，贯膈。15. 络肝。16. 属胆。17. 循胁里。18. 出气街。19. 绕毛际。20. 横入髀厌中。21. 其直者从缺盆。22. 下腋。23. 循胸。24. 过季胁。25. 下合髀厌中。26. 以下循髀阳。27. 出膝外廉。28. 下外辅骨之前。29. 直下抵绝骨之端。30. 下出外踝之前，循足跗上。31. 入小指次指之间。32. 其支者别跗上入大指之间，循大指歧骨，内出其端，还贯爪甲，出三毛。

第十三节

《灵枢·经脉》肝，足厥阴之脉，起于大指丛毛①之际，上循足跗上廉，去内踝一寸，上踝八寸，交出太阴之后，上腘内廉循股阴，入毛中，过阴器，抵小腹，挟胃，属肝，络胆。上贯膈，布胁肋，循喉咙之后，上入颃颡②，连目系③，上出额，与督脉会于巅；其支者，从目系下颊里，环唇内；其支者，复从肝别贯膈，上注肺。

注解：

①丛毛：即三毛。

②颃颡：即上腭。

③目系：是目球连脑的脉络。

释义： 肝的经脉叫作足厥阴经，从足大趾丛毛地方大敦穴起，向上沿着足面上侧的行间、太冲两穴，离开内踝前一寸的中封穴，再上内踝八寸，穿出足太阴经后面，上走膝弯内侧，沿着股阴入阴毛中，左右相交，环绕阴器，上入小腹，会于任脉之中极关元，循章门至期门之所，挟胃属肝，下足少阳日月之所，络胆；而肝与胆相为表里，自期门上过膈膜，散布胁肋，其内行而上者，自胁肋间，由足阳明人迎之外，再沿喉咙后面，至上腭内连目系，上出腭，与督脉上会于巅顶的百会穴。它的支脉从目系下走颊里，环绕唇内。又一支脉，复从肝，另穿膈膜，上注于肺，与手太阴经相接。

是动；则病腰痛，不可以俛仰，丈夫㿉疝①，妇人少腹肿，甚则嗌干。面尘，脱色。是肝所生病者，胸满，呕逆，飧泄，狐疝②，遗溺，闭癃③。

注解：

①㿉疝：少腹牵引睾丸作痛，横骨两端约文中，状如黄瓜，内有脓血，叫作㿉疝。

②狐疝：卧则入腹，立则出腹入囊，像狐之白天出穴而溺，夜间入

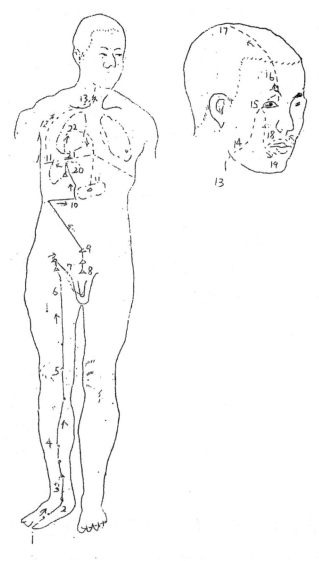

（十二）足厥阴肝经脉循行示意图

1. 起于大指丛毛之际。2. 上循足跗上廉。3. 去内踝一寸。4. 上踝八寸交出太阴之后。5. 上腘内廉。6. 循股阴。7. 入毛中。8. 过阴器。9. 抵小腹。10. 挟胃属肝络胆。11. 上贯膈。12. 布胁肋。13. 循喉咙之后。14. 上入颃颡。15. 连目系。16. 上出额。17. 与督脉会于巅。18. 其支者从目系下颊里。19. 环唇内。20. 其支者复从肝。21. 别贯膈。22. 上注肺。

穴而不溺，所以叫作狐疝。

③闭癃：小便不通。

释义：足厥阴经脉本于肝藏，所以足厥阴经发生了变动，则影响于肝，肝肾为子母之藏，腰痛为母病及子。肝主筋，筋病则腰中如张弓弩弦不可以俛仰。本经气逆，在男子则牵引睾丸作痛为㿉疝，在妇人则为少腹肿，亦为疝病。厥阴之脉，循喉咙上额，支者从目系下颊，所以喉咙干燥，面部晦滞，无血色。此是肝之本藏发病，以其脉上贯膈，则为胸满。木火冲胃，则为呕逆。木盛克土，则为飧泄。肝脉环阴器，发为孤疝。肝主疏泄，实则闭癃，虚则遗溺。

第十四节

《灵枢·逆顺肥瘦》①黄帝曰："脉行之逆顺奈何？"岐伯曰："手之三阴，从藏走手，手之三阳，从手走头，足之三阳，从头走足，足之三阴，从足走腹。"

注解：

①《逆顺肥瘦》：《灵枢》第三十八篇篇名。

释义：手足三阴三阳经脉的循行方向，有一个总的区别。手的三阴，从内走外，足的三阴，从外走内。手的三阳，从下走上，足的三阳，从上走下，《灵枢·始终》篇说："阳气受于四末，阴气受于五藏，故泻者迎之，补者随之。"在针刺治疗中，必须明了这个方向，掌握正确的就是顺，违反了就是逆。

第二章　十二经别与正经的离合关系

第一节

《灵枢·经别》①夫十二经脉者，人之所以生，病之所以成，人之所以治，病之所以起，学之所始，工②之所以也，麤③之所易，上④之所难也，请问其离合出入奈何？岐伯稽首再拜曰：明乎哉问也！此麤之所过⑤，上之所息⑥也。

注解：

① 《经别》：《灵枢》第十一篇篇名。

② 工：医工，现在叫医务工作者。

③ 龘：即粗字，指粗浅的医工。

④ 上：高明的医师叫"上工"。

⑤ 过：经过。是说随便地经过一下，没有好好学习。

⑥ 息：安息，是说安定地加以钻研。

释义： 藏府是经脉的根本，经脉是藏府的枝叶，所以人身的藏府经脉，是与自然相应的。能知十二经脉的理论与作用，关系人类的生存，关系疾病的形成。人们掌握经脉的原理，可使疾病得到痊愈，所以初学医的人，必须先从经络学说开始，要学好医学，在这方面钻研是无止境的，但是这种学说如果笼统的了解一下是容易的，要把它搞精通，那就比较困难。所以说十二经脉上下离合内外出入之道，粗工每每忽略不察，而上工必留心钻研。

第二节

《灵枢·经别》足太阳之正①，别②入于腘中，其一道③下尻五寸，别入于肛，属于膀胱，散之肾，循膂，当心入散；直者？从膂上出于项，复属于太阳。此为一经也。

足少阴之正，至腘中，别走太阳而合，上至肾，当十四顀④，出属带脉；直者系舌本，复出于项，合于太阳，此为一合⑤。成以诸阴之别，皆为正也。

注解：

① 正：即别行的正经，指经别而言。

② 别：指经别，自正经别出，入行于某处。

③ 一道：即一条或一支。张志聪说："其一道者，经别之又分两歧也。"

④ 顀：音椎，脊上高骨。

⑤ 一合：指十二经别中阴阳经相合的第一合。后同义。

释义：足太阳经脉别行的正经，别入于膝腘中的委中穴，与少阴合而上行，其别一条到尻下五寸处，上入走于肛门，内行腹中，连属于膀胱，散布在肾藏内，沿脊两旁的膂肉上行，当心藏部而入散；直行的，从膂肉处上行出于项部，复入属足太阳本经，这是内外同为一经。

足少阴经脉别行的正经，到膝腘中，合于太阳，内行上至肾藏，当十四椎处，出行属于带脉；直行的，上系于舌根，复出行到项部，和足太阳经脉相合，这是六合中的第一合，但有表必有里，有阳必有阴，所以诸阳之正，必成于诸阴之别，这都是正脉相为离合。

足少阳之正，绕髀，入毛际，合于厥阴；别者，入季胁①之间，循胸里，属胆，散之，上肝，贯心，心上挟咽，出颐颔中，散于面，系目系，合少阳于外眦也。

足厥阴之正，别跗上，上至毛际，合于少阳，与别俱行，此为二合也。

注解：

①季胁：胸胁下两侧的软肋部。

释义：足少阳经脉别行的正经，绕髀部，上入阴毛中，和足厥阴经脉的经别相合；别行的，入季胁的内间，循行于胸里，入属胆府，散行向上布于肝藏，贯通心藏，上行挟咽喉两旁，出行于下，顺颔部及口角后颐部，散布在面部，入系于目系，和足少阳本经相合在目外眦。

足厥阴经脉别行的正经，自足背处别出，上行到阴毛际，和足少阳的经别相合而上行，布于胁肋，这是六合中的第二合。

足阳明之正，上至髀，入于腹里，属胃，散之脾，上通于心，上循咽，出于口，上頞颏，还系目系，合于阳明也。

足太阴之正，上至髀，合于阳明，与别俱行，上结于咽，贯舌中，此为三合也。

释义：足阳明经脉别行的正经，上行到髀部，入于腹内，属胃本府，散布于脾藏，上通于心藏，再上沿咽喉部，出于口部，上到鼻茎部和眼眶下，还系于目系，和足阳明本经相合。

足太阴经脉别行的正经，上行到髀部，和足阳明的别经相合，上行结于咽部，贯穿舌中，这是六合中的第三合。

手太阳之正，指地，别于肩解，入腋，走心，系小肠也。

手少阴之正，别入于渊液两筋之间，属于心，上走喉咙，出于面，合目内眦，此为四合也。

释义：手太阳经脉别行的正经，都是自上而下，自外而内，入属于心，像地的承天一样，所以叫作指地。别出于肩胛骨缝处，入腋部，走入心藏，连系于小肠。

手少阴经脉别行的正经，别入于渊液部，两筋之间，入属心藏，上行走到喉咙，出于面部，在目内眦处，和手太阳经相合，这是六合中的第四合。

手少阳之正，指天，别于巅，入缺盆，下走三焦，散于胸中也。

手心主之正，别下渊液三寸，入胸中，别属三焦，出循喉咙，出耳后，合少阳完骨之下，此为五合也。

释义：手少阳经脉别行的正经，包罗藏府之外，像天的覆地一样，所以叫作指天。别行上于巅顶，下入缺盆，下走于三焦本府，散布于胸中。

手心主厥阴经脉别行的正经，别行至足少阳渊液下三寸处，入走胸中，属于三焦，出而上行，沿喉咙，出耳后方，和足少阳相合于完骨之下，这是六合中的第五合。

手阳明之正，以手循膺乳，别于肩髃，入柱骨，下走大肠，属于肺，上循喉咙，出缺盆，合于阳明也。

手太阴之正，别入渊液少阴之前，入走肺，散之太阳[①]，上出缺盆，循喉咙，复合阳明，此为六合也。

注解：

①太阳：《太素》作"大肠"，是。

释义： 手阳明经脉别行的正经，从手上沿胸部及乳部，自肩髃穴部别行，入于柱骨后，由缺盆下走大肠本府，属于肺藏，上沿喉咙，复出缺盆而与手阳明本经相合。

手太阴经脉别行的正经，别入于渊液部手少阴经的前方，入走肺藏，散布于大肠，再上行出于缺盆，沿喉咙，和手阳明经相合，这是六合中的第六合。

第三章　奇经①诸脉的循行部位和病候

第一节

《素问·骨空论》任脉②者，起于中极③之下，以上毛际，循腹里，上关元④，至咽喉，上颐，循面入目。

冲脉⑤者，起于气街，并少阴⑥之经，侠齐⑦上行，至胸中而散。

任脉为病，男子内结七疝，女子带下瘕聚。

冲脉为病，逆气里急。

督脉为病，脊强反折。

督脉⑧者，起于少腹以下骨中央⑨，女子入系廷孔，其孔溺孔之端也，其络循阴器，合篡⑩间，绕篡后，别绕臀，至少阴与巨阳⑪中络者，合少阴上股内后廉，贯脊属肾，与太阳起于目内眦，上额交巅，上入络脑，还出别下项，循肩髆，内侠脊，抵腰中，入循膂，络肾，其男子循茎下至篡与女子等，其少腹直上者，贯齐中央，上贯心，入喉，上颐环唇，上系两目之下中央，此生病从少腹⑫上冲心而痛，不得前后，为冲疝，其女子不孕。癃、痔、遗、溺、嗌乾。

注解：

①奇经：虞庶《难经注》说："奇音基。奇零也，不偶之义。"这几条经脉，没有和正经的离合关系，也没有和藏府的表里配合，它各别地行动，所以叫奇经。

②任脉：滑伯仁说："任者姙也，任脉为人生养之本。"

③中极：任脉穴名，在脐下四寸。

④关元：任脉穴名，在脐下三寸。

⑤冲脉：杨玄操说："冲者通也，言此脉下至于足，上至于头，通受十二经之气血，故曰冲焉。"

⑥少阴：指足少阴肾经。

⑦齐：同脐。

⑧督脉：杨玄操说："督之为言，都也，是人阳脉之都纲。"

⑨骨中央：横骨下，近处之中央处。

⑩篡：张介宾说："篡，交篡之义，谓二便争行之所，即前后二阴之间也。"

⑪巨阳：指足太阳膀胱经。

⑫少腹：脐以下称少腹或小腹，一说脐以下称小腹，脐两旁称少腹。

释义：任脉起于中极穴以下，两阴间的会阴穴，上行至毛际的曲骨穴，再循腹部中行，上至关元穴，再通过上腹部和胸部至咽喉，上颐循面，而入目下络于承泣穴。

冲脉起于气街穴，从少腹之内，并足少阴经脉挟脐上行，至胸中而散。

任脉的病变，在男子为腹部的七种疝病，在女子则为带下（包括月经病在内）和少腹中的"瘕聚"病。

冲脉从腹部上行至胸中，如果发生病变，则气逆上冲，所以腹里拘急疼痛。

督脉总一身之阳而行于脊，气逆则脊强直反折。

督脉起于少腹下毛际间耻骨内的中央，女子入系阴户溺孔之端，其络循阴器，会合在篡间会阴穴，绕会阴之后，其别络分行环绕臀部，至足少阴经处与足太阳的中络，均合于少阴，上股内后廉，贯脊柱，连属肾藏。督脉又与足太阳起于目内眦，直上前额，上交于巅顶，入络于脑，由脑还出支别下入项，循行肩髆内，挟脊而下行抵腰中，又入循膂，下络肾。后分为两歧，其在男子循阴茎下至会阴和女子一样；其由少腹直上而行，通过脐中央，上贯心，再上行入喉部，又上至颐部，再环绕口唇，入断交，上齿缝中，上系于两目下的中央部位。督脉发生病变，因其脉由少腹直上贯心，所以病则气从少腹上冲心而痛，不能大小便，称为"冲疝"，其在女子，则不能怀孕，或为小便不利，痔疾，遗尿，嗌干等症。

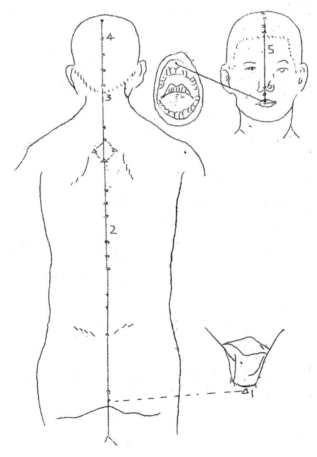

（十三）督脉循行示意图

1. 起于下极之俞。2. 并于脊里。3. 上至风府入属于脑。（《二十八难》）4. 上巅。5. 循额。6. 至鼻柱。（《十四经发挥》）

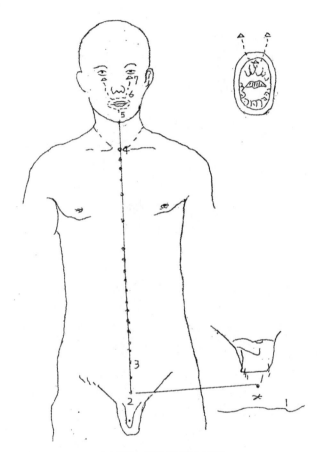

（十四）任脉循行示意图

1. 起于中极之下。2. 以上毛际。3. 循腹里上关元。4. 至咽喉。5. 上颐。6. 循面。
7. 入目。（《素问·骨空论》）

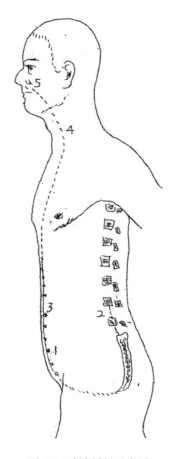

（十五）冲脉循行示意图

1. 起于胞中。2. 上循脊里为经络之海。3. 其浮而外者，循腹右上行。4. 会于咽喉。
5. 别而络唇口。（《灵枢·五音五味》）

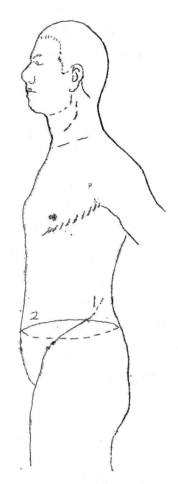

（十六）带脉循行示意图

1. 起于季胁。2. 回身一周。（《二十八难》）

第二节

《灵枢·逆顺肥瘦》[①]夫冲脉者，五藏六府之海也，五藏六府皆禀焉。其上者，出于颃颡，渗诸阳，灌诸精[②]；其下者，注少阴之大络，出于气街，循阴股内廉，入腘中，伏行骭[③]骨内，下至内踝之后属[④]而别，其下者并于少阴之经，渗三阴，其前者伏行出跗属[⑤]，下循跗，入大指间，渗诸络而温肌肉。

注解：

①《逆顺肥瘦》：《灵枢》第三十八篇篇名。

②精：《甲乙经》作阴。

③骭：音幹，胫骨。

④属：《太素》："胫骨与跗骨相连之处曰属也。"

⑤跗属：张介宾说："跗属足掌属也。"

释义：冲脉是五藏六府汇合的海，五藏六府的气，都是禀于冲脉而行，其上行的，出于腭的上窍，渗诸阳经，灌诸阴经。其下行的，灌注于足少阴肾经的在大钟穴，沿着大腿部内侧，入于腘窝中，伏行经过脚胫部内侧，继而下行至胫骨与跗骨相连之处；另一支别而下行的，并于足少阴肾经，渗注于肝脾两阴经；其前行的一支，伏行于足掌下方，沿足掌入于足大趾间，渗诸络而温肌肉，此足少阴的精气，从冲脉而运行出入于经脉皮肤之间。

第三节

《灵枢·五音五味》[①]黄帝曰："妇人无须者，无血气乎"岐伯曰："冲脉任脉，皆起于胞中，上循背里，为经络之海，其浮而外者，循腹右，上行会于咽喉，别而络唇口，血气盛则充肤热肉，血独盛者澹渗皮肤，生毫毛，今妇人之生，有余于气，不足于血，以其数脱血也，冲任之脉，不荣口唇，故须不生焉。

注解：

①《五音五味》：《灵枢》第六十五篇篇名。

释义：男子和妇女的有须无须，都是由于冲任二脉的血有盛有衰。冲脉、任脉是经络的海，都起于胞中，上循行于背里，所谓胞的，在女子为子宫，在男子为精室，任脉、督脉起于胞中，所谓一原而三歧，其浮而外行的支脉，沿腹部右侧上行，会于咽喉部，另一别支循行而络于唇口，血气均盛，则肤充而肉热，如果血独盛，则渗灌皮肤而毫无毛生，今妇人的生理特点，月事以时下，数脱血不足，故气多血少，冲任的脉气，不能上营于口唇，所以髭发不生。

第四节

《灵枢·脉度》①跷脉②者，少阴之别，起于然骨之后，上内踝之上，直上循阴股，入阴，上循胸里，入缺盆，上出人迎之前，入頄③，属目内眦，合于太阳、阳跷而上行，气并相还，则为濡目，气不荣，则目不合。

注解：

①《脉度》：《灵枢》第十七篇篇名。

②跷脉：有阴跷阳跷之分，本段是指阴跷而言。

③頄：音求，颧间骨。

释义：阴跷脉就是足少阴的别支，起于内踝前下方然骨之后，上内踝上面，沿大腿内侧入前阴处，上行于胸腔内部，入锁骨上陷中的缺盆处，走出于人迎的前面，进入面颧部，到眼内角，与足太阳经、阳跷脉相合上行，三经之气，并行回还，濡养两目。假使阴跷经气不足，不能濡养于目，则阳气偏盛，眼睑就不能闭合。

秦越人《难经》，提出奇经八脉，就是冲、任、督、带、阳跷、阴跷、阳维、阴维。《内经》中除这节所引的经文以外，《素问·痿论》说过带脉；《气府论》和《调经论》，说过阴阳两跷，《刺腰痛论》说过阳维阴维。但是对带脉、阳跷和阳维阴维的循行部位与病候，都没有说明。可能是经文有所残缺，现在拿《难经》的记载，作为补充。

《难经·二十八难》说："带脉者，起于季胁，迴身一周。阳跷脉者，起于跟中，循外踝上行，入风池。阳维阴维者，维络于身，溢畜；

不能环流灌溉诸经者，故阳维起于诸阳会也，阴维起于诸阴交也。"二十九难说："阳维维于阳，阴维维于阴，阴阳不能自相维，则怅然失志，溶溶不能自收持。阴跷为病，阳缓而阴急。阳跷为病，阴缓而阳急。带之为病，腹满，腰溶溶若在水中。阳维为病苦寒热。阴维为病苦心痛。"

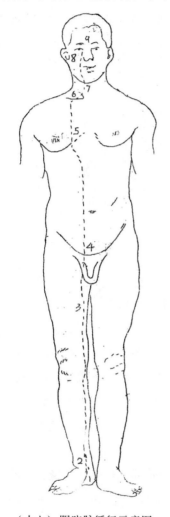

（十七）阴跷脉循行示意图

1. 起于然骨之后。2. 上内踝之上。3. 直上循阴股。4. 入阴。5. 上循胸里。6. 入缺盆，上出人迎之前。7. 入頄。8. 属目内眦合于太阳。（《灵枢·脉度》）

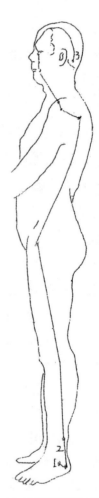

（十八）阳跷脉循行示意图

1. 起于跟中。2. 循外踝上行。3. 入风池。（《二十八难》）

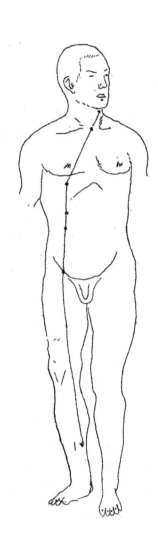

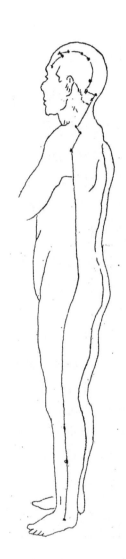

（十九）阴维脉循行示意图

起于诸阴交也。（《二十八难》）

（二十）阳维脉循行示意图

起于诸阳会也。（《二十八难》）

第四章　十五络脉的循行部位和病候

第一节

《灵枢·经脉》经脉十二者，伏行分肉①之间，深而不见，其常见者，足太阴过于外踝之上，无所隐故也。诸脉之浮而常见者，皆络脉也，六经络手阳明少阳之大络，起于五指间，上合肘中。饮酒者，卫气先行皮肤，先充络脉，络脉先盛，故卫气已平②，营气乃满，而经脉大盛；脉之卒然动者，皆邪气居之，留于本末，不动则热，不坚则陷且空，不与众同，是以知其何脉之动也。……经脉者，常不可见也，其虚实也，以气口知之，脉之见者，皆络脉也。……诸络脉皆不能经大节之间，必行绝道③而出入，复合于皮中，其会皆见于外。

注解：

①分肉：肌肉有分理的叫分肉。

②平：张介宾说："平，犹潮平也。"

③绝道：张介宾说："绝道，间道也。"

释义：手足十二经脉，伏行于分肉之间，所以深而不可测；但足太阴一经，过于足外踝的上面，骨露皮浅，不能隐匿反而可以常见；除此以外，分布于皮肤浅表之处，所以浮而常见的都是络脉。在手六经的络脉中，但手阳明与少阳的络脉为最大，手阳明的络脉，叫作偏历，在腕后三寸上侧间，别走太阴；手少阳的络脉，叫作外关，在臂表腕后两筋间，斜行肘内，历阳明太阴，别走厥阴，阳明出合谷之次，分络于大食两指，少阳出阳池之次，散络于中环小三指，所以起于五指间，其上行的总合于肘中内廉厥阴曲泽之次。卫气是水谷的悍气，其气慓疾滑利，不入于经，酒也是水谷的悍气，其慓疾的性质也是一样，所以饮酒的人，必随卫气而先行皮肤，继而先充络脉，络脉先盛，卫气乃平，荣气乃满，而经脉大盛，这是酒随卫气从皮肤而络——而脉——而经，从外而内；脉平素不甚动而卒然动的，是酒邪之气留于经脉的本末所引起，酒邪在脉，浮络虽不动，也必发热，虽大而不坚，必陷且空，这是浮络与经脉的不同，故可因之以知其动的为何经的脉。经脉伏行于分肉间，常不可见，其虚实的诊断，可从气口切脉知之，因气口，即手太阴肺经，肺朝百脉，气口为脉的大会。凡脉之浮而可见的，都是络脉。凡经脉所行，必由豁谷大节之间，络脉所行，乃不经大节，而于经脉不到之处，出入联络，以为流通之用。然络有大小，大络犹木之干，行有出入，孙络犹木之枝，散于肤腠，所以其会皆见于外，而肉眼可察。

第二节

《灵枢·经脉》手太阴之别，名曰列缺，起于腕上分间①，并太阴之经，直入掌中，散入于鱼际。其病实则手锐掌热，虚则欠㰦②，小便遗数，取之去腕半寸③，别走阳明也。

注解：
①分间：指分肉之间。
②欠㰦：㰦，音祛，欠㰦即张口呵欠。
③半寸：当系倒误，应作"寸半"。

释义： 手太阴经脉的别行络脉，名叫列缺，起于腕上分肉之间，和手太阴本经脉并行，直入掌内，散入于鱼际，假使发病是邪热有余的实证，手的锐骨后与掌后必定发热；如果是肺气不足的虚证，小便失禁，或次数增多。治疗此证，宜取去腕寸半的列缺穴，这是太阴的络脉，别走阳明，而与其相联络。

手少阴之别，名曰通里，去腕一寸半，别而上行，循经入于心中，系舌本，属目系，其实则支膈，虚则不能言，取之掌后一寸，别走太阳也。

释义： 手少阴经脉的别行络脉，名叫通里，在腕上一寸半处，别而上行，沿着本经脉入于本藏——心中，再上行联系舌根，属于目系，假使发病是实症，则膈间支撑而不舒畅；若是虚证则不能言语。治疗此证，宜取去腕一寸的通里穴，这是少阴的络脉，别走于太阳经，而与其相联络。

手心主之别，名曰内关，去腕二寸，出于两筋之间，循经以上，系于心包络。心系实则心痛，虚则为头强，取之两筋间也。

释义：手心主厥阴经的别行络脉，名叫内关，在腕上二寸处，由两筋中间别出，沿本经经脉上行，系于心包络。如发生疾病，由本络脉上行系于心包络心系，所以邪气实则心痛；包络主行血脉，所以脉气虚则头强。治疗此证时，取两筋之间的内关穴。

手太阳之别，名曰支正，上腕五寸，内注少阴，其别者，上走肘，络肩髃。实则节弛肘废；虚则生肬①，小者如指痂疥，取之所别也。

注解：

①肬：音由，与疣通，即赘瘤。

释义：手太阳小肠经的别行络脉，名叫支正，在腕上五寸处，内注于手少阴经，其别行的，上走肘部，络于手阳明经的肩髃穴处。如发生疾病，由本经络脉走肘络肩，所以实则脉络壅滞，而节弛肘废；正虚则血气不行，大而生肬，小而指间痂疥，治疗此证，取本经络脉的支正穴。

手阳明之别，名曰偏历，去腕三寸，别入太阴；其别者上循臂，乘肩髃，上曲颊偏齿，其别者，入耳合于宗脉①。实则龋聋；虚则齿寒痹隔。取之所别也。

注解：

①宗脉：张介宾说："宗脉者，脉聚于耳目之间者也。"

释义：手阳明经脉的别行络脉，名叫偏历，在去腕三寸处，别走而入于手太阴肺经；其别出的络脉，沿臂上行，过肩髃穴，上行到曲颊部，偏络于齿；其中别行的络脉，入于耳中，会合于宗脉。如本络发生病变，实则气滞，上为齿痛耳聋；虚则气血不行于外，而为齿寒及痹闭阻隔等症。治疗时，取本经络脉的偏历穴。

手少阳之别，名曰外关，去腕二寸，外绕臂，注胸中，合心主。病实则肘挛，虚则不收。取之所别也。

释义： 手少阳经脉的别行络脉，名叫外关，上行去腕二寸处别出，外行绕过臂部，入注于胸中，与手厥阴经相合，如果是邪气有余的实证，则肘部拘挛不伸；正气不足的虚证，则纵缓不收。治疗此证，取本经络脉的外关穴。

足太阳之别，名曰飞扬，去踝七寸，别走少阴。实则鼽窒，头背痛；虚则鼽衄。取之所别也。

释义： 足太阳经脉的别行络脉，名叫飞扬，在去外踝七寸处，别出而入于足少阴经。本络如发生病变，如果是邪气有余的实证，则鼻流清涕，窒塞而不通，头和背部疼痛；正气不足的虚证，则见鼻流清涕，或衄血。治疗此证，取本经络脉的飞扬穴。

足少阳之别，名曰光阴，去踝五寸，别走厥阴，下络足跗，实则厥；虚则痿躄①，坐不能起。取之所别也。

注解：

①躄：音璧，足不能行。

释义： 足少阳经的别行络脉，名叫光明，上行到外踝上五寸处，别走足厥阴经，向下络于足背，如果发生病变，实则胆气不升而逆于下为厥；虚则为足软无力，而不能行，坐而不能起立。治疗此证，取本经络脉的光明穴。

足阳明之别，名曰丰隆，去踝八寸，别走太阴；其别者循胫骨外廉，上络头项，合诸经之气，下络喉嗌。其病气逆则喉痹，瘁瘖①；实则狂癫；虚则足不收，胫枯。取之所别也。

注解：

①瘁瘖：马莳、张志聪俱作"卒瘖"，谓猝然瘖哑。

释义： 足阳明经脉的别行络脉，名叫丰隆，在外踝上八寸处，别行于足太阴经；又一支别行，沿胫骨外缘，上络于头项部，与该处其他各经的经气相会合，向下络于咽喉。如果发生疾病，病气上逆则为喉痹或突然失音；邪气实则为神志失常的癫狂病；正气虚则为足缓而不收，胫部肌肉枯萎。治疗此证，取本经络脉的丰隆穴。

足太阴之别，名曰公孙，去本节之后一寸，别走阳明，其别者入络肠胃，厥气上逆则霍乱；实则肠中切痛；虚则鼓胀。取之所别也。

释义： 足太阴经脉之别行络脉，名叫公孙，在足大趾本节后一寸处，别行于足阳明经；又一支别而上行入腹，络于肠胃。如发生疾病，因厥气上逆的，则为吐泻交作，挥霍撩乱的霍乱病；邪气实则肠中痛如刀切；正气虚则腹胀如鼓。治疗此证，取本经络脉的公孙穴。

足少阴之别，名曰大钟，当踝后，绕跟，别走太阳；其别者，并经上走于心包下，外贯腰脊。其病气逆则烦闷，实则闭癃。虚则腰痛，取之所别也。

释义： 足少阴经脉的别行络脉，名叫大钟，在足内踝后别行，绕过足跟，别走足太阳经；其别行的支络，并本经上行于心包下，外出贯穿腰脊。如果发生疾病，气逆不顺，则为心胸烦闷；邪气实的，大便秘结，小便不通；正气虚的，则为腰脊疼痛。治疗此证，取本经络脉的大钟穴。

足厥阴之别，名叫蠡沟，去内踝五寸，别走少阳，其别者循胫上睾，结于茎。其病气逆则睾肿卒疝；实则挺长；虚则暴痒。取之所别也。

　　释义：足厥阴经脉的别行络脉，名叫蠡沟，在内踝上五寸处别出，走于足少阳经；其别行的支络，循胫骨上行于睾丸部，聚结于阴茎。如果发生疾病，病气上逆，则睾丸肿大而成为疝气；邪气实则阴茎挺长，阳强不倒；正气虚则阴部瘙痒难忍。治疗此证，取本经络脉的蠡沟穴。

　　任脉之别，名曰尾翳①，下鸠尾，散于腹。实则腹皮痛；虚则痒搔。取之所别也。

　　注解：

　　①尾翳：即鸠尾，为任脉腧穴，在胸前蔽骨下五分。《甲乙经》："鸠尾一名尾翳，一名𩩲𩨗，在臆前蔽骨下五分，任脉之别。"

　　释义：任脉的别络，名叫尾翳，下行于鸠尾骨尖下面，散于腹部。如果发生疾病，邪气实则为腹部表面疼痛；正气虚则为皮肤瘙痒。治疗此证，取本经络脉的鸠尾穴。

　　督脉之别，名曰长强，挟膂，上项，散头上，下当肩胛左右，别走太阳，入贯膂。实则脊强；虚则头重高摇之，挟脊之，有过者。取之所别也。

　　释义：督脉的别络，名叫长强，挟脊柱两侧的肌肉处，上行于项；其中一支散布于头上，一支折回下循肩胛内缘，别走足太阳经，进入脊膂。如果发生疾病，邪气实则脊柱强直；正气虚则头部沉重，摇晃不定，都是由本络挟脊的脉有病而引起的征象。治疗此证，取本经络脉的长强穴。

　　脾之大络，名曰大包，出渊腋①下三寸，布胸胁。实则身痛；虚则百节尽皆纵。此脉若罗络之血者，皆取之，脾之大络脉也。

　　注解：

　　①渊腋：穴名，属足少阳胆经。

　　释义：足太阴脾经的大络，名叫大包，出于渊腋穴下三寸处，散布于胸胁部。由于这条络脉像网罗一样围绕全身，绕摄诸脉的血，所以邪气实则周身尽痛；正气虚则百节纵缓不收。以上所说的这种疾病，进行治疗，可以取大包穴。

第三节

《素问·平人气象论》①胃之大络，名曰虚里②，贯膈络肺，出于左乳下，其动应衣③，脉宗气④也。盛喘数绝者，则病在中；结而横⑤，有积矣；绝不至曰死，乳之下，其动应衣，宗气泄也。

注解：

①《平人气象论》：《素问》第十八篇篇名。

②虚里：沈子禄《经络全书》："乳根穴分也。"在左乳下，心尖搏动处。

③其动应衣：《甲乙经》："其动应手。"可以改正。

④宗气：王冰说："宗，尊也，主也，谓十二经络之尊主也。"即水谷所生之精气，积于胸中，为脉之所宗，故称宗气。

⑤结而横：结，脉象。吴昆说："脉来迟，时一止，曰结。横，横络于指下也。"指脉气横斜，动应指下，仍指虚里而言。

释义：胃经的大络，叫作虚里，其脉是从胃贯膈，上络于肺，出于左乳下，跳动可以应手，这是脉的宗气。倘若跳动甚剧，中间有断绝之象，这是由于中气不守之故；若见结脉样的跳动，位置横移的，主有积聚；如果绝而不至，就是死亡的征兆。假使虚里跳动而外可应见于衣，这是宗气失藏而外泄之象。

第五章　十二经筋的起结和病候

第一节

《灵枢·经筋》①足太阳之筋，起于足小指，上结于踝，邪上结于膝，其下循足外踝，结于踵，上循跟，结于腘；其别者，结于踹外，上腘中内廉，与腘中并上结于臀，上挟脊上项；其支者，别入结于舌本；其直者，结于枕骨，上头，下颜，结于鼻；其支者；为目上网，下结于顷；其支者，从腋后外廉，结于肩髃；其支者，入腋下，上出缺盆，上结于完骨；其支者，出缺盆，邪上出于顷。

注解：

① 《经筋》：《灵枢》第十三篇篇名。

释义：足太阳的经筋，从足小趾起始，上行结于足外踝，斜向上行结于膝部，其在下面的，沿足外踝，结聚于足踵，再沿足跟上行，结聚于膝腘窝；其中别行的筋，结聚于小腿肚部的外侧，上至膝腘窝内缘，和前面在腘结聚的筋并行，向上结于臀部，再上行挟脊两旁，上至项部；其中一条支筋，别行入内结于舌根；其直行的筋，结于枕骨，上至头部，下到颜面，结聚于鼻；由此分出的支筋，网维于上眼睑，是"目之上网"，再下行结聚于颧颊之间；其中另一条支筋，从腋后方的外缘，结于肩髃穴处；又有一条支筋，行入腋下，上出缺盆中，再行结聚于完骨；又有一条支筋，出于缺盆，斜行向上出于颧颊之间。

其病小指支跟肿痛，腘挛，脊反折，项筋急，肩不举，腋支缺盆中纽痛，不可左右摇。

释义：本经筋发生病变时，足小趾牵引跟部肿而疼痛，膝腘部拘挛，脊柱反张，项肌拘急，肩部不能上举，腋部牵引缺盆中纽结作痛，以致不能左右动摇。

第二节

《灵枢·经筋》足少阳之筋，起于小指次指，上结外踝，上循胫外廉，结于膝外廉；其支者，别起外辅骨，上走髀，前者，结于伏兔之上，后者，结于尻；其直者，上乘眇，季胁，上走腋前廉，系于膺乳，结于缺盆；直者，上出腋，贯缺盆，出太阳之前，循耳后，上额角，交巅上，下走颔，上结于頄；支者，结于目眦为外维。

释义：足少阳的经筋，从足第四趾起始，上行结聚于足外踝，上沿胫骨外廉，结聚于膝外缘；其中一条支筋，从外辅骨处别出，向上走至髀部，行于前面的，结于伏兔的上方，行于后面的结于尻部；直行的筋，上行至季胁下两旁空软处，再向上走至腋部前缘，横系于胸乳之分，上结聚于缺盆；直行的筋，复从腋部上行，贯穿缺盆，出于足太阳经筋之前，沿耳部后，上行至额角，相交于巅顶上，下行到额下颔部，再折上结于頄部；其中分出一条支筋，结于目外眦，为目之外维。

其病小指次指支转筋，引膝外转筋，膝不可屈伸，腘筋急，前引髀，后引尻，即上乘眇，季胁痛，上引缺盆膺乳颈维筋急。从左之右，右目不开，上过右角；并跷脉而行，左络于右，故伤左角，右足不用，命曰维筋相交。

释义：本经筋发生病变时，足第四趾疼痛转筋，牵引膝外侧抽筋，膝关节不能屈伸，膝腘部拘急，向前牵引髀部，向后牵引尻部，上面肋下空软处及季胁部作痛。更向上牵引缺盆部、胸部、乳部、颈部的维筋发生拘急。从左侧影响到右侧时，右目就不能张开。因为本经筋在头部的维筋，相交于巅顶，左侧的筋，经过右头角，并且和阳跷脉同行，左右相互交叉，例如左侧的筋，交叉维络于右侧，所以左头角受伤，右足就不能运动。此种现象称为"维筋相交"。

第三节

《灵枢·经筋》足阳明之筋，起于中三指，结于跗上，邪外上，加于辅骨，上结于膝外廉，直上结于髀枢，上循胁，属脊；其直者，上循骭，结于膝；其支者，结于外辅骨，合少阳；其直者，上循伏兔，上结于髀，聚于阴器，上腹而布，至缺盆而结，上颈，上挟口，合于頄，下结于鼻，上合于太阳，太阳为目之上网，阳明为目之下网；其支者，从颊结于耳前。

释义：足阳明的经筋，从足部第三趾起始，结聚于足面上，斜向外侧上行，加于外辅骨，结聚于膝外缘，再直行向上结于髀枢，上沿胁部，连属于脊柱；其中直行的筋，从足背上沿胫骨，结于膝部，分出一条支筋，结聚于外辅骨，和足少阳的经筋相合；从膝直行的经筋，上沿伏兔，结于髀部，聚于阴器，上行分布于腹部，再上结聚于缺盆，到颈部，挟口两旁，合于頄部，向下结于鼻部，向上会合于足太阳的经筋，足太阳经筋为目之上网，足阳明经筋为目之下网；其中另有一条支筋，从颊部分出，结聚于耳的前方。

其病足中指支胫转筋，脚跳坚，伏兔转筋，髀前肿，疝，腹筋急，引缺盆及颊；卒口僻，急者，目不合，热则筋纵，目不开；颊筋有寒则急，引颊移口，有热则筋弛纵，缓不胜收，故僻。

释义：本经筋发生病变时，足中趾牵引胫部抽筋，脚部的筋肉抽跳而拘急坚硬，伏兔部转筋，大腿前侧肿而疼痛，发生癀疝，腹部的筋肉拘急，牵引缺盆及颊部，若颊部的筋肉受累会突然发生口角歪斜，如果是眼部的筋肉拘急，眼睛就不能闭合，如果因热而筋纵弛，眼睛就不能开；假使颊部的筋有寒，牵引颊部使口角移动；反之，若颊部的筋有热，则病筋纵缓不收，所以也会使口角歪斜。

第四节

《灵枢·经筋》足太阴之筋，起于大指之端内侧，上结于内踝；其直者，络于膝内辅骨，上循阴股，结于髀，聚于阴器，上腹，结于脐，循腹里，结于肋，散于胸中；其内者，著于脊。

　　释义：足太阴的经筋，从足大趾端的内侧起始，上行结聚于足内踝；其中直行的筋，网络于膝内辅骨处，向上沿大腿内侧，结于髀部，聚于阴器，再上行到腹部而结聚于脐部，沿腹里，向上结于肋部，散布于胸中；其内行的筋，附着于脊柱。

　　其病足大指支内踝痛，转筋痛，膝内辅骨痛，阴股引髀而痛，阴器纽痛，下引脐[①]，两胁痛，引膺中脊内痛。

　　注解：

　　①下引脐：《太素》作"上引脐"，是。

　　释义：本经筋发生病变时，足大趾牵引内踝作痛，转筋而痛，膝内辅骨处疼痛，大腿内侧牵引髀部疼痛，阴器纽结痛，向上牵引脐部，两胁部以及脊柱内均痛。

第五节

　　《灵枢·经筋》足少阴之筋，起于小指之下，并足太阴之筋，邪走内踝之下，结于踵，与太阳之筋，合而上，结于内辅之下，并太阴之筋而上，循阴股，结于阴器，循脊内，挟膂，上至项，结于枕骨，与足太阳之筋合。

　　释义：足少阴的经筋，从足小趾的下端起始，和足太阴的经筋相并行，斜行到足内踝的下方，结聚于足踵，和足太阳经筋合而上行，结聚于内辅骨的下缘，再和足太阴的经筋相并而上行，沿大腿内侧，结聚于阴器，沿脊柱内，挟膂，向上行至项部，结聚于枕骨部，和足太阳的经筋相合。

　　其病足下转筋，及所过而结者，皆痛及转筋，病在此者，主痫瘛及痉。在外者，不能俯，在内者，不能仰，故阳病者，腰反折不能俯，阴病者，不能仰。

　　释义：本经筋发生病变时，足下转筋，以及经筋循行的所过，而结聚的部位皆疼痛而转筋，在本经筋的病候中还有痫症、抽搐症、痉症等。在这些疾病中，如病在外（背）侧的，不能前俯；腹部为阴，病在内（腹）侧的，不能后仰。所以背部为阳，背部有病，腰向后折而不能前俯；腹部为阴，腹部有病，则不能后仰。

第六节

《灵枢·经筋》足厥阴之筋，起于大指之上，上结于内踝之前，上循胫，上结内辅之下，上循阴股，结于阴器，络诸筋。

释义：足厥阴的经筋，从足大趾上起始，向上结聚于足内踝的前缘，上沿胫骨，结聚于内辅骨的下缘，再上沿大腿内侧，结聚于阴器，统络其他各经的筋。

其病足大指支内踝之前痛，内辅痛，阴股痛，转筋，阴器不用，伤于内则不起，伤于寒则阴缩入，伤于热则纵挺不收。

释义：本经筋发生病变时，足大趾牵引内踝的前方作痛，内辅骨处疼痛，大腿内侧痛而转筋，阴器的功能丧失，如果房事过度，则阳痿不举，如伤于寒，则阴器缩入，如伤于热，则阴器必缓，挺而不收。

第七节

《灵枢·经筋》手太阳之筋，起于小指之上，结于腕，上循臂内廉，结于肘内锐骨之后，弹之应小指之上，入结于腋下；其支者，后走腋后廉，上绕肩胛，循颈①，出走太阳之前，结于耳后完骨；其支者，入耳中；直者，出耳上，下结于颔，上属目外眦。

注解：

①颈："颈"字，《灵枢》原文作"胫"，今从《太素》。

释义：手太阳经的经筋，从手小指上起始，结于腕部，上沿臂内侧，结聚于肘内侧锐骨的后方，用手指弹按一下，有酸麻的感应到手小指上，上行结聚于腋下；其中一条支筋，向后走到腋部的后缘，上行绕过肩胛部，沿颈部出走于足太阳经筋的前方，结于耳后的完骨部；从耳后分出一条支筋，走入耳中；直行的筋，再从耳后出行到耳上方，向下结于颔部，折向上行连属目外眦。

其病小指支肘内锐骨后廉痛，循臂阴，入腋下，腋下痛，腋后廉痛，绕肩胛，引颈而痛，应耳中鸣痛，引颔，目瞑良久，乃得视，颈筋急，则为筋瘘①，颈肿。寒热在颈者。

注解：

①筋瘘：筋急而成曲脊也。

释义：本经筋发生病变时，手小指牵引肘部内侧的锐骨后缘痛，沿臂内侧，入腋下，发生腋下及腋后部疼痛，绕肩胛而牵引颈部作痛，耳中相应鸣响而痛，向下牵引颔部，病者须要闭目很久的时候，才能看清景物，若颈部的筋肉拘急，可以发生筋瘘病，颈部肿大，此因颈部经筋中了寒热之邪。

本支①者，上曲牙，循耳前，属目外眦，上颔②，结于角，其痛当所过者支转筋。

注解：

①本支：本于直在而支行也。

②颔：《太素》作"额"，是。

释义：其本支的经筋，从颔部分出，上至曲牙部，沿耳前方，连属于目外眦，上到额部，结聚于头角。若本支发生病变，则当本支筋所循行经过的部位出现牵引疼痛和转筋的症状。

第八节

《灵枢·经筋》手少阳之筋，起于小指次指之端，结于腕中，循臂，结于肘，上绕臑外廉，上肩走颈，合手太阳；其支者，当曲颊，入系舌本；其支者，上曲牙，循耳前，属目外眦，上乘额，结于角。

释义：手少阳的经筋，从手无名指端起始，结聚于腕中部，沿臂上行，结于肘部，再上绕行于臑部外侧，从肩部走到颈部，和手太阳的经筋相合；其中有一支筋，从下颌角进入连系于舌根部；其中有一支筋，从颊部下至下颌角部，沿行于耳前方，连属目外眦，上到额部，结于头角。

其病当所过者即支转筋，舌卷。

释义：本经筋发生病变时，沿所循行经过的部位，牵引痛、转筋，舌部发生卷曲。

第九节

《灵枢·经筋》手阳明之筋，起于大指次指之端，结于腕，上循臂，上结于肘外，上臑，结于髃；其支者，绕肩胛，挟脊；直者，从肩髃，上颈；其支者，上颊，结于頄；直者，上出于手太阳之前，上左角，络头，下右额。

释义：手阳明的经筋，从食指端起始，上结于腕部，上沿臂部，结聚于肘外缘，再上臑部，结于肩髃部；其中一支行的筋，从肩髃处分出，绕行于肩胛，挟脊柱；直行的筋，再从肩髃上至颈部；其中分出一条支筋，上至颊部，结于頄骨处；直行的筋，上出于手太阳的前方，到左头角处，网络于头，向下行至右侧额部。

其病当所过者支痛及转筋，肩不举，颈不可左右视。

释义：本经筋发生病变时，当筋所过的部位皆掣痛及转筋，肩不能上举，颈部转侧不便，以致不能左右观瞧。

第十节

《灵枢·经筋》手太阴之筋，起于大指之上，循指上行，结于鱼后，行寸口外侧，上循臂，结肘中，上鱼内廉，入腋

第四篇 经络

下，出缺盆，结肩前髃，上结缺盆，下结胸里，散贯贲，合贲下抵季胁。

释义：手太阴的经筋，从大指上起始，沿拇指上行，结聚于鱼际后方，循行于寸口的外侧，上沿臂部，结聚于肘中，上至臑部内侧，入于腋下，行出缺盆，结聚于肩前髃骨处，再上结聚于缺盆，向下结聚于胸里，散行贯穿于胸膈，再会合于膈部，向下到达季胁部。

其病当所过者支转筋，痛甚成息贲，胁急吐血。

释义：本经筋发生病变时，当筋经过的部位掣引转筋，疼痛剧烈时，可以发生息贲症，胁部拘急而吐血。

第十一节

《灵枢·经筋》手心主之筋，起于中指，与太阴之筋并行，结于肘内廉，上臂阴，结腋下，下散前后挟胁；其支者，入腋，散胸中，结于臂①。

注解：

①臂：《太素》作"贲"，是。

释义：手心主厥阴的经筋，从手中指起始，和手太阴的筋并行，结聚于肘内缘，上行经上臂内侧，结于腋下，下行分散后，前后挟胁肋；其中一条支筋，入于腋部，散布于胸中，再结聚于胸膈部。

其病当所过者支转筋，前及胸痛，息贲。

释义：本经筋发生疾病时，当筋所经过的部位掣引而转筋，向前累及胸部时，则发生胸痛和息贲症。

第十二节

《灵枢·经筋》手少阴之筋，起于小指之内侧，结于锐骨，上结于肘内廉，上入腋，交太阴，挟乳里，结于胸中，循臂①，下系于脐。

注解：

①臂：《太素》作"賁"，是。

释义： 手少阴的经筋，从手小指内侧起始，结聚于掌后锐骨处，上行结于肘内廉，再上行入腋部，和手太阴的经筋相交，挟乳里而行，结聚于胸中，沿胸膈，下行连系于脐。

其病当所过者支转筋，筋痛。

释义： 本经筋发生病变时，当筋所过的部位常见掣引转筋，经筋疼痛。

第十三节

《灵枢·经筋》经筋之病，寒则反折筋急，热则筋弛纵不收，阴痿不用。阳急则反折，阴急则俯不伸。

释义： 经筋之为病，虽有十二经之不同，然总括起来说，不外寒热两大类型：如受寒成病，则经筋掣引反折，拘急而疼痛；若系因热成疾，则经筋弛纵而不收，阴器痿废而不举。背部拘急，则脊强反折，腹部拘急，则俯而不能伸直。

第六章　阴阳经脉的气血多少和表里离合

第一节

《素问·血气形志》①夫人之常数，太阳常多血少气，少阳常少血多气，阳明常多气多血，少阴常少血多气，厥阴常多血少气，太阴常多气少血，此天之常数。

注解：

①《血气形志》：《素问》第二十四篇篇名。

释义： 人体的气血多少，是有一定的常数的，太阳经常多血少气，少阳经常少血多气，阳明经常多气多血，少阴经常少血多气，厥阴经常

第四篇　经络

多血少气，太阳经常多气少血，这是人体气血多少的正常之数。

足太阳与少阴为表里①，少阳与厥阴为表里，阳明与太阴为表里，是为足阴阳也；手太阳与少阴为表里，少阳与心主为表里，阳明与太阴为表里，是为手之阴阳也。

注解：

①表里：表指外，里指内，在此处指阴阳二经互相之间的联系。经脉在体表方面，阳经循行外侧为表，阴经循行于内侧为里；在藏府方面，阳经属府主表，阴经属藏主里。

释义：足太阳膀胱经与足少阴肾经为表里，足少阳胆经与足厥阴肝经为表里，足阳明胃经与足太阴脾经为表里，这是足三阳经与足三阴经之间的关系；手太阳小肠经与手少阴心经为表里，手少阳三焦经与手厥阴心包经为表里，手阳明大肠经与手太阴肺经为表里，这是手三阳经与手三阴经之间的关系。

今知手足阴阳所苦，凡治病必先去其血，乃去其所苦，伺之所欲，然后写有余，补不足。

释义：根据患者的具体病情，察知邪在手足的那一经，大凡属血脉壅滞，必先刺出其血，以去其所苦，然后继续观察患者之所欲，根据病情的虚实，邪气有余的则用泻法，正气不足的则用补法。

刺阳明，出血气；刺太阳，出血恶①气；刺少阳，出气恶血；刺太阴，出气恶血；刺少阴，出气恶血；刺厥阴，出血恶气也。

注解：

①恶：读第三声，作不宜解。

释义：阳明为多气多血之经，所以刺阳明既可出血，也可出气；太阳经多血少气，所以刺太阳可以出血而不宜于出气；少阳、太阴与少阴均为多气少血之经，所以刺少阳，太阴少阴皆可以出气，不宜出血；厥阴经多血少气，所以刺厥阴可以出血，而不宜于出气。

第二节

《素问·阴阳离合论》帝曰：愿闻三阴三阳之离合也。岐伯曰：圣人南面而立，前曰广明[①]，后曰太冲[②]，太冲之地，名曰少阴，少阴之上，名曰太阳，太阳根起于至阴[③]，结于命门[④]，名曰阴中之阳。中身而上，名曰广明，广明之下，名曰太阴，太阴之前，名曰阳明，阳明根起于厉兑[⑤]，名曰阴中之阳。厥阴之表，名曰少阳，少阳根起于窍阴[⑥]，名曰阴中之少阳。是故三阳之离合也，太阳为开，阳明为阖，少阳为枢。三经者，不得相失也，搏而勿浮，命曰一阳。

注解：

①广明：指属阳的部位，广明是阳盛的意思。以一身前后言，则前为广明；以一身上下言，则身半以上为广明。

②太冲：指属阴的部位。张志聪："背北为阴，故曰太冲。"

③至阴：穴名，在足小趾外侧端。

④命门：《灵枢·根结》篇："命门者目也。"命门就是睛明穴。

⑤厉兑：穴名，在足次趾外侧端。

⑥窍阴：穴名，在足第四趾外侧端。

释义：三阴三阳的离合情况。是圣人南面站立，前方名叫"广明"，后方名叫"太冲"，行于太冲部位的经脉，叫作少阴，少阴经上面的是太阳经，太阳经的下端起于足小趾外侧的至阴穴，其上端结于面部之睛明穴。因太阳合于少阴，太阳为表，少阴为里，所以称为"阴中之阳"。再以人身上下而言，上半身属阳，称为"广明"。下半身属阴，称为太阴，太阴的前面是为阳明，阳明脉根起于厉兑穴，因阳明是太阴之表，所以称之为"阴中之阳"。再以人身表里而言，厥阴处阴之极，阴极于里，则生表出之阳，所以厥阴经之表称为少阳，少阳脉起于窍阴穴。以厥阴为阴气已尽，阴尽而阳始，所以称为"阴中之少阳"。因此三阳经的离合，分开来说：太阳主表为开，阳明主里为阖，少阳介乎表里之间为枢。但是三者之间，不是各自为政，而是互相紧密联系着的，其脉气应当是微滑，而不能太浮，这样三阳之气调和统一，所以称为"一阳"。

帝曰：愿闻三阴。岐伯曰：外者为阳，内者为阴，然则中为阴，其冲①在下，名曰太阴，太阴根起于隐白②，名曰阴中之阴；太阴之后，名曰少阴，少阴根起于涌泉③，名曰阴中之少阴；少阴之前，名曰厥④阴，厥阴根起于大敦⑤，阴之绝⑥阳，名曰阴之绝阴。是故三阴之离合也：太阴为开，厥阴为阖，少阴为枢。三经者，不得相失也，搏而勿沉，名曰一阴。

注解：

①其冲：指行于太冲之地的少阴。

②隐白：穴名，在足大趾端。

③涌泉：穴名，在足心下，卷趾宛宛中。

④厥：作尽字解。

⑤大敦：穴名，在足大趾端。

⑥绝：作尽字解。

释义： 三阴的离合情况是：在外的属阳，在里的属阴，所以属里的就叫三阴。行于少阴前面的称为太阴，太阴脉的根起于隐白穴，称为阴中之阴；太阴的后面，称为少阴，少阴的脉起于涌泉穴，称为阴中之少阴；少阴的前面，称为厥阴，厥阴脉起于大敦穴，由于两阴相合而无阳，同时厥阴位于最里，所以称为阴之绝阴。因此，三阴经的离合，分开来说，太阴为三阴之表为开，厥阴为三阴之里为阖，少阴位于表里之间为枢；但三者之间，也不是各自为政的，而是相互协调，紧密联系着的，其脉象应当微滑，而不应过沉，这样三阴之气就平调而统一，所以称为"一阴"。

阴阳𪔵𪔵①，积传②为一周，气里形表而为相成也。

注解：

①毚毚：音中，是往来流行不息的意思。

②积传：王冰说："积，谓积脉之动也；传，谓阴阳之气流传也。"

释义： 阴阳之气，运行不息，周流全身，就是由于阴阳离合，表里相成的缘故。

第七章　营卫运行经脉的概况

第一节

《灵枢·营卫生会》人受气于谷，谷入于胃，以传与肺，五藏六府皆以受气，其清者为营，浊者为卫，营在脉中，卫在脉外，营周不休，五十而复大会①，阴阳相贯，如环无端，卫气行于阴二十五度，行于阳二十五度，分为昼夜，故气至阳而起，至阴而止，故曰日中而阳陇②，为重阳，夜半而阴陇为重阴，故太阴主内，太阳主外，各行二十五度，分为昼夜。夜半为阴陇，夜半后而为阴衰，平旦阴尽，而阳受气矣，日中为阳陇，日西而阳衰，日入阳尽，而阴受气矣，夜半而大会，万民皆卧，命曰合阴，平旦阴尽而阳受气，如是无已，与天地同纪。

注解：

①五十度而复大会："五十度"指营卫一昼夜在人身运行的周次，"大会"指营与卫的会合，因营行脉中，卫行脉外，至五十度便要会合一次，会合的地方是在手太阴肺，故《难经·第一难》即有"营卫行阳二十五度，行阴亦二十五度为一周也，故五十度复会于手太阴"。

②陇：马莳说："陇当作隆"，《素问·生气通天论》有"日中而阳隆"。盖古以隆、陇通用。

释义： 人的精气是仰给于食物的精微，食物的精微消化器官吸收以后，便传到肺藏，再散布到五藏六府，其中轻清的部分变为营气，重浊的部分化为卫气。营行脉中，卫行脉外，它们在周身的运行，是不停止的，在经脉内运行到五十周次时，便总会于手太阴。营为阴，卫为阳，阴阳互相贯通，如环之无端。卫气夜行于阴分二十五度，昼行于阳分二十五度，这是一昼一夜五十周于身。所以气至阳而起，至阴而止，谓昼兴夜息，万民皆卧的意思。日中是阳气隆盛的时候，谓之"重阳"，夜半是阴气隆盛的时候，谓之"重阴"，营气起始于手太阴，而复会于手太阴，运行于经隧之中，以濡养体内，所以说"太阴主内"；卫气起始于足太阳，而复会于足太阳，捍卫于人体之外，所以说"太阳主外"，营卫二气，在一昼夜的时间内，各行于阳二十五度、阴二十五度，营卫各为五十度以分昼夜。在大自然里，夜半是阴气隆盛的时候，夜半以后，则阴气渐衰，天明之时，阴气已尽，而阳开始受气，日中是阳气隆盛的时候，日西则阴气渐衰，日入时，阳气已尽，而阴开始受气。这是自然界阴阳盛衰循环的情况，人体内营卫二气的循环，与自然界是相适应的，所以当夜半阴阳大会的时候，阴气已故，阳气将生，营气在阴，卫气在阴，所以叫作"合阴"，到了天明时，阴气尽，阳气复受气，循环不已，如环之无端。

第二节

《灵枢·营气》[①]营气之道，内[②]谷为宝。谷入于胃，乃传之肺，流溢于中，布散于外。精专者，行于经隧[③]，常营无已，终而复始，是谓天地之纪。故气以太阴出注手阳明，上行注足阳明，下行至跗上，注大指间，与太阴合，上行抵髀，从脾注心中，循手少阴，出腋下臂，注小指，合手太阳。上行乘腋，出䪼内，注目内眦，上巅下项，合足太阳，循脊，下尻，下行注小指之端，循足心，注足少阴，上行注肾，从肾注心，外散于胸中，循心主脉，出腋，下臂，出两筋之间，入掌中，出中指之端，还注小指次指之端，合手少阳，上行注膻中，散于三焦，从三焦注胆，出胁，注足少阳，下行至跗上，复从跗注大指间，合足厥阴，上行至肝，从肝上注肺，上循喉咙，入颃颡之窍，究④于畜门⑤。其支别者，上额，循巅，下项中，循脊，入骶⑥，是督脉也，络阴器，上过毛中，入脐中，上循腹里，入缺盆，下注肺中，复出太阴，此营气之所行也，逆顺之常也。

注解：

①《营气》:《灵枢》第十六篇篇名。

②内：与纳通。

③经隧：经与径通，隧是潜道。

④究：是深的意思。

⑤畜门：喉管上通于鼻之窍门，以颃颡的上面。

⑥骶：自十八椎向下至尾闾骨以上部分叫作骶。

释义：营气的来源，是谷气化生的精微，上注于肺。经心而化血，流溢于中焦，营养藏府，布散于外的，以灌溉四肢百骸，其精专之气，行于经隧，运行不息，终而复始，周流于十二经，具体地说：营气的运行，从手太阴经脉，出注于手阳明经脉，上行转注足阳明经脉，循经下达足跗，再至足大趾与足太阴经脉会合上达股内，由股内上行到脾，从脾上注心中，沿手少阴经脉，出腋窝，下行于臂内后缘，至手小指，会合手太阳经脉，上行腋窝上方，出眼下眶内，注于眼内角，再上行头顶中央，下走项后，与足太阳经脉会合，沿脊柱下行至尾闾，再下行注于足小趾尖，斜入足心，注于足少阴经脉，上行注于肾藏，由肾藏注心藏，向外布散于胸中，沿手厥阴心包经脉，出腋窝下臂，沿臂内侧中缘，出腕后两筋之间，入掌中，出中指尖，回出注无名指尖，合手少阳经脉，上行于两乳之间，膈膜之上，散注于三焦，从三焦注胆，出胁肋，注足少阳经脉，下行至足背，复从足背注足大趾，合足厥阴经脉上行至肝藏，从肝藏上注于肺藏，再上沿喉咙，入上腭之窍，深入于畜门，其分支别行的，由额沿头顶下项后中线，沿脊柱入骶内，这是督脉，再由此环绕于阴器上，过于阴毛内部，入脐内，上沿腹里，入缺盆，下注肺藏，复出手太阴经脉，这就是营气在人体内所运行的途径，逆顺的正常现象。

第三节

《灵枢·卫气行》[1]阳主昼，阴主夜，故卫气之行，一日一夜五十周于身，昼日行于阳二十五周，夜行于阴二十五周，周于五藏。是故平旦阴尽，阳气出于目，目张则气上行于头，循项下足太阳，循背下至小指之端。其散者，别于目锐眦，下手太阳，下至手小指之间外侧。其散者，别于目锐眦，下足少阳，注小指次指之间，以上循手少阳之分侧[2]，下至小指之间，别者以上至耳前，合于颔脉，注足阳明，以下行至跗上，入五指[3]之间。其散者，从耳下下手阳明，入大指[4]之间，入掌中，其至于足也，入足心，出内踝，下行阴分，复合于目，故为一周。

阳尽于阴，阴受气矣。其始入于阴，常从足少阴注于肾，肾注于心，心注于肺，肺注于肝，肝注于脾，脾复注于肾为周。

注解：

[1]《卫气行》：《灵枢》第七十六篇篇名。

[2]分侧：楼英说："分侧二字，衍文也。"

[3]五指：马莳说："五指当为次指，入次指之间厉兑穴。"

[4]大指：张介宾说："大指下当有次指二字，谓商阳穴也。"

释义：白天属阳，夜晚属阴，人体卫气的运行，白天行于阳二十五周次，夜晚行于阴二十五周次，周行于五藏，其具体运行的途径：天明时，阴气已尽，阳气从眼睛开始运行，继而上行于头部，沿颈后下行于足太阳经脉，循背部下行至足小趾之端的至阴穴；另一散行的分支，从眼外角童子髎处，下行于手太阳经脉，下行于手小指外侧；第二支散行的别于眼外角，下行于足少阳经脉，注于足小趾次趾之间的窍阴穴，然后回而上行于手少阳经脉，下至手小指次指之间的关冲穴；另一支上行至耳的前方，合于足阳明之颔脉人迎穴处，注于足阳明经脉以下行，到足背上，入足中趾厉兑穴处；其散行的，从耳部下方下行于手阳明经脉，入手次指商阳穴处，入于掌中；另一到足部的分支，入于足心，出内踝，下行于阴分，复会合于目部，此为卫气行于阳的一周循环。当阳气已尽，则阴承受其气，卫气循行于阴的顺序，从足少阴经脉内注于肾，从肾流注于心，从心流注肺，从肺流注于肝，从肝流注于脾，从脾复流注于肾，此为卫气行于阴的一周次。

小　结

经脉是运行气血的通道。气血循着经脉的分布而营于一身。行血气，通阴阳，濡筋骨，利关节，都须依靠经脉来完成。

络脉有浮络、孙络、大络、别络之分。浮络浮于表者，孙络为络别，大络为脾之大络（大包），别络为十二经合任、督各有一络，以及脾之大络，共为十五别络。

经脉复有奇正之分，正经，即手足三阴三阳十二经脉，它的循行道路是手三阴从藏走手，手三阳从手走头，足三阴从足走腹，足三阳从头走足，如此顺逆循环，营卫之气，得以流行无已。十二经脉与藏府，是有密切关系的，一藏一府，一表一里，一络一属，一正一别，则其阴阳离合的关系配合无间。正因为阴阳配合，各有多寡之不同，所以各经之气血，亦因之而互有多少。

奇经凡八，即冲、任、督、带、阴维、阳维、阴跷、阳跷。与正经的不同点是：一无表里关系；二不与藏府直接联系。其功用是助正经以潴蓄气血。八脉之中，任、督二脉，一行背，一行腹，各有自己的循行部位，其余六脉，多借正经之路以行。一般所说的十四经，即十二经合任、督两脉而言。

经筋，是经络以外的筋。其所行之部位，与经脉基本上是一致的；所禀之气，与经脉又无差异，故而名为十二经筋。经筋的最大特点，是循行于体表，不入于内藏，起于四肢末端，贯穿于分肉之间，其回曲聚会之处，都在四肢躯干，如腕、肘、腋、踝、膝、股等关节。

总之，经络是人体上下内外运行气血的通路，它分布的情况，概括地讲是：内联属于藏府，外通达于肌表，网络全身。薛生白说："藏府者，经络之根本，经络者，藏府之枝叶"，因此藏府发生了病变，必反映于有关的经脉，而其某一脉的气血失调，又必影响到有关的藏府，同时根据经络的循行部位，可以察知体表病变及与藏府之关系，可见经络在临床中具有重大意义。喻嘉言说："不明藏府经络，开口动手便错。"因此，经络是临床各科所必须掌握的理论基础。

第五篇　病　机

《素问·至真要大论》说："审察病机，无失气宜。"它的含义，主要是讨论疾病的原因、变化和发展的一般规律。所以本篇的内容，包括了致病的内在原因，发病的外在条件，及疾病传变和预后等方面。通过学习，对指导临床治疗，是具有现实意义的。

第一章　致病的内在原因

第一节

《素问·生气通天论》[1]阳气者，若天与日，失其所，则折寿而不彰[2]，故天运当以日光明[3]，是故阳因而上，卫外者也。因于寒，欲如运枢[4]，起居如惊，神气乃浮；因于暑，汗烦则喘喝，静则多言，体若燔炭[5]，汗出而散；因如湿，首如裹，湿热不攘[6]，大筋緛[7]短，小筋弛[8]长，緛短为拘，弛长为痿；因于气，为肿，四维[9]相代，阳气乃竭。

注解：

①《生气通天论》：《素问》第三篇篇名。

②折寿而不彰：折寿，即短寿，不彰，发育不正常。

③天运当以日光明：天体清静，由于太阳而发生光明。

④欲如运枢：枢，门轴也，就是说必须如门轴经常地转动。

⑤体若燔炭：燔，音烦，是焚烧的意思。体若燔炭，是说身体发烧好像燃烧的炭火一样。

⑥攘：音釀，作除字解。

⑦緛：音软，就是收缩。

⑧弲：音天，《说文》："弓解也。"即伸而不屈的意思。

⑨四维：就是指四肢。

释义：所谓阳气，在人身来讲，就是机能的活动，好像天和太阳的关系一样。如果人身的阳气，失去了它应有的作用，就会使寿命夭折，正像天空没有太阳，万物不能生长一样，所以天体的光明，无处不照，是依赖太阳运行的光热。人身的阳气，也是无处不到，所以运行于皮肤之上，就能够护卫外表。

阳气不能卫外，四时的邪气，就会乘虚侵袭。尤其是严寒的冬季，必须使人身的阳气，像转动门户的枢纽一样，能够与大自然相适应，得以护卫外表。相反，生活没有正常的规律，情志又不断波动，以致神气浮越于外，从而寒邪干犯。

暑病有阴证阳证的分别，阳证由于感受暑热之邪，热邪易于发越，所以多汗；热邪内扰胸膈，所以心烦；热邪上迫于肺，所以喘息气粗，发出喝喝的声音；热邪属阳而主动，如果暑邪伤心神，不动而静，仍有多言不休的现象。阴证由于感受寒邪，寒邪郁遏人身的阳气，所以肌肉大热，像火炭一样。寒邪束缚于外，必须采用发汗散邪的治法，使邪从汗解。

湿邪伤人，有上下内外的不同，侵袭人身上部的，就会使清阳之气郁遏不宣，头部好像有物包裹一样；侵袭人身外表的，就会使阳气郁遏于内，化生湿热，湿热如果不及时除掉，就会使外薄的湿邪，损伤小筋，形成小筋弲缓，四肢痿废不用；内郁的热邪，损伤大筋，引起大筋收缩，发生拘急。

人身的卫气营气和藏府之气，一有不调，都能致病。四肢为诸阳之本，由于阳气涣散，不能充实四肢，所以四肢相继交替浮肿，这说明阳气已经到了衰竭的地步。

阳气者，烦劳则张①，精绝，辟积②于夏，使人煎厥③，目盲不可以视，耳闭不可以听，溃溃^④乎若坏都^⑤，汩汩^⑥乎不可止。阳气者，大怒则形气绝^⑦，而血菀^⑧于上，使人薄厥^⑨。有伤于筋，纵，其若不容^⑩。汗出偏沮^⑪，使人偏枯，汗出见湿，乃生痤疿^⑫。高梁^⑬之变，足生大丁^⑭，受如持虚^⑮。劳汗当风，寒薄为皶^⑯，郁乃痤。

注解：

①张：即浮越于外的意思。

②辟积：辟音壁，这里与襞字的含义相同，即重迭的意思。"辟积"就是重复的意思。

③煎厥：病名，谓火炎气逆。

④溃溃：形容水流决口。

⑤坏都：就是败坏的堤防。

⑥汩汩：形容水流不止。

⑦形气绝：是说人的形体和气机隔绝。

⑧菀：音郁，郁结的意思。

⑨薄厥：薄，与迫字义同，王冰说："阴阳相薄，气血奔并，因薄厥生，故名薄厥。"

⑩纵，其若不容：纵，即弛缓。是说肢体的机关，弛缓无力，几乎不能维持正常。

⑪偏沮：偏是一边。沮音苴，是湿润，指身体半边有汗，半边无汗。

⑫痤疿：痤，音挫，是小疖，内有脓血。疿，音沸，暑季生于皮肤的疹子，叫疿子。

⑬高梁：高，就是膏字，指有脂肪的食物。梁，就是粱字，指精美的饭食。是说平常生活非常丰盛的人。

⑭足生大丁：现在叫疔疮，是很厉害的疮毒。足生大丁，是说很会发生大的疔疮。

⑮受如持虚：形容受病非常容易，像拿着空虚的器具受盛什物一样。

⑯皶：音渣，即发生于颜面的粉刺。

释义：人身的阳气，有护卫外表、固秘阴精的作用。如果烦劳过度，就会使阳气浮越于外，阴精内竭，重复地发生下去，到了夏季，加上暑热熏灼，真阴益衰，就发生煎厥的病。煎厥的症状，是眼睛看不见什物，耳朵听不到声音，像这样的重病，好像堤防溃决，大水泛滥无法控制一样。

正常的阳气，是运行于上下表里之间的。如果大怒，就会使阳气上逆；有升无降，以致形身的气机阻隔不通，迫使上逆的血液，菀积上焦不能下行，从而发生阴阳相迫，气血上逆的薄厥。阳气有化生津液、柔和筋脉的作用，阳气受伤，所以筋脉弛缓，四肢松弛，不能受自己的意志支配。

如果形体受到病邪的侵袭，出现半边有汗，半边无汗的病候，是由阳气不固，不能温养四肢，血液伤耗，不能濡润肌肉，将来可能发生偏枯。

出汗的时候，汗孔是开张的。如果出汗的时候，坐卧湿地，穿着湿衣，使湿气侵入肤腠，就会发生小疖或汗疹。

肥美厚味的饮食物，能够壅滞阳气，变生热毒，所以贪食肥美厚味的人，容易发生疔疮。

由于寒邪能够凝聚汗液，郁遏阳气。如果在劳动汗出之后，当风坐卧，寒邪侵入皮肤，就会发生粉刺；郁于肌肉的，就会发生小疖。

阳气者，精①则养神，柔则养筋。开阖②不得，寒气从之，乃生大偻③；陷脉为瘘④，留连肉腠⑤，俞⑥气化薄，传为善畏，及为惊骇；营气不从，逆于肉理，乃生痈肿；魄汗⑦未尽，形弱而气烁，穴俞以闭，发为风疟⑧。故风者，百病之始也，清静则肉腠闭拒，虽有大风苛毒⑨，弗之能害，此因时之序也。

注解：

①精：王冰："阳气者，内化精微，养于神气，外为柔软，以固于

筋。"这里的精作精微解，指营养人体的一种重要物质。

②开阖：王冰："开谓皮腠发泄，阖谓玄府闭封。"玄府即汗孔。这里开阖二字，即指皮肤汗孔的开闭。

③大偻：即身体俯偻。

④瘘：李梴《医学入门》："瘘，即漏也。径年成漏者，在颈则曰瘰漏。"

⑤肉腠：肌肉腠理之间。

⑥俞：音输，是经络的孔穴。

⑦魄汗：《阴阳别论》："魄汗未藏"，王冰注云："流汗不止。"通作白汗，《经脉别论》："发为白汗。"《淮南子·脩方训》："白汗交流。"指身上出能流的清汗，而不是黏腻的汗。

⑧风疟：疟疾的一种，症状是头痛恶风自汗、先冷后热。

⑨苛毒：猛烈的毒气。

释义：阳气的功能，生化精微可以养神，柔和之气可以养筋。阳气失却调节，皮肤汗孔的启闭不灵，寒气就能乘机侵入，阳气受伤，筋脉失去温养，以致身体屈伸不利，行动俯偻。寒气深入于血脉之中，血脉凝涩，便会发生瘘疮；如留连于肌肉之间，便淹久不能痊愈。如果寒气从俞穴侵入，内迫藏府，就会出现恐惧和惊骇的症状。营气本来是流行于经脉之中的，如果寒气入于经脉，营气不能循着应走的道路运行，而阻逆于肌肉之中，日久便形成痈肿。汗出尚未尽止，阳气不足，邪风内入，正气被邪气消灼，汗液停留在肌腠之间，穴俞因此闭塞不通，便能发生风疟。

风邪是能够引起各种疾病的，所以名之为百病之始，但这是一方面。只要意志清静，阳气固密，肌肉皮肤有坚强的抵抗力，虽有剧烈的大风苛毒，也不能侵害。这说明主要的关键是使人身的阳气循着四时气候的顺序，要注意适应的方法。

阳气者，一日而主外，平旦①人气生，日中而阳气隆，日西而阳气已虚，气门②乃闭。是故暮而收拒③，无扰筋骨，无见雾露，反此三时④，形乃困薄⑤。

注解：

①平旦：就是太阳初出的时候。

②气门：就是汗孔，因阳气由此出入，故称为气门。

③收拒：收就是入内的意思，拒就是隔拒的意思。这里是指阳气到了傍晚的时候，就向内收敛，以抗拒外邪。

④反此三时：三时是指平旦、日中、日西。反此三时，意思是说，违反了阳气在这三时运行的规律。

⑤困薄：就是疲困衰薄。

释义： 人身的阳气，在白天是行于体表的，起保卫作用。在天刚亮的时候，阳气就开始活动；到了中午，是阳气最旺盛的时候；到了傍晚，阳气就逐渐衰退，汗孔也由开放而转向关闭。由于傍晚是阳气收敛潜藏的时候，就不要过于劳累筋骨，以扰动阳气，也不要接触雾露，避免外邪侵袭。如果生活反常，昼夜颠倒，扰动阳气，违反了阳气在这三时的运行规律，形体就会被外邪侵袭，日趋于衰弱。

本段说明了阳气在人身的运行规律，一日之中，有初生、隆盛、衰少的不同。因此，人们在适应自然界气候的变化方面，不仅要顺从四时，就是在一天之内，有旦暮的差别，也应作适当的调节。

阴者，藏精而起亟①也；阳者，卫外而为固也。阴不胜其阳，则脉流薄疾②，并③乃狂；阳不胜其阴，则五藏气争④，九窍不通。是以圣人陈阴阳⑤，筋脉和同，骨髓坚固，气血皆从，如是则内外调和，邪不能害，耳目聪明⑥，气立如故⑦。

注解：

①起亟：亟，读音器，王冰注："数也"，是说频数不断地起着与阳气相应的作用。

②薄疾：薄，读博，意义与搏同。

③并：当合并讲。

④五藏气争：是说五藏的阴气与阳气相争。

⑤陈阴阳：陈当陈列讲，有顺序的意义，是说循着阴阳的自然程序。

⑥耳目聪明：耳目属于九窍中的上窍。这里说的耳目聪明，是九窍通利的意思。

⑦气立如故：王冰说："真气独立而如常。"

释义：所谓"阴"，是指五藏说的。五藏所藏的精气，具有经常外应阳气的作用。所谓"阳"，是指卫气说的。卫气主护卫外表，同时也固密阴精的作用。

阳气主躁动，阳气偏盛，阴气不能相与之平衡，就会使脉气的流动呈现疾急的现象。如果偏盛的阳气加重就会发生狂乱的证候。阴气主闭藏，阴气偏盛，阳气不能相与之平衡，阴气就会与阳气相争，格拒阳气于外，以致内外隔绝，九窍不通。所以深明事理的人，注意协调阴阳，不让它有所偏盛，使筋脉柔和，骨髓坚固，气血和顺，如这样内外调和，九窍通利，外邪也就不能加害，从而有效地保障了生命的正常活动。

风客淫气①，精乃亡，邪伤肝也。因而饱食，筋脉横解②，肠澼为痔；因而大饮，则气逆；因而强力③，肾气乃伤，高骨④乃坏。

注解：

①淫气："淫"，太过的意思。"淫气"就是六气太过而成六淫之邪。

②横解：就是弛张的意思。

③强力：勉强用力，超过自己的体力限度。又王冰说："强力入房也。"

④高骨：指腰间的高骨（命门穴处）。

释义：风邪是一切疾病的先驱。如果卫气不固，风邪便可以乘虚侵袭。风属阳邪，容易化热伤阴，风邪稽留人身，就会使精气受到严重的损耗。肝属木，外界的风气与人身的肝气是相应的，所以风邪侵入人身首先伤害肝气。

由于饮食过饱，肠胃充满，以致筋脉弛张缓解，所以发生痔疮下血。

既感受了外界风邪，又因大量饮酒，致使慓悍的酒气，挟着风邪上犯肺金，以致肺叶焦举，肺气不能清肃下降，从而发生喘咳上逆的疾病。

风邪既已伤耗阴精，又因强力过度，致使肾藏受到伤害，腰部高骨败坏。

按前段说明了阴气主内，阳气主外，同时二者又是互相协调为用的。但是这种互相协调，是建立在阴阳平衡的基础上的。如果有了偏盛，或偏虚，就会使阴阳协调的作用受到破坏，从而发生疾病。本段风客淫气一项说明了外邪侵袭人身，大多数是由于卫气不固所招致；阴精和阳气的亏损，每每由于饮食起居所形成。这充分说明"内因决定外因"和"防病胜于治病"的道理。

凡阴阳之要，阳密乃固。两者不和，若春无秋，若冬无夏；因而和之，是谓圣度①。故阳强不能密②，阴气乃绝；阴平阳秘③，精神乃治；阴阳离④决，精气乃绝；因于露风，乃生寒热。

注解：

①圣度：就是前面所说"圣人陈阴阳的法度"。

②密：当静密讲。

③秘：当固秘讲。

④离：就是分离。

释义：人身的阴气主内守，阳气主外护，阳气能够固密于外，则阴气就可以静守于内，所以阳气的固密作用，为阴阳二气互相依存的重要因素。假如阳气发生了偏盛而不协调，阳气偏盛的，好像只有春天的生发，没有秋天的收敛；阴气偏盛的，好像只有冬天的闭藏，没有夏天的盛长，所以"因而和之"，就是根据阴阳偏盛偏虚的情况，用泻有余或补不足的方法来进行治疗，使偏盛和偏虚归于和平，所以说是最好的方法。阳气亢强就外摄而不能静密，会促使阴气消耗，最后至于阴绝。由于人的阴气能够养精，阳气能够养神，所以阴气平静，阳气固密的人，精神可以保持正常。相反的阴阳失去了平衡和协调，最后形成阴阳离散，精气耗竭。其他如因感受雾露风邪，发生寒热的症状，也就是阳气不能固密所致，充分说明了内因的重要性。

本段主要说明阴阳平衡和协调的重要性。人在正常的生理情况下，人身的阴阳，是相对平衡的，即本段经文所说的"阴平阳秘，精神乃治"。如果阴阳有了偏盛，轻则发生疾病，重则导致死亡，经文中的"阳强不能密"和"阴阳离决"正说明了这个问题，所以我们在预防和治疗疾病时，都应当注意到这一点。

第二节

《素问·逆调论》[①]黄帝问曰：人身非常温也，非常热也。为之热而烦满[②]者何也？岐伯对曰：阴气少而阳气胜，故热而烦满也。

注解：

①《逆调论》：《素问》第三十四篇篇名。

②满：即懑字，音义与闷字相同。

释义： 有一种发热的疾病，并不是常见的温病和热病，其所以形成发热和烦闷，主要是由于阴气衰少，阳气偏盛，以致阳气加重，所以出现发热和胸膈烦闷的证候，也就是"阴虚者，阳必凑之"的道理。

帝曰：人身非衣寒也，中非有寒气也，寒从中生者何？岐伯曰：是人多痹气[①]也，阳气少，阴气多，故身寒如从水中出。

注解：

①痹气：指阳气运行不通畅。

释义： 有一种病人身寒冷，既不是衣被单薄，又不是寒气在里，如

第五篇 病机

这样的身寒产生情况，主要是由于人身的阳气衰少，阴气偏盛，以致阳气的运行不通畅，所以人身寒冷，好像从冷水里面起来一样。

帝曰：人有四支热，逢风寒，如炙如火①者，何也？岐伯曰：是人者，阴气虚，阳气盛，四支者，阳也，两阳相得②，而阴气虚少，少水③不能灭盛火④，而阳独治⑤。独治者，不能生长也，独胜而止耳，逢风而如炙如火者，是人当肉烁⑥也。

注解：

①如炙如火：形容发热如火炙一样。《太素》作"如炙于火"当从之。

②得：作合字解。

③少水：指阴气衰少。

④盛火：指阳气盛。

⑤独治：王冰注："治者王也"，指阳气独旺。

⑥肉烁：肌肉消削。

释义： 有一种病人初起是四肢发热，以后又感受风寒，病人身热好像火烧一样，这主要是由于阴气虚少，阳气偏盛。四肢属阳，风为阳邪，两阳相合，以致少水不能抑制盛火，形成阳气独旺，阳气独旺就是孤阳，孤阳不能起到生长的作用，所以阳气偏盛的病人，感受风邪，灼其肌肉，就会使肌肉消烁。

帝曰：人有身寒，汤火不能热，厚衣不能温，然不冻慄①，是为何病？岐伯曰：是人者，素肾气胜，以水为事②，太阳气衰，肾脂枯不长；一水不能胜两火③。肾者水也，而生于骨，肾不生，则髓不能满，故寒甚至骨也。所以不能冻慄者，肝一阳也，心二阳也，肾孤藏也，一水不能胜二火，故不能冻慄，病名曰骨痹④，是人当挛节⑤也。

注解：

①不冻慄：不感觉到冷，也就不怕冷。

②以水为事：涉水游泳，冷水浴和多饮水一类的事。

③一水不能胜二火：此句说明肾脂枯不长的原因，下面一水不能胜二火句，乃说明其理论。高世栻认为此句系衍文，非是。

④骨痹：即寒气入骨闭塞阳气的疾病。

⑤挛节：就是骨节拘挛。

释义： 有一种病人偏身寒冷，病人饮用热汤，烤火取暖，并不感觉温热，增加衣服，也不能消除寒冷，但并没有寒战的证候。这种情况，主要是由于病人平时肾中寒水之气偏盛，加上过多接触冷水，少阴肾藏与太阳膀胱相为表里，肾中阴寒之气偏盛，就会导致膀胱的阳气衰微，太阳膀胱的阳气衰微，反过来又影响肾藏脂液的正常生长，以致肾脂枯竭。肾属水藏，具有化骨生髓的作用，由于肾气衰退，不能化生骨髓，所以骨髓空虚。寒冷入骨，肝、心属阳藏，肾属阴藏，一阴属于二阳之间，一水不能胜两火，所以寒邪入骨，并不发生寒战，这种病由于寒邪入骨，阳气闭塞不行，所以叫作骨痹，寒气有收引的作用，所以骨痹病人必发生骨节拘挛。

帝曰：人之肉苛①者，虽近衣絮，犹尚苛也，是谓何疾？岐伯曰：荣气虚，卫气实也，荣气虚则不仁，卫气虚则不用②，荣卫俱虚，则不仁且不用，肉如故③也，人身与志不相有曰死。

注解：

①肉苛：肌肉顽痹，没有痛痒寒热的感觉，就是下面所说的"不仁"。

②不用：不能举动。

③肉如故：肌肉还是和平常一样，没有消烁。

释义： 有一种病人皮肉麻木，虽然穿了棉衣，保持温暖，仍旧麻木不减，这主要是荣气虚弱，所以皮肉麻木不仁，也就是肉苛的解释，如果卫气也虚，就不仅不仁，而且不用。肌肉并没有消烁，而肢体与神志相失，这样就会死，这是说明荣卫两虚的。

人身的阴气和阳气，在正常情况下，是保持着相互平衡和协调的，相反便发生疾病。如果是阴气或阳气偏衰就会产生虚热或虚寒的证候，这是因虚致病，如本节第一段内"热而烦满"属于阴虚证；第二段的"身寒如从水中出"属于阳虚证。如果是阳气或阴气偏盛，就会使相对的一方受到伤害，形成偏虚，这就是因病致虚，如第三段的"两阳相得"是由于阳盛导致阴虚；第四段的"素肾气胜"是由于阴盛导致阳虚；本段的"不仁与不用"又纯是营卫之气俱虚所致。

本节主要精神，是阐明人体内部阴阳失调而产生的寒热病，与外感病有所区别，第三段和第四段虽然有"逢风寒"和"以水为事"等的外感病因，但外因并不是主要的致病因素，这一点我们必须明确。

第三节

《素问·调经论》①岐伯曰：气血以并②，阴阳相倾③，气乱于卫，血逆于经，血气离居④，一实一虚。血并于阴，气并于阳，故为惊狂；血并于阳，气并于阴，乃为炅中⑤；血并于上，气并于下，心烦惋⑥善怒；血并于下，气并于上，乱而喜忘。

注解：

①《调经论》：《素问》第六十二篇篇名。

②气血以并：并，含有合并和偏聚的意义，是说气血合并或偏聚在某个部位产生病变。

③阴阳相倾：倾，倾陷的意思，阴阳相倾，就是说上下、内外的气血得不到平衡。

④血气离居：是说血气循行不正常的意思。

⑤炅中：炅音炯，就是热。"炅中"就是热中。

⑥惋：《太素》惋字作悗，悗与闷同。

释义： 人身的气血，循行于体内，是互相依存互相制约的，如果气血合并并偏聚于一处，便形成上下，内外的气血亦会不平衡。气属阳，游行于皮肤腠理之间，气偏聚于卫分，就会使卫分发生紊乱；血属阴，流行于经脉之中，血偏聚于经脉，就会使经脉发生阻逆。气血逆乱不能循着正常的规律运行，所以造成偏实偏虚的结果。

血属阴，血偏聚于阴经，则阴盛，所以发生心神不宁的惊证；气属阳，气偏聚于阳经，则阳偏盛，所以发生阳气实的狂乱。

内为阴，外为阳，阴血偏聚于外，以致阴虚血少，所以发生内热。阳气偏聚于内，以致阳盛于内，所以也造成内热。这里所说的炅中，就是热中内热的意思。

心肺位于膈上，肝肾位于膈下，血偏聚于膈上，脉气壅逆，所以发生心烦。气偏聚于膈下，肝气抑郁，所以易于动怒。血偏聚于膈下，血蓄下焦，所以发生喜忘的证候。气偏聚于膈上，气逆于上焦，所以发生心神闷乱。

帝曰：血并于阴，气并于阳，如是血气离居，何者为实？何者为虚？岐伯曰：血气者，喜温而恶寒，寒则泣不能流，温则消①而去之，是故气之所并为血虚，血之所并为气虚。

帝曰：人之所有者，血与气耳。今夫子乃言血并为虚，气并为虚，是无实乎？岐伯曰：有者为实，无则为虚，故气并则无血，血并则无气，今血与气相失，故为虚焉，络之与孙络俱输于经，血与气并，则为实焉。血之与气，并走于上，则为大厥，厥则暴死②，气复反则生，不反则死。

注解：
①消：消释的意思。
②暴死：就是猝死。

释义：人身的血气，是喜温暖而恶寒冷的，如果遇到寒冷，便发生凝涩，不易流通；得到温暖，就能够滑利，易于运行，这说明血气所恶的"寒冷"，是导致气血偏聚的一种因素。

所谓"气之所并为血虚，血之所并为气虚"，意思就是说：气偏聚于阳分，以致阳气偏盛阴血虚少，血偏聚于阴分，以致阴血偏盛，阳气虚少。所谓"有者为实，无者为虚"，也就是说：偏盛的一面为实，虚少的一面为虚。"气并则无血，血并则无气"，是意味着血虚和气虚，并不是说完全没有血气的存在。所谓"血与气相失故为虚"，意思是说：血虚或气虚是由于血气失去了平衡所形成的。

正常的气血，都是由孙络，络脉转输于经脉的，如果血与气相并，以致经脉壅逆，气血并走于上，便形成上实下虚的大厥。大厥由于气血上逆，所以猝然昏倒，大厥病人的气血运行恢复，便有生机，如果不能恢复，便是死证。

本节所讲的气血虚实，主要是由于气和血失调，从而偏聚一处，形成某一方面的偏盛和另一方面的偏虚。这种虚实是气血不平衡的反映，因而引起人身病变，这是必须理解的。

第二章　发病的外在条件

第一节

《素问·调经论》夫邪之生也，或生于阴，或生于阳，其生于阳者，得之风雨寒暑，其生于阴者，得之饮食居处，阴阳喜怒。

帝曰：风雨之伤人奈何？岐伯曰：风雨之伤人也，先客于皮肤，传入于孙脉，孙脉满则传入于络脉，络脉满则输于大经脉，血气与邪并客于分腠之间，其脉坚大，故曰实。实者外坚充满，不可按之，按之则痛。

帝曰：寒湿之伤人奈何？岐伯曰：寒湿之中人也，皮肤不收①，肌肉坚紧，荣血泣②，卫气去，故曰虚。虚者聂辟③气不足，按之则气足以温之，故快然而不痛。

注解：

①不收：不收敛也。是说皮肤失掉收缩的功能。

②泣：同涩。

③聂辟：王冰：聂，谓摄皱；辟，谓辟叠。指皮肤松弛而有皱纹。

释义：邪气伤人，不外内外两方面，外邪致病的，多属于风雨寒暑，外为阳，所以说"生于阳"。也有因为藏府的本气失调而引起病变的，多属于饮食居处、房室喜怒等因素，内为阴，所以说"生于阴"。

外来邪气伤人而引起病变的，其传入的规律，大都是由表入里，由皮肤而入孙脉，络脉，以至大经脉，同时外邪入里，血气与邪相并于分腠之间，其脉象坚大，其症状因肌表中有邪，外表坚实充满，肌肤上不可按，按之则产生痛感，这属于实证。

外来寒湿侵入人体的，首先必损伤荣卫，卫气不足，所以皮肤失却收缩的功能，荣血涩滞，而肌肉形成坚紧的状态。寒湿伤表，必有痛证，但卫气虚是主要的，虚证皮肤松弛，而有皱纹，卫气不足，按之能够使阳气足，阴邪散，所以"快然而不痛"，这属于虚证。

阴之生实奈何？岐伯曰：喜怒不节，则阴气上逆，上逆则下虚，下虚则阳气走之，故曰实矣。帝曰：阴之生虚奈何？岐伯曰：喜则气下，悲则气消，消则脉虚空，因寒饮食，寒气熏满[1]，则血泣气去，故曰虚矣。

注解：
[1]熏满：寒气布散，像熏烟的弥漫一样。

释义：内为阴，外为阳，身半以下属阴，身半以上属阳，喜怒之气，是由衷而发出，喜怒不节则阴气上逆，逆则下虚，虚则阳邪乘袭，所以是实。

心藏神，喜能使神散而气下，肺藏气，悲能使肺伤而气消，脉随气而消长，神气消所以形成脉虚实，又因寒饮食，寒气熏满于藏府经脉，必损伤阳气，阳气不足，营血涩滞，所以是虚。

帝曰：经言阳虚则外寒，阴虚则内热，阳盛则外热，阴盛则内寒，余已闻之矣，不知其所由来也？岐伯曰：阳受气于上焦，以温皮肤分肉之间。今寒气在外，则上焦不通，上焦不通，则寒气独留于外，故寒慄。帝曰：阴虚生内热奈何？岐伯曰：有所劳倦，形气①衰少，谷气不盛，上焦不行，下脘不通，胃气热，热气熏胸中，故内热。

帝曰：阳盛生外热奈何？岐伯曰：上焦不通利，则皮肤致密，腠理闭塞，玄府②不通，卫气不得泄越，故外热。帝曰：阴盛生内寒奈何？岐伯曰：厥气上逆，寒气积于胸中而不写③；不写则温气去，寒独留，则血凝泣，凝则脉不通，其脉盛大以濇，故中寒。

注解：

①形气：指肢体的活动力量。

②玄府：就是汗孔。

③写：与泻通。

释义："阳"指人身的阴气，也就是卫气。阳气虚，体表寒冷；阳气盛，体表发热。"阴"指人身的阴气，阴气虚，发生内热；阴气盛，发生内寒。

人身的阳气（卫气），是由胃中水谷所产生的，通过脾运输到肺，再从上焦散布于体表，充肤热肉。假令寒气外束，上焦的阳气郁遏，不能流通于外，以致寒气稽留体表，从而发生寒战，所以说"阳虚生外寒"。

脾具有转输水谷精微的作用。如果劳倦太过，脾气受到损伤，以致水谷不能化生精微，所以谷气不盛，阴气衰少。由于脾的转输功能减退，致使清阳的气不升，浊阴的气不降，因之上焦不行，下脘不通，热气熏灼胸中，所以说"阴虚生内热"。

阳气出于上焦，护卫人身的外表。阳气亢盛，上焦不通，皮肤致密，腠理和汗孔也闭塞不通，以致卫气不能发泄，因而体表发热，所以说"阳盛生外热"。

寒水之气属阴，居于人身的下焦，寒气内盛，便上逆于胸中。如果寒气留积胸中不散，就会使阳气消失，血液凝涩，出现脉盛大而中见涩象，这是阴寒内盛的病，所以说"阴盛生内寒"。

第二节

《素问·太阴阳明论》①阳者，天气也，主外，阴者，地气也，主内；故阳道实，阴道虚。故犯贼风虚邪者，阳受之；食饮不节，起居不时者，阴受之。阳受之，则入六府；阴受之则入五藏。入六府，则身热，不时卧，上为喘呼；入五藏则䐜满闭塞，下为飧泄，久为肠澼。

注解：

①《太阴阳明论》：《素问》第二十九篇篇名。

释义：阳象天气，主外；阴象地气，主内。外邪多有余，所以阳道实；内伤多不足，所以阴道虚。贼风虚邪伤人，阳气就首先受到侵袭；饮食起居的失调，阴气就先受到影响。外表受病，即从阳而入六府，阳邪在表，所以身热，府气上逆，故不得卧而喘息粗大有声；内在受病，即从阳而传入五藏，阴邪主里，故浊阴凝聚，而䐜满闭塞，中气不守，所以发生飧泄，久则为肠澼。

第三节

《灵枢·邪气藏府病形》①黄帝问于岐伯曰：邪气之中②人也，奈何？岐伯答曰：邪气之中人高也。黄帝曰：高下有度乎？岐伯曰：身半以上者，邪中之也。身半以下者，湿中之也。故曰：邪之中人也无有常。中于阴溜留于府，中于阳则溜于经。黄帝曰：阴之与阳也，异名同类，上下相会，经络之相贯，如环无端，邪之中人，或中于阴，或中于阳，上下左右，无有恒常，有故何也？岐伯曰：诸阳之会，皆在于面。中人也，方乘虚时及新用力，若饮食汗出，腠理开而中于邪，中于面则下阳明，中于项则下太阳，中于颊则下少阳，其中于膺背两胁，亦中其经。

注解：

①《邪气藏府病形》：《灵枢》第四篇篇名。

②中：读去声，下同。

释义： 六淫的邪气伤人，多在于体外，外属阳，其病在上在表，这是一般的规律。但是邪气的性质各有所不同，伤人的病部，也有所不同。像风属阳，风邪伤人，多在身半以上；湿属阴，湿邪伤人，多在身半以下。所以说"身半以上，邪中之也，身半以下，湿中之也。"

外界的六淫，是发病的条件，内部藏府的本气，是起着决定性的作用，所以邪气中人，或在于阴，或在于阳，上下左右，并无一定的规律。

阳经受邪，是由饮食用力汗出，腠理开，卫气不固，邪从虚入的。六阳经脉都会于头面，所以为诸阳之会。面是阳明经脉循行之处，邪中于面，则由此而入于阳明；项是太阳经脉循行之处，中于项则由此而入于太阳；颊是少阳经脉循行之处，中于颊则由此而入于少阳。

头面部是如此，邪中于躯干部也是如此，阳明循身之前，中于膺则入于阳明；太阳循身之后，中于背则入于太阳；少阳循身之侧，中于胁则入于少阳。这就是所谓中于阳则溜于经。

黄帝曰：其中于阴奈何？岐伯答曰：中于阴者，常从臂胻始。夫臂与胻，其阴①皮薄，其肉淖泽，故俱受于风，独伤于阴。黄帝曰：此故伤其藏乎？岐伯答曰：身之中于风也，不必动藏，故邪入于阴经则其藏气实，邪气入而不能客，故还之于府。故中阳则溜于经，中阴则溜于府。

注解：

①其阴：张介宾："臂胻内廉曰阴，手足三阴之所行也。"

释义： 邪气中于阴经，常从四肢臂胻部开始。因为手臂内廉部分，是手三阴经脉循行之处，脚胻的内廉部分，是足三阴经循行之处，其皮薄，其肉柔，抗邪的正气比较差，所以邪从虚入，而伤其阴经。

三阴的经脉，是内连五藏的，如果藏气实，邪气入于阴经，并不能动其藏气，邪不能深入，还之于表，这就是所谓中阴则溜于府。

黄帝曰：邪之中人藏，奈何？岐伯曰：愁忧恐惧则伤心。形寒饮冷则伤肺，以其两寒相感，中外皆伤，故气逆而上行。有所堕坠，恶血留内，若有所大怒，气上而不下，积于胁下，则伤肝。有所击仆，若醉入房，汗出当风，则伤脾。有所用力举重，若入房过度，汗出浴水，则伤肾。黄帝曰：五藏之中风奈何？岐伯曰：阴阳俱感，邪乃得往。

释义：本段主要说明邪伤五藏的病理。心藏神，愁忧恐惧，以使心神虚怯，所以愁忧恐惧伤心。肺属金，外合皮毛，如果外形受寒，内饮冷水，就会伤肺；肺主周身的气，由于内外寒邪为病，所以气逆于上而不能下降。肝藏血，在情志为怒，如果堕坠跌仆，就会使肝藏的气滞于内；情志激动发生大怒，就会使肝气上逆而不能下行，肝的经脉布于胁肋，肝气受伤，所以气血郁积胁下。脾主肌肉并担任运输水谷精微的职务，如果遭受击仆，就会损伤脾所主的肌肉；醉后行房，汗出当风，疾病导源于酒食，所以说伤在脾。肾藏精主骨，用力举重太过，就会损伤骨骼；房事过度，就会损伤肾所藏的精；入房过度，汗出浴水，疾病起因于房劳，所以说伤在肾。五藏受邪，主要是由于内外俱感，邪气才得深入而为病患。

第四节

《灵枢·百病始生》[①]风雨寒热，不得虚邪，不能独伤人，卒然逢疾风暴雨而不病者，盖无虚，故邪不能独伤人。此必因虚邪之风与其身形，两虚相得，乃客其形。两实相逢，众人肉坚，其中于虚邪也，因于天时，与其身形，参以虚实，大病乃成。

注解：

①《百病始生》：《灵枢》第六十六篇篇名。

释义：形气壮实的人，是不会受到外界的风雨寒暑侵袭的，所以说"风雨寒暑，不得虚，邪不能独伤人。"其所以遇到疾风暴雨而不发生疾病，也就是形气不虚的缘故。形气虚弱的人，遇到外界反常气候的虚风，两虚相合，邪气就会乘虚侵犯人的形体。如果肌肉坚实的人，遇到正常气候的实风，两实相合，对人的形体就无损害。所以说人之感受外邪，发生大病，一定是由于天时的虚风，和人身形气的虚弱，两相凑合所形成的。

是故虚邪之中人也，始于皮肤，皮肤缓则腠理开，开则邪从毛发入，入则抵深，深则毛发立，毛发立则淅然，故皮肤痛。留而不去，则传舍于络脉，在络之时，痛于肌肉，其痛之时息，大经乃代。留而不去，传舍于经，在经之时，洒淅喜惊留而不去传舍于输，在输之时，六经不通，四肢则肢节痛，腰脊乃强。留而不去，传舍于伏冲①之脉，在伏冲之时，体重身痛。留而不去，传舍于肠胃，在肠胃之时，贲响腹胀，多寒则肠鸣飧泄，食不化，多热则溏出糜。留而不去，传舍于肠胃之外，募原之间，留著于脉，稽留而不去，息而成积。或著孙脉，或著络脉，或著经脉，或著输脉，或著于伏冲之脉，或著于膂筋②，或著于肠胃之募原，上连于缓筋，邪气淫泆③，不可胜论。

注解：

①伏冲：张景岳："伏冲之脉，即冲脉之在脊者，以其最深，故曰伏冲。"

②膂筋：膂是脊骨，脊内的筋叫膂筋。

③淫泆：泆音逸，是说邪气稽留成病，像水的淫漫流泆，到低处就停聚一样。

释义：六淫邪气之中人，多是由表入里，所以开始于皮肤。因为表虚则皮肤纵缓，毛窍不固，邪气遂得而乘之，邪在表则毛发竖立，所以淅然。邪伤卫则血气凝涩，所以皮肤疼痛。

邪在皮毛，应当先治其外，如果邪气留而不去，其入渐深，则传于络脉。络浅于经，所以痛于肌肉之间。如果肌肉的痛感渐息，是邪气将由浅而深，由络而入于大经。

络浮而浅，经隐而深，邪气从络入经，对整个肌体来说，经还是在表，邪在表故洒淅恶寒。经气连藏，所以喜惊。

大多数腧穴，都是经气所聚会之处，受邪而有所留止，必在关节溪谷之间，所以邪气自经入腧，则六经不通，在四肢部则肢节痛，在躯干部则腰背强。

伏冲之脉，是循行在背脊内，其位深，所以名伏冲，邪从经腧，留入于此，脉道不通，血气凝涩，所以体重身痛。

邪气由经入府，传入于肠里，肠里不和，所以出现奔响腹胀的病候。从辨证的观点来看，如果肠胃有寒，则澄澈清冷，水谷不分，而为肠鸣飧泄。如果是属于热的，则浊垢下注，秽物如泥，所以为溏为为糜。

肠胃之外，募原之间，是皮理募外，部位比较隐蔽曲折，气血比较不容易流通。如果邪气不解，留著于中，则气血凝塞，止息而成积结的病。

第五节

《灵枢·刺节真邪》①黄帝曰：余闻气者，有真气，有正气，有邪气，何谓真气？岐伯曰：真气者，所受于天，与谷气并而充身也。正气者，正风也，从一方来，非实风又非虚风也。邪气者，虚风之贼伤人也，其中人也深，不能自去，正风者，其中人也浅，合而自去，其气来柔弱，不能胜真气，故自去。

虚邪之中人也，洒淅动形，起毫毛而发腠理。其入深，内搏于骨，则为骨痹；搏于筋，则为筋挛；搏于脉中，则为血闭，不通则为痈；搏于肉，与卫气相搏，阳胜者则为热，阴胜者则为寒，寒则真气去，去则虚，虚则寒。搏于皮肤之间，其气外发，腠理开，毫毛摇，气往来行，则为痒，留而不去，则痹，卫气不行，则为不仁。

注解：

① 《刺节真邪》：《灵枢》第七十五篇篇名。

释义： 真气就是元气。气在天的，受于鼻而喉主之，来自水谷的，入于口而咽主之，但在未生之初，叫作先天之气，成于已生之后，叫作后天之气，气在阳分叫阳气，在阴分叫阴气，在表叫卫气，在里叫营气，在脾叫充气，在胃叫胃气，在上焦叫宗气，在中焦叫中气，在下焦叫元阴元阳之气。捍卫体表，充塞一身，都是真气，但因部位、作用不同，所以名称有所不同。

正气即正风，代表着自然界正常的气候，也就是春温夏暑、秋凉冬寒，时令的变化。邪气即虚风，像春应温而反凉，夏应热而反寒，代表着反常的气候。正气来的柔弱，有时也能伤人，人身的真气容易应付，故中人也浅，合而自去。邪气来得刚暴，对人身的危害性大，故中人也深，不能自去。

虚邪伤人，由表入里，所以开始于皮肤。腠理不固，毫毛大开，所以洒渐恶寒而振动其形。但邪气中人，变化是不可测的。由外入内，搏于骨则为骨痹；搏于筋则为拘挛；搏于脉则血脉凝涩，血气阻塞，则为痈肿。卫气是温分肉的，邪气若与人身的卫气相搏，正气胜邪，则为阳胜而热，邪气胜正，则为阴盛而寒。所谓"寒"，主要是真气不足，所造成虚寒的病变。

邪气搏于皮肤之间，与人身的卫气相遇，也产生种种不同的病变。有的气往来行，则流而为痒，有的留而不去，则痛而为痹，也有卫气受伤。虚而不行，不知痛痒，而成为不仁。

第六节

《灵枢·贼风》① 黄帝曰：夫子言贼风邪气之伤人也，令人病焉，今有其不离屏蔽，不出室穴之中，卒然病者，非不离贼风邪气，其故何也？岐伯曰：此皆当有所伤于湿气，藏于血脉之中，分肉之间，久留而不去，若有所堕坠，恶血在内而不去，卒然喜怒不节，饮食不适，寒温不时，腠理闭而不通，其开而遇风寒，则血气凝结，与故邪相袭，则为寒痹。其有热则汗出，汗出则受风，虽不遇贼风邪气，必有因加而发焉。

注解：

①《贼风》：《灵枢》第五十八篇篇名。

释义："贼风邪气"，是四时不正的气候，对人的危害性是很大的，如果人能善为调养，不触冒贼风邪气，应当无病，也有猝然而发病的，其原因或先伤于湿气，留于血脉分肉之间；或有所堕坠跌仆，恶血稽留于内而不去；有的喜怒失节，使气有所逆；有的饮食不适宜，使肠胃有所伤；也有因寒温不时，以致腠理闭塞，卫气不通。这就是所说的"故邪"。

若其人先受病邪，继受风寒的侵害，则血气凝结，新邪与故邪相袭击，所以发生寒痹，若其人或因热汗出而受风邪，虽不遇贼风邪气，还是属于外感，因新邪与故邪相加，合而病发。

黄帝曰：夫子之所言者，皆病人之所自知也，其毋所遇邪气，又毋怵惕之所志，卒然而病者，其故何也？唯有因鬼神之事乎？岐伯曰：此亦有故邪留而未发，因而志有所恶①，及有所慕，血气内乱，两气相搏，其所从来者微，视之不见，听而不闻，故似鬼神。

注解：

①恶：读去声。

释义："故邪"就是前面所说的湿气，跌仆之类，因先已受邪，留而未发，后因情志的刺激，或有所爱好，动其藏气，使血气紊乱，新邪与故邪相合，遂发而为病。

第七节

《素问·气交变大论》①岁木太过，风气流行，脾土受邪，民病飧泄，食减，体重，烦冤，肠鸣，腹支满，甚则忽忽善怒，眩冒巅疾。……岁火太过，炎暑流行，金肺受邪，民病

第五篇　病机

疟，少气，咳喘，血溢血泄，注下，嗌燥耳聋，中热，肩背热……甚则胸中痛，胁支满，胁痛，膺背肩胛间痛，两臂内痛，身热骨②痛，而为浸淫。……岁土太过，雨湿流行，肾水受邪。民病腹痛，清厥，意不乐，体重，烦冤。甚则肌肉萎，足痿不收，行善瘛，脚下痛，饮发中满，食减，四支不举……岁金太过，燥气流行，肝木受邪。民病两胁下少腹痛，目赤痛，眦疡，耳无所闻。肃杀而甚，则体重，烦冤，胸痛引背，两胁满且痛引少腹……甚则喘咳逆气，肩背痛，尻、阴、股、膝、髀、腨、胻足皆病……岁水太过，寒气流行，邪害心火。民病身热，烦心躁悸，阴厥，上下中寒，谵妄心痛……甚则腹大胫肿，喘咳，寝汗出憎风。

注解：

①《气交变大论》：《素问》第六十九篇篇名。

②骨：林亿《新校正》："按《玉机真藏论》云'心脉太过，则令人身热而肤痛为浸淫'，此云骨痛者，误也。"应作肤痛。

释义：木之化风，岁木太过，所以风气流行，木内应于肝，木胜克土，所以脾藏受邪，中气不固，所以发生水谷不化的飧泄。脾虚而不能运化，所以食减。脾主肌肉，脾阳不足，故体重。脾脉从胃别上膈而注入心中，故病则烦冤（"冤""悗"）。脾位在中，中气不足，肠为之鸣。脾气主湿，湿气不化，所以腹部支满。木胜则肝强，故善怒。肝脉随督脉而会于巅顶，所以出现有头眩眼花昏冒等头部疾病。

火之化热，岁火太过，所以暑热流行，火内应于心。火胜刑金，所以肺藏受邪。火邪伤阴而外应于皮毛，所以寒热交争而为病疟。壮火食气故少气。肺气上逆则咳喘。火迫血而妄行，或上溢于口鼻，或下泄于二便。火性急速，所以有水泻注下。肺为华盖，部位在上，火炎于上，所以有耳聋嗌干中热肩背热等病。手少阴心经，起于心中，其直者，从心系上肺，下出腋，以至循臂内后廉，火旺于本经，所以经脉循行之处，出现有痛证。火盛而流布于一身，故身热肤痛而热势熏灼不已。

土之化湿，岁土太过，所以雨湿流行。土内应于脾，脾湿盛则克水，所以肾藏受邪。肾藏的部位在少腹，肾中的真阳充塞于一身，邪伤于肾，所以有大腹少腹痛，四肢清冷，体重。阳气受阻，所以情绪忧郁，而烦闷不舒。甚则土湿有余，脾经亦自病，脾主肌肉，而外应四肢，其经脉是从足大趾而上行，脾病所以肌肉萎弱，四肢萎弱，抽掣挛病。又脾主湿，有转输食物精微的功能，湿盛所以水饮留积而中满。脾不健运，所以饮食减少。

金之化燥，岁金太过，所以燥气流行。金内应于肺，肺燥盛则克木，所以肝藏受邪。两胁少腹、耳、目都是肝胆经气所流注的部位，邪伤于肝，木气不达，所以有两胁下及少腹痛目赤痛耳聋等病。金气太过，所以肃杀甚，肝木受邪，则郁而不达，所以有体重烦闷不舒，胸痛牵引及背，两胁满而痛连少腹。甚则金邪有余，肺经亦自病。肺主气，肺气上逆，所以喘息咳嗽，肩背疼痛。金气不能生水，以致肾阴亦病，所以尻、阴、股、膝、髀、腨、骺、足等处，都感疼痛。

水之化寒，岁水太过，故寒气流行。水内应于肾，肾水盛则克火，所以心藏受邪。寒水的邪气上乘，迫其火气外炎，所以身热心烦。水气凌心则心悸，火气不下交于阴则躁，阴寒气甚故厥逆，火气内衰上下中寒，神不甯则谵妄，心受邪所以痛。甚则水邪有余，肾藏也自病，水太盛土不能制，所以腹大胫肿。水气上迫于肺则喘息咳嗽。寒水太盛，阳气无从资生，所以发生盗汗怕风等证。

岁木不及，燥迺①大行……民病中清②，胠胁痛，少腹痛，肠鸣溏泄……岁火不及，寒迺大行，民病胸中痛，胁支满，两胁痛，膺背肩胛间及两臂内痛，郁冒朦昧，心痛暴瘖，胸腹大，胁下与腰背相引而痛。甚则屈不能伸，髋髀如别③……岁土不及，风迺大行……民病飧泄霍乱，体重腹痛，筋骨繇复④，肌肉𥆧酸，善怒……岁金不及，炎火迺行……民病肩背瞀重，鼽嚏，血便注下……岁水不及，湿迺大行……民病腹满身重，濡泄，寒疡流水⑤，腰股痛发，腘腨股膝不便，烦冤，足痿清厥，脚下痛，甚则胕肿。

注解：

①迺：同"乃"。

②中清：中气清冷。

③髋髀如别：别就是分离。形容臀股之间有如分离而不能活动自如。

④繇复：《灵枢·根结》："所谓骨繇者，摇故也。"繇复就是动摇不定的意思。

⑤寒疡流水：不红不热的阴胜疮疡叫作寒疡。流水，是只流稀液，没有脓血。

释义：岁木不及，而金乘之，所以燥气大行。木内应于肝，燥气肃杀太甚，使肝藏失却升发的作用，所以表现于本经，而出现有胠胁痛、少腹痛，同时木病则不能生火，引起中气虚寒，而有肠鸣溏泄等证。

岁火不及，而水乘之，所以寒气大行。火内应于心，阴寒的邪气凝滞太甚，使本身的阳气不能生化，生机受到摧残，所以心经及手心主经脉所循行之处，出现有胸痛，胁满痛，膺背肩胛间及两臂内痛。寒邪直犯心主，所以心痛而突然失音。阳气大伤，所以气郁上冒，头晕眼花。心在膈上，是背部的阳藏，火受水邪，所以痛连腰背。甚至阴气凝塞太甚，阳气不能下达，使臀股之间像有所分离，而不能活动自如。

岁土不及，而木来乘之，木之化风，所以风气大行。土内应于脾，脾为后天的根本，有消化吸收食物精微的功能，脾气虚则中气不能固守，土不及则水无所制，所以有上吐下泻，泄泻，体重，腹痛。脾弱则肝强，所以容易发怒，筋骨摇动，肌肉跳动、酸疼等证。

岁金不及，而火来乘之，所以火热大行。金内应于肺，肺为华盖，居膈上，主气，肩背是肺藏的经气所注之处，肺受邪，经气不利，所以肩背部闷重。肺开窍于鼻，肺被火灼，所以鼻塞流涕。火性急速，火邪伤血，所以血液暴下。

岁水不及，而土来乘之，所以湿气大行。水内应于骨，肾气衰，土湿盛，聚于中则腹部满，阻于表则全身重，注于下则大便溏泄，阳气不足，阳气被阴湿所遏，故所患寒性疮疡，脓水稀薄，四肢清冷，烦闷不舒。寒湿凝涩，阳气不断下达，所以腰股疼痛，下肢关节运动不利，足部萎弱，脚下痛，甚则脚背浮肿。

第八节

《素问·至真要大论》①夫百病之生也，皆生于风寒暑湿燥火，以之化之变②也。经言盛者写之，虚者补之……可得闻乎？岐伯曰：审察病机，无失气宜，此之谓也。帝曰：愿闻病机何如？岐伯曰：诸风掉眩，皆属于肝。诸寒收引③，皆属于肾。诸气膹郁④，皆属于肺。诸湿肿满，皆属于脾。诸热瞀瘛⑤，皆属于火。诸痛痒疮，皆属于心。诸厥固泄，皆属于下。诸痿喘呕，皆属于上。诸禁鼓慄，如丧神守，皆属于火。诸痉项强，皆属于湿。诸逆冲上，皆属于火。诸胀腹大，皆属于热。诸躁狂越，皆属于火。诸暴强直，皆属于风。诸病有声，鼓之如鼓，皆属于热。诸病胕肿，疼酸惊骇，皆属于火。诸转反戾，水液浑浊，皆属于热。诸病水液，澄澈清冷，皆属于寒。诸呕吐酸，暴注下迫，皆属于热。

注解：

①《至真要大论》：《素问》第七十四篇篇名。

②之化之变：王冰："静而顺者为化，动而变者为变。"也就是气候正常叫作化，气候反常叫作变。

③收引：收有收敛的意思。引有引急的意思。收引，就是指筋脉挛急，关节屈伸不利而言。

④膹郁：就是胸部痞塞，呼吸迫促。

⑤瞀瘛：瞀是神志昏蒙，瘛是抽搐痉挛。

释义：风寒暑湿燥火，是天的六气，气候正常的叫作化，气候反常而能伤人的叫作变。人身的藏府，与天气是相应的，如果藏府的本气失调，受外来邪气的影响，就可以造成或虚或实种种不同的病变，病随气动，是有一定的部位与一般的规律，所以必须察其机要，无失其气宜。

肝是风木的藏，"风胜则动"，所以凡是风病，而发生头目晕花，肢体动摇等症状的，都是属于肝的病变。它的治法有二，属实证的，宜凉宜泄，属虚证的，宜温宜补。

肾是寒水的藏，寒气过盛，则血液凝滞收缩。所以凡是寒证而发生筋脉挛急，关节屈伸不利等症状的，都是属于肾的病变。它的治法，宜温肾散寒。

肺主诸气，以清肃下行为顺。所以凡是出现喘息气逆、胸部闷塞等气分症状的，都是属于肺的病变。它的治法，宜辛散苦降。

脾主湿土，湿盛则脾气受伤，不能健运，因而水湿停留，所以凡是浮肿胀满等症状的，都是属于脾的病变。它的治法，宜健脾化湿。

凡一切热病，都能熏灼津液，伤人神志，如热邪深入营分，往往发生神志昏蒙不清；熏灼筋脉，就发生抽搐痉挛，所以在临床上见到发热，神昏，抽搐的患者，属于火热之邪的居多。

心主血脉，属火，热郁灼血，则血郁结而成疮疡，所以凡是出现疼痛瘙痒疮疡，都是属于心的病变。它的治法，宜凉血清热为主。

厥证有寒热阴阳之分，正如《厥论》所说的："阳气衰于下，则为寒厥，阴气衰于下，则为热厥。"所谓下，是指肾藏而言，《本神论》说："肾气虚则厥。"因肾藏位于下部，故说属下。大小便不通或失禁，不仅与肾有关，也与膀胱、大肠有关，《灵兰秘典论》说："大肠者，传导之官，变化出焉，膀胱者，州都之官，津液藏焉，气化则能出矣。"这说明大肠膀胱的功能失常，是会造成二便秘结或失禁的。同时大肠和膀胱也是位于下部，所以说皆属于下。

痿证有肺痿、足痿的不同，如《痿论》说："五藏使人痿者，因肺热叶焦，发为痿躄也。"由于肺位最高，所以说属上。足病变虽在下部，但致病因素，也是由于肺热叶焦，不能通调水液，筋脉失养，成为痿躄，故足痿亦属上。喘是属于肺的病变，呕虽属胃，由于肺胃之气不能肃降，违反了手太阴、足阳明下行为顺的本职，上气喘促，呕吐哕逆，所以说喘呕是属于上。

一般的外感风寒，开始时，有时有恶寒成战慄的症状，但是神志没有不安的现象，只有火邪内攻，往往发生恶寒战慄、口噤、鼓颔、惶恐不安，甚至神志昏迷，其原因是火郁不能外达，也就是热极似寒，重阳必阴的道理。

人体的筋脉，需要津液的濡养，如果湿邪壅甚，致使津液受伤，就会引起筋脉挛急的痉病，但须明确冲逆的症状，固然有因于火的，但不是所有的冲逆，都属于火。例如：呕吐呃逆有寒热的分别，寒性的呕吐或呃逆，那就不属于火了。

阳热之气，伤肠胃，发生胀满腹大。如《脉要精微论》说："胃脉实，则胀"，《本神》说："脾气实，则腹胀，泾溲不利。"这都是因实热所致的腹胀。但是腹大胀满，并不是完全属热，如《异法方宜论》说："藏寒生满病。"由此可知，因热而胀的，只不过是原因的一种，并不能概括一切。

躁扰不宁，或狂妄失常等疾患，大多数属于火邪亢盛所致。所以张介宾说："热盛于外，则肢体躁扰；热盛于内，则神志躁烦。"例如：阳明实证的躁扰不宁，妄言骂詈，即属此类证候，但是必须指出，躁证也有属于阴躁的，如"欲坐井中，但欲饮水，不欲入口"。这是阴盛格阳，在诊断上是真寒假热，这就不属于火了。

风病有内风和外风的不同，所谓内风，即如肝风、虚风等；所谓外风，如伤风、风温等。一般来说，外风必须通过内风才发生筋脉挛急的现象。本条所谓"诸暴强直"是突然发作的，是由外风引起内风，发生强直的现象。

"鼓之如鼓"是形容腹部中空如鼓，胀而有声，这种鼓胀是由于积热壅滞，腹内充满了热气。如饮食过饱，或肥甘无度，停滞中脘，即属此类疾病。但此证不尽属热，也有属寒的，如《师传》篇说："胃中寒则腹胀"，腹中寒，则肠鸣飧泄，这又是寒胀的有声，所以在临床上，不能单凭腹胀，就肯定属热，必须结合脉象及其症状，全面认识。

发生红肿的疾患，阳实于外，火邪在经，必定酸痛，若病痛剧烈，引起神志不安，是热邪乘阴，火邪在藏。这类病候，大都属于火邪，一般的治法，以清火凉血为主。

"诸转反戾"，转是指左右扭转，反是角弓反张，戾是如犬出户下，其身曲戾，这都是形容筋脉挛急的不同现象，也是说明热邪熏灼，筋脉失养所造成的征象，如少阳行身之侧，热伤少阳筋脉则转；太阳行身之

第五篇　病机

背，热伤太阳筋脉则反；阳明行身之前，热伤阳明筋脉则戾。水液浑浊，是热邪内扰，致使小便浑浊不清，但筋脉挛急，有因热因风的不同，所以特别指出水液浑浊，这是属热的特征。

病人上下窍所排出的水液，如果是澄清透明，是属于寒证。例如胃寒的疾病，多呕吐清水；寒性的腹泄，大便清稀；外感风寒，鼻流清涕；虚寒证，小便清白。所以说，凡水液澄彻清冷，多属于寒证。

肝藏郁热犯胃，发生呕吐酸水，所以一般呕吐有酸味的，都是属于热邪。热邪如果伤及肠胃，则传化失常，发生腹泄如注，或里急后重等现象。但呕吐泄泻，也有属于寒性的，必须结合脉证，细心观察。

病机十九条，是古人对疾病的一种分类方法，从复杂的症状中，得出辨证求因的初步概念，使我们在临床治疗上，有了规律可循。例如，属火的五条，属热的四条，尽管症状不同，而病因则同属于火热。又如诸转反戾属热，诸暴强直属风，诸痉项强属湿，三者症状虽相似，而病因却不同，由此可知，同一病因，可以产生许多不同的症状。相反，症状相同，而病因则异。总之，病机十九条，是启示我们在临床上，应根据不同的症状，进行随证求因，审因论治。

第九节

《素问·宣明五气》五劳所伤：久视伤血，久卧伤气，久坐伤肉，久立伤骨，久行伤筋，是谓五劳所伤。

释义："五劳"，心主血，久视劳心，所以伤血。肺主气，久卧劳肺，所以伤气。脾主肉，久坐劳脾，所以伤肉。肾主骨，久立劳肾，所以伤骨。肝主筋，久行劳肝，所以伤筋。这就是所谓"五劳"。

第十节

《素问·举痛论》[①]余知百病生于气也。怒则气上，喜则气缓，悲则气消，恐则气下，寒则气收，炅则气泄，惊则气乱，劳则气耗，思则气结，九气不同，何病之生？岐伯曰：怒则气逆，甚则呕血及飧泄，故气上矣。喜则气和志达，荣卫通利，故气缓矣。悲则心系急，肺布叶举，而上焦不通，荣卫不散，热气在中，故气消矣。恐则精却②，却则上焦闭，闭则气还，还则下焦胀，故气不行③矣。寒则腠理闭，气不行，故气收矣。炅则腠理开，荣卫通，汗大泄，故气泄④。惊则心无所倚⑤，神无所归，虑无所定，故气乱矣。劳则喘息汗出，外则皆越⑥，故气耗矣。思则心有所存，神有所归，正气留而不行，故气结矣。

注解：

①《举痛论》：《素问》第三十九篇篇名。

②却：退却。

③气不行：新校正云："详气不行，当作'气下行'也。"

④泄：洩漏的意思。

⑤倚：依靠的意思。

⑥越：浮散的意思。

释义：人身的"气"，在正常的情况下，有滋养身体和抵御外邪的作用，如果外感六淫之邪，内伤七情之害，身体就会发生异常的变化，从而形成外感或内伤的疾病，所以说"百病皆生于气"。

怒是肝的情志，肝与风木之气相应，为阴中之阳，主生发，如果发生暴怒，就会使肝气上逆，逼血上行，所以呕血。肝气偏盛，克贼脾土，所以发生飧泄。这就是怒则气上而产生的病变。

喜是心的情志，心志喜乐，气脉和调，意志畅达，荣卫通利，所以说"喜则气缓"。若心情过于喜乐，则气弛缓，以致形成神惮散而不藏。

悲是肺的情志，肺与心同居膈上，如果过于悲哀，就会使心系紧急，肺藏扩大，肺叶上举，心肺受病，所以上焦不通，荣气和卫气不能正常运行，郁而生热，热气留积胸中，消耗肺气，所以说"悲则气消"。

恐是肾的情志，如果过于恐惧，就会使肾精受伤，足少阴经的经气不能上行，升降不能相交，上焦的通路闭塞，上焦闭塞，经气还于下焦，发生胀满，所以说"恐则气下"。

寒气主收敛，人身感受了寒邪，就会使腠理闭塞，汗孔不通，以致荣卫之气不能运行，所以说"寒则气收"。

热气是主发的，人感受了热邪，就会使腠理开，荣卫通利，大量汗出，以致津液外泄，所以说"炅则气泄"。

猝然受了大惊，就会使心悸动荡，无所依靠，心神浮散无所归附，谋虑也无所决定，所以说"惊则气乱"。

疲劳太过，就会使阳气浮散，阳气动于内，奔于肺，发生喘息，阳气外散，遍身大汗，所以说"劳则气耗"。

思虑太过，系念于心而不释，就会使神志凝聚。正气留滞而不能运行，以致神气郁结，所以说"思则气结"。

疾病的形成，固然是由外在的因素所引起的，但必须通过人身气的异常变化，才能够发生疾病，这说明疾病的发生，内因有决定性的作用。

第十一节

《素问·经脉别论》[①]凡人之惊恐恚劳动静，皆为变也。是以夜行则喘出于肾，淫气[②]病肺。有所堕恐，喘出于肝，淫气害脾。有所惊恐，喘出于肺，淫气伤心。度水跌仆，喘出于肾与骨。当是之时，勇者气行则已，怯者则着而为病也。

注解：

①《经脉别论》：《素问》第二十一篇篇名。

②淫气：淫，淫漫。是说气的涌散，像水漫出来一样。

释义：喘病是气逆喘息，但因受病的原因不同，病人的体质不同，所以同一喘证，其性质也各不相同。

夜行而病喘的是属于肾，因肾属阴藏，主时在亥子，其气主闭藏，夜行则肾气外泄，故喘出于肾。肺与肾是子母的关系，少阴的经脉上入肺中，肾病侵及于肺，所以说"淫气病肺"。

有因堕恐而病喘的，是属于肝，因堕坠跌仆，能损筋伤血，肝主筋，又主藏血，若堕坠恐而喘，所以说"淫气害脾"。

因惊恐而病喘的是属于肺，因情志受外界的刺激，发生惊恐，以致神气散乱，肺藏气，所以说"喘出于肺"。心藏神，神乱心虚，而肺逆之气乘机侵犯，所以说"淫气病心"。

渡水跌仆而病喘的是属于肾，因水气通于肾，肾主骨，跌仆能损骨，所以说"喘出于肾与骨"。

以上所说的喘证，如果是身体强壮，气血畅行，病必自愈；假如正气不足，气血留滞，则邪气留着而为病。

第十二节

《素问·生气通天论》阴之所生，本在五味，阴之五宫①，伤在五味。是故味过于酸，肝气以津②，脾气乃绝③。味过于咸，大骨气劳，短肌④，心气抑⑤。味过于甘，心气喘满，色黑，肾气不衡。味过于苦，脾气不濡，胃气乃厚⑥。味过于辛，筋脉沮弛⑦，精神乃央⑧。

注解：

①五宫：是指的五藏。

②津：津气润也。

③绝：是阻碍的意思。

④短肌：是肌肉萎缩。

⑤抑：抑郁而不舒畅的意思。

⑥胃气乃厚：胃部胀满，即呆滞的意思。

⑦沮弛：败坏弛缓的意思。

⑧央：林亿《新校正》云："央乃殃也。"

释义： 阴精的化生，来源于饮食五味，但是偏嗜五味太过，又能使五藏受到损害。所以饮食的酸味过多，则肝气过于旺盛，以致脾藏的运化功能受到阻碍。饮食的咸味过多，则肾所主的骨受到损伤，脾所主的肌肉发生萎缩，心气抑郁而不舒。饮食的甘味过多，则心气滞缓而发生满闷，脾土盛则克肾水，所以面现黑色，发生反常的现象。饮食的苦味过多，则脾藏失去运输精微的功能，胃气呆滞发生胀满。饮食的辛味过多，就会使筋脉败坏，发生弛缓的现象，元气耗散，精神受到损伤。

饮食物是人身生长发育的泉源，但是偏嗜五味太过，就会损伤人体，导致疾病。所以调和五味，不仅具有养生的意义，对诊断也有一定的作用。

第十三节

《灵枢·顺气一日分为四时》①夫百病者，多以旦慧②昼安，夕加夜甚，何也？岐伯曰：四时之气使然。黄帝曰：愿闻四时之气。岐伯曰：春生夏长，秋收冬藏，是气之常也，人亦应之。以一日分为四时，朝则为春，日中为夏，日入为秋，夜半为冬。朝则人气始生，病气衰，故旦慧。日中人气长，长得则胜邪，故安。夕则人气始衰，邪气始生，故加。夜半人气入藏，邪气独居于身，故甚也。黄帝曰：其时有反者，何也？岐伯曰：是不应四时之气，藏独主其病者，是必以藏气之所不胜时者甚，以其所胜时者起也。

注解：

①《顺气一日分为四时》：《灵枢》第四十四篇篇名。

②慧：清爽的意思。

释义：四时的气候，春主生，因为阴气减杀，阳气上升。夏主长，因为阴气已衰，阳气大盛。秋主收，阳气下降，阴气渐盛。冬主藏，阳气潜伏，阴气大盛。阴阳升降生长收藏的道理，不独一年是如此，就是一日也是如此，所以平旦为春，日中为夏，日暮为秋，夜半为冬。

人身的正气，是与天气相应的，若受邪气的侵袭，主要是正气的反应，晨起是阳进阴退，所以邪衰正胜，病势比较轻些。日午阳气大盛，正能胜邪，所以病安。日暮阴进阳退，所以病加重。夜半阳气潜藏，阴气独盛，正气不能胜邪，所以病甚。也有藏气独主其病，不应四时之气，像肝病不能胜卯酉时的金气，心病不能胜亥子时的水气，脾病不能胜寅卯时的木气，肺气不能胜巳午时的火气，肾病不能胜辰戌丑未时的土气，这是藏气所不胜时者甚。又加肝病至辰戌丑未时而有起色，肺病至寅卯时而有起色，肾病至巳午时而有起色，这是藏气所胜时而有起色。

第三章　病的传变

第一节

《素问·皮部论》①百病之始生也，必先于皮毛。邪中之，则腠理开，开则入客于络脉。留而不去，传入于经，留而不去，传入于府，廪②于肠胃。邪之始入于皮也，沂然③起毫毛，开腠理。其入于络也，则络脉盛，色变。其入客于经也，则感虚乃陷下，其留于筋骨之间，寒多则筋挛骨痛，热多，则筋弛骨消肉烁，䐃破④毛直而败。

皮者，脉之部也。邪客于皮，则腠理开，开则邪入客于络脉，络脉满，则注于经脉；经脉满，则入舍于府藏也。故皮者有分部，不与而生大病也。

注解：

①《皮部论》：《素问》第五十六篇篇名。

②廪：作聚字解。

③沂然：沂，音素。王冰注：恶寒也。

④䐃破：王冰注："䐃者肉之标，故肉消则䐃破。"破，就是陷下的意思。

释义：皮毛是人体抵御外邪的第一道防线，凡属外感一类的疾病，必先从皮毛开始，外邪侵袭皮毛，则腠理开，腠理开则邪入客络脉，留而不去，即内传于经脉，再留而不去，即传入于府，而积聚于肠胃。当病邪开始侵入皮毛的时候，产生沂然恶寒，毫毛竖立，腠理也随之开泄，邪气侵入于内，即传到络脉，到了络脉，就会使络脉满盛，颜色变异。络为阳主外，经为阴主内，络脉之邪盛，即再由浅入深而传到经脉。经脉之里，即为筋骨，邪气乘人体正气之虚，更进一步而留连于筋骨之间，如果寒气盛就形成筋挛骨痛，热气盛，就形成筋骨痿弱，皮肉败坏，毛发枯槁。

外邪侵入人体后的一般途径，是由皮毛而络脉，而经脉，而府藏。由此可以了解外感疾病发展的规律，是由皮毛开始，表病不愈，邪气深入就形成大病。

第二节

《素问·玉机真藏论》①五藏受气于其所生②，传之于其所胜③，气舍④于其所生⑤，死于其所不胜⑥。病之且死，必先传行至其所不胜，病乃死。此言气之逆行也，故死。

肝受气于心，传之于脾，气舍于肾，至肺而死。心受气于脾，传之于肺，气舍于肝，至肾而死。脾受气于肺，传之于肾，气舍于心，至肝而死。肺受气于肾，传之于肝，气舍于脾至心而死。肾受气于肝，传之于心，气舍于肺，至脾而死。此皆逆死也，一日一夜五分之，此所以占⑦死生之早暮也。

黄帝曰：五藏相通，移皆有次，五藏有病，则各传其所胜。不治，法三月，若六月？若三日？若六日？传五藏而当死，是顺传所胜之次。故曰：别于阳者，知病从来，别于阴者，知死生之期，言知至其所困而死。

注解：

①《玉机真藏论》：《素问》第十九篇篇名。

②所生：指我所生的藏。

③所胜：指我所克的藏。

④舍：即留止的意思。

⑤所生：指生我的藏。

⑥所不胜：指克我的藏。

⑦占：即推测的意思。

释义：五藏受气于其所生，就是说受病于我所生的藏，这叫作子来乘母，如肝受气于心，心受气于脾，脾受气于肺，肺受气于肾，肾受气于肝。传之于其所胜，就是说传病邪于我所克的藏，这叫作相克而传，如肝传邪于脾，心传邪于肺，脾传邪于肾，肺传邪于肝，肾传邪于心。气舍于其所生，就是说病气留止于生我的藏，也就是病气留止于其母处，如肝病气舍于肾，心病气舍于肝，脾病气舍于心，肺病气舍于脾，肾病气舍于肺。死于其所不胜，就是说最后传至克我的藏而死亡，如肝病传至于肺而死，心病传至于肾而死。所谓"病之且死，必先传行至其所不胜，病乃死。"也就是说开始由于藏气逆行，不来乘母，导致疾病，以后是强凌弱的克贼相传，最后是受病的藏器，受不了克贼的再度侵害，所以主死，如肝受病气于心（子来乘母），传邪于脾（克贼相传），脾传邪于肾，肾传邪于心，心传邪于肺，肺金为肝木所不胜，所以说病乃死。人的藏气在正常的情况下，是顺着相生的次序运转的，形成相互资生的作用；如果藏气有了太过或不及，因而引起藏气逆行，丧失了"神转不还"的生理作用，便可致死亡，至于病者死亡的时间的早晚，以一日一夜划分为五个阶段，分属于五藏，应用五行相克的法则，是可以推知的，如病者所不胜的是肝，则死于平旦（寅卯）；所不胜的是心，则死于日中（巳午）；所不胜的是脾，则死于午后（未）或辰戌丑，所不胜的是肺，则死于薄暮（申酉）；所不胜的是肾，则死于夜半（亥子）。

五藏的关系，是互相通连的，病气的转移，都循着一定的次序，假如五藏有病，各传其所胜，如肝病传脾，脾病传肾，肾病传心，心病传肺，肺病传肝。若不早治，必互相递传，远则三月、六月，近则三日、六日，因为邪气深入，藏气损伤太甚，就可能造成死亡，所以必须外察其证候，以知其病在何部，内别其藏气，以推测其预后的死生之期。

是故风者，百病之长也。今风寒客于人，使人毫毛毕直，皮肤闭而为热，当是之时，可汗而发也，或痹不仁肿痛，当是之时，可烫熨，及火灸刺而去之。弗治，病入舍于肺，名曰肺痹，发咳上气。弗治，肺即传而行之肝，病名曰肝痹，一名曰厥，胁痛出食，当是之时，可按若刺耳。弗治，肝传之脾，病名曰脾风，发瘅，腹中热，烦心，出黄，当此之时，可按可药可浴。弗治，脾传之肾，病名曰疝瘕①，少腹冤热②而痛，出白③，一名曰蛊④，当此之时，可按，可药。弗治，肾传之心，病筋脉相引而急，病名曰瘛，当此之时，可灸，可药。弗治，满十日，法当死。肾因传之心，心即复反传而行之肺，发寒热，法当三岁死，此病之次也。

然其卒发者，不必治于传，或其传化有不以次。不以次入者，忧恐悲喜怒，令不得以其次，故令人有大病也。因而喜，大虚，则肾气乘矣，怒则肝气乘矣，悲则肺气乘矣⑤，恐则脾气乘矣，忧则心气乘矣，此其道也。故病有五，五五二十五变，及其传化，传，乘之名也。

注解：

①疝瘕：丹波元坚："盖疝之结块，乍聚乍散，故谓之疝瘕也。"

②冤热：即热极而烦闷。

③出白：即小便出白色的浊液。

④蛊：音古，当时有此病名。

⑤怒则肝气乘矣，悲则肺气乘矣：张志聪将肝改为肺，将悲改为思，将肺收为肝，说明五藏伤于五志，而为其所不胜之藏乘之，前后文意才能一致，今从之。

释义：一切新感的病症，都是开始于风邪的侵袭，所以说风是百病之长。风寒邪气，侵入人体的外表，使人毫毛竖立，皮肤闭塞，体内的阳气不能外泄，郁而化热，这个时候可以采取发汗的方法，开发腠理，使邪从汗而解。如果风寒邪气在皮肤的时候，没有及时治疗，让它深入经络，产生麻木不仁或肿痛的症状，这个时候，可以用烫熨、艾灸、针刺等疗法，使经络畅通，驱除邪气。假若不给予治疗，风寒之邪，就借皮毛与肺的关系，侵入肺，形成肺痹，肺受邪气的阻碍，所以发生气往上冲的喘咳。如果不给予治疗，肺便传邪于所胜的肝，形成肝痹，又叫作肝厥。胁是肝的部位，肝气厥逆，所以胁下痛。厥气影响到胃，所以吐出食物。这时候，可以用按摩或针刺的疗法，使肝气恢复其疏泄作用。如果不给予治疗，肝便传给所胜的脾，叫作脾风。风热侵入脾中，因而发生热中，腹中湿热向上熏蒸，便引起心中烦闷不舒适，向表泄越，便发生汗液带黄的证候。这时候可以外用按摩、内服汤药来治疗。假如不这样给予治疗，脾便传邪于所胜的肾，发生疝瘕，邪气集中在下焦，所以少腹抑郁生热而疼痛，小便出白色的浊液。热邪深入阴分，所以又称为蛊病。这时候可以外用按摩，内服汤药来治疗。假如不这样给予治疗，肾便传邪于所胜的心，心是主血脉的，又是火藏，心病则火热灼伤血液，所以发生筋脉挛急，形成瘛病，这时候可用艾灸、药物等方法来治疗。如果不这样给予治疗，病到十天以后，就有死亡的危险，肾邪传心，已经是病邪传遍五藏的时候，如果病既不愈，而又未至于死，心藏的邪气，就会复传邪于所胜的肺，由于金火互相搏斗，金胜则恶寒，火胜则发热，形成寒热交替发作，大概病到三天（三岁改三天，从滑伯仁说）就要死亡，这是五藏病变顺序相传的规律。

五藏突然发生的病变，不循着这样的次序转移，所以也就不必依照这样的次序进行治疗。例如，喜为心志，欢喜过度，则心气受伤，肾水就会乘虚克害心火。怒为心志，大怒就会使肝气受伤，肺金乘虚克害肝木。思为脾志，过于思虑伤脾，肝木就乘虚克害脾土。恐为肾志，惊恐过度，则肾气损，脾土就乘虚克害肾水。忧愁过度，则肺气受伤，心火就乘虚来克害肺金。以上是因情志所引起的病变规律，人有五藏，五藏感受病邪，每一藏都能够传于其他四藏，所以说五藏病邪有二十五种不同的传变，至于病变传变，总不外以强凌弱，以此传彼这一规律。

第三节

《素问·阴阳别论》①曰：二阳之病发心脾，有不得隐曲②，女子不月；其传为风消③，其传为息贲者，死不治。曰：三阳为病发寒热，下为痈肿，及为痿厥腨㾦④；其传为索泽⑤，其传为㿗疝⑥。曰：一阳发病，少气，善咳，善泄；其传为心掣⑦，其传为隔。二阳一阴发病，主惊骇，背痛，善噫，善欠，名曰风厥。二阴一阳发病，善胀，心满，善气。三阳三阴发病，为偏枯痿易⑧，四支不举。

注解：

①《阴阳别论》：《素问》第七篇篇名。

②隐曲：王冰："隐蔽委曲之事也。"张介宾："隐曲二字，本经见者凡五，皆指阳道而言。"这说明隐曲是指阳痿而言。

③风消：张介宾："风，木气也，消，枯瘦也。"意思是说木邪害土以致肌肉消瘦。

④腨痟：腨，音篆，就是胫后的软肉，俗称腿肚。痟音渊，就是酸痛，腨痟，就是腿肚痛。

⑤索泽：索含有消散的意思。索泽就是皮肤甲错，即粗糙燥裂。

⑥㿉疝：㿉与癫、癀的音义相同，㿉疝有二说：一是指少腹牵引睾丸急痛。二是指阴囊肿大。

⑦心掣：掣音彻，就是牵引的意思。心掣就是心藏掣动不宁，即后世所称的怔忡。

⑧痿易：痿就是手足痿软无力。易就是变易的意思。痿易就是说手足的正常功能变易，常用为痿弱无力。

释义：心和胃是母子关系，情志抑郁，心神受伤，母病就会影响子病。脾与胃相为表里，脾气受伤，藏病也能引起府病，所以说阳明胃病发生于心脾二藏。胃为水谷之海，化生营卫，为精血的泉源。阳明胃病，在男子则发生阳道衰弱，不能进行房事的现象，在女子则形成阴血亏乏，经水不能按月来潮。土病不能生金，肺金失去了滋养，所以喘息气逆。由于藏府俱病，所以成为不可治的死证。

三阳就是太阳，包括手太阳小肠和足太阳膀胱而言。太阳的经气主表，外邪侵袭皮毛，邪正相搏，所以发生寒热。太阳主开，太阳受病则开阖不利，邪气留滞于肉理，所以发生痈肿。足太阳经脉从头下背，贯臀入腘，循腨抵足，病伤足太阳的经脉，所以足膝痿软无力，下肢逆冷，腿肚酸痛。热邪留连于太阳，所以传变为津液消散而皮肤不润泽。太阳的邪气由经入府，传入小肠，所以发生少腹牵引睾丸急痛的㿉疝。

一阳就是少阳，包括手少阳三焦和足少阳胆而言。手少阳三焦属相火，火气亢烈，易侵蚀元气，所以少气。火气亢烈能伤害肺金，所以易于发生咳嗽。足少阳胆属木，木气太过则贼害脾土，所以易于发生泄泻。相火上炎，侵犯心藏，所以传变为心藏掣动不宁的怔忡。木邪乘土，脾胃受伤，所以传变为饮食不下，隔塞不通的膈症。

二阳一阴指阳明和厥阴而言。《经脉》篇谓足阳明为病："闻木声则惕然而惊"，《金匮真言论》篇谓肝的病："其病发惊骇。"足阳明和足厥阴受病，所以发生惊骇。手阳明的经筋绕肩胛挟脊，足阳明的经筋循胁属脊，阳明经受病，所以背痛。《脉解》篇："所谓上走心为噫者，阴盛而上走于阳明，阳明络属心，故曰上走心为噫也。"《邪客》篇："诸邪之在于心者，皆在于心之包络。"《经脉》篇谓足阳明病："善伸故欠。"所以说足阳明和手厥阴易于发生嗳气和呵欠。足厥阴主风木之气，厥阴的邪气干犯阳明，所以名为风厥。

二阴一阳指少阴少阳而言。足少阳胆属木，偏盛则贼害脾土，所以易于发生腹胀。足少阴肾属水，水气偏盛则上乘心火，所以发生心胸满闷。手少阳三焦受病则上下不通，所以易于发生气道阻滞的疾病。

三阳三阴指太阳太阴而言。手太阳的经脉，从两手上行肩胛，足太阳的经脉，从头背下行抵足，手太阴肺主宰人身的气，足太阴脾主充养四肢。太阴太阳受病，所以发生半身偏废不用的偏枯和四肢痿软无力的痿易。

本节主要是论述三阳三阴相互影响所发生的疾病。二阳之病，是手少阴，足太阴受病影响足阳明；一阳发病，木火偏盛，侵犯脾肺，是手足少阳影响手足太阴；二阳一阴发病，是足厥阴肝影响足阳明胃；二阴一阳发病，是足少阴肾影响手少阴心和足少阳胆影响足太阴脾，但是由于外邪侵袭肤表的三阳受病和经气虚衰的三阳三阴发病，则属于本经自病的范畴。

第四节

《素问·气厥论》[①]黄帝问曰：五藏六府，寒热相移者何？岐伯曰：肾移寒于肝[②]，痈肿少气。脾移寒于肝，痈肿筋挛。肝移寒于心，狂，隔中[③]。心移寒于肺，肺消，肺消者，饮一溲二，死不治。肺移寒于肾，为涌水，涌水④者，按腹不坚，水气尅于大肠，疾行则鸣濯濯⑤，如囊裹浆水之病也。

注解：

①《气厥论》：《素问》第三十七篇篇名。

②肾移寒于肝：肝字应当是脾字。《新校正》云："按全元起云：肾移寒于脾。"《甲乙经》亦作移寒于脾。

③隔中：上中焦的阳气阻塞不通，叫作隔中。

④涌水：就是说水自下而上像泉水上涌一样。

⑤濯濯：濯音浊。濯濯水液激荡的声音。

释义： 由于寒气主凝滞，肾受寒邪移传于脾，所以气血结聚不散，以致脾所主的肌肉发生痈肿。脾主运化水谷资生元气，脾病所以少气。脾受寒邪则发生痈肿，移传于肝，则肝所主的筋发生挛急，这是因为寒气主收敛的缘故。心为火藏而藏神，肝移寒于心，则心神被迫，所以神乱发狂。心脉出属心系，下膈，寒邪移传于心，心阳被寒邪阻抑，所以上中二焦隔塞不通。肺属清金，依赖心阳以为温养，心寒移传于肺，肺失所养不能化气，水津直趋于下，而为饮一溲二的肺消。金水为母子关系，肺不能化行津液以灌溉藏府皮毛，则津液枯竭，所以多属不治的死症。肺寒移传于肾，则下焦阳气不化，水气上泛而为涌水，水蓄肠内，与食物不同，所以用手按时并不坚硬，行走稍快，便有水的激荡声，好像皮囊盛水一样。

脾移热于肝，则为惊衄。肝移热于心，则死。心移热于肺，传为鬲消①。肺移热于肾，传为柔痓②。肾移热于脾，传为虚，肠澼，死，不可治。

注解：

①鬲消：鬲就是界于胸腹之间的膈膜。"鬲消"即鬲上热盛，饮水多而善消。

②柔痓：痓音翅。王冰注："骨痓强而不举，筋柔结而无力也。"

释义： 肝藏血，肝病主惊骇，脾移热于肝，所以发生惊骇和鼻衄。

心属君火，肝热移传于心，木火燔灼，所以多属死症。心与肺同居膈上，肺属金，主燥气，心热移传于肺，则膈上燥热愈甚，所以发生饮水多而善消的膈消。肾主骨，骨生髓，肺热移传于肾，则骨髓不生，所以筋痿弱无力，骨强不举。脾属土，主湿气，肾热移传于脾，脾不能运化水谷的精微，日久成为虚损，若湿热结聚，再患下利脓血的肠澼，便死不可治。

　　胞①移热于膀胱，则癃，溺血。膀胱移热于小肠，鬲肠不便②，上为口糜。小肠移热于大肠，为虑瘕③，为沈④。大肠移热于胃，善食而瘦，入⑤谓之食亦⑥。胃移热于胆，亦曰食亦。胆移热于脑，则辛頞⑦鼻渊者，鼻渊者，浊涕下不止也，传为衄衊⑧瞑目⑨，故得之气厥也。

注解：
①胞：就是胞宫，又称胞中，位于少腹，为冲脉和任脉的发源地。
②鬲肠不便：就是指膈间和小肠隔塞不通。
③虑瘕：虑音义与伏字同。虑瘕就是热邪结而不散，隐伏于大肠深处的积块。
④沈：张志聪："沈，痔也。"
⑤入：《甲乙经》入作又。
⑥食亦：能食而身体消瘦，叫作食亦。
⑦辛頞：頞音遏，即鼻茎。"辛頞"就是鼻茎里辛酸不舒适。
⑧衊：音灭。张介宾："衄衊皆为鼻血，但甚者为衄，微者为衊。"
⑨瞑目：这里作目不明解。
释义：膀胱与胞宫同居小腹，胞宫热盛所以移传膀胱，膀胱是汇集水液的地方，热传膀胱，所以小便不利而为癃闭，甚则发生溺血症。小肠下端的肛门，主济泌别汁，为水液渗入膀胱的道路，膀胱热邪上窜，便传入小肠，小肠的经脉络心循咽下属小肠，它的支脉循颈上颊，热入小肠，所以胸膈和小肠隔塞不通，口腔发生糜烂。小肠位于大肠之上，小肠的热邪顺流而下传入大肠，大肠主津液，热邪与津液结聚于大

肠的深处，所以形成虑瘕。热邪下迫，所以肛门沉胀发生痔疮。胃为水谷之海，主充养肌肉，大肠热邪上逆移传于胃，胃中燥热，所以发生消谷善食，肌肉消瘦的食亦。胆属木，胃热移传于胆，则木火合邪，燔灼胆胃，所以也发生食亦。足少阳胆脉起于目锐眦，上抵头角，下耳后，所以胆热循经上冲，则内传入脑，脑受热邪，下注于身，所以发生鼻茎辛酸，鼻流浊涕。迁延不治，则传变为鼻窍出血；热伤阴血，目失濡润，所以两眼昏花而不明。这都是由于气逆所致的疾病。

人的五藏是贮藏精神气血的地方，元气充实的人，邪气是不易侵入的，即或侵入，或循着所属的经络，或通过表里的六府而从外解。六府是消化水谷运行津液的器官，它的功能是主泄而不藏，所以六府的邪气，不从经络肤腠外解的，便从前后二阴下泄。本节所述，寒热邪气既不从外解，又不从下泄，以致藏与藏府与府，相互移传为害，所以称为气厥，就是藏府气逆不顺的意思。

小 结

任何事物的变化，都是以外因为条件，内因为根据，外因通过内因才起决定性的作用。这项真理，对于疾病的发生来说，也不例外，所以本篇分致病的内在原因，发病的外在条件，病的传变三章，以便学习和讨论。

人体的阴阳，在正常情况下，是保持相对平衡的，如果受到某种原因的影响，使藏府的本气失调，从而发生阴阳某方面偏盛或偏衰，足以形成病变，所以阴气少而阳气胜，则形热而烦满；阳气少而阴气多，故身寒如从水中出；阴不能胜阳，则血流迫疾，并而为狂；阳不能胜阴，则形成五藏气争，九窍不通。都足以说明这个问题。

其次气血，如果人体藏府，因某种原因的影响，造成气血有所偏聚，从而形成某方面的偏盛和另一方面的偏虚现象，所谓气之所并则为血虚，血之所并则是气虚。又如"大厥""五乱"等急剧病变，更是因气血紊乱而引起的。

邪气伤人，有生于在表经络形体的，有直接损害人内部藏府的。外伤经络形体的，多属于六淫的邪气，气候的太过不及，时序的至与不至，都属于这方面。直接使人内部藏府受到损害的，多属于七情饮食等方面，但主要形成疾病的因素，还是取决于本身的正气，正气如果旺盛，邪气自不可干，也就是外因必须通过内因才能起决定性的作用。

病机十九条，见于《素问·至真要大论》，说明天地上下有风寒暑湿燥火六气及木火土金水五运，人居其中，藏府气穴，与天地的气交相为流通，有所关联，疾病发作的根源，总不能超越其范围，所以它的内容，对若干重要证候，作概括性的归纳，分属于六气、五藏和上下等概念之中，指出不同病机的疾病，可以表现出类似的证候，而同一病机所属，又可反映出不同的证候。借此可作为分析证候审察病机的范例。

疾病的发生，必先入于皮毛，再则入客于络脉，然后传入于经，传入于府，聚于肠胃，影响内藏，这是说明外邪伤人，多是循着由表入里的途径相传的。外邪不解，传入内藏后，因藏气有虚实，邪气有微甚，有受邪的，有不受邪的，但大多数是循着五行相克的规律，相互传变。情志内伤的病，多直接发生于内藏，邪气有余的，便传邪于己所胜的藏，正气不足的，多受邪于己所不胜的藏。

总之，六淫外感伤人，多在经络形体，循着表里的次序传变。情志内伤，多直接损害人的五藏，发生疾病。邪气传到内藏后，又循着五行相克的规律而传移，必须详细的加以观察分析，从症状表现的各方面，掌握当时的主要关键，进行治疗。

第六篇　病　证

　　"证"即是证候。疾病的产生，是由不同的致病原因所致。但形成了疾病，反映于外的，则为千差万别的证候。因而各类疾病的区分，也就以证候特点作为它的依据。本篇为各类疾病的分别讨论，所以称为病证。上篇病机，是关于致病原因、病理机制和病邪传变一般规律的综合性讨论。本篇则以病证为对象，选辑《内经》中十七类疾病，分别讨论它的病因、病理、预后和转归等问题，有的地方涉及了诊法和治疗。总之，论病的纲领、诊治的原则，为指导临床的理论基础，这是我们必须理解的。

第一章　中风伤寒

第一节

　　《素问·风论》①黄帝问曰：风之伤人也，或为寒热，或为热中，或为寒中，或为疠风②，或为偏枯③，或为风也，其病各异，其名不同，或内至五藏六府，不知其解，愿闻其说。岐伯对曰：风气藏于皮肤之间，内不得通，外不得泄，风者，善行而数变④，腠理开则洒然⑤寒，闭则热而闷，其寒也，则衰食饮，其热也，则消肌肉，故使人怢慄⑥而不能食，名曰寒热。风气与阳明入胃，循脉而上至目内眦，其人肥，则风气不得外泄，则为热中而目黄；人瘦，则外泄而寒，则为寒中而泣出。风气与太阳俱入行诸脉俞，散于分肉之间，与卫气相干，其道不利，故使肌肉愤膜⑦而有疡；卫气有所凝而不行，故其肉有不仁也。疠者，有荣气热胕⑧，其气不清，故使其鼻柱⑨坏而色败，皮肤疡溃。风寒客于脉而不去，名曰疠风，或名曰寒热。以春甲乙伤于风者为肝风，以夏丙丁伤于风者为心风，以季夏戊己伤于邪者为脾风，以秋庚辛中于邪者为肺风，以冬壬癸中于邪者为肾风。风中五藏六府之俞，亦为藏府之风，各入其门户⑩所中，则为偏风。风气循风府而上，则为脑风。风入系头⑪，则为目风眼寒。饮酒中风，则为漏风。入房汗出中风，则为内风。新沐中风，则为首风。久风入中，则为肠风飧泄。外在腠理，则为泄风。故风者，百病之长⑫也，至其变化，乃为他病也，无常方，然致有风气也。

注解：

①《风论》：《素问》第四十二篇篇名。

②疠风：疠，音例。疠风，又称癞，即麻风病。

③偏枯：又称偏风，即半身偏废不用的疾患。

④善行而数变：数，音朔，善行数变，即流动疾速，变化多端的意思。

⑤洒然：洒，一作灑，音洗。洒然，是恶寒的样子。

⑥怢慄：怢，音枺。怢慄，即寒战的意思。

⑦愤膜：即炊肿的意思。

⑧胕：这里读腐，作腐字解。

⑨鼻柱：鼻两孔间的界柱。

⑩门户：王冰："随俞左右，而偏中之。"门户是指俞穴说的。

⑪系头：《甲乙经》注："一本作头系。"丹波元简："头系，乃头中之目系"。

⑫长：读掌，是说居于首要地位。

释义：风性流动疾速，变化多端。风有疏泄作用，风邪伤人，则腠理疏松，卫气外泄，不能固护体表，所以洒然恶寒。如果风挟寒邪伤人，寒性收缩，则腠理紧闭，以至风邪内郁化而为热，热邪扰乱胸膈，所以身热心烦闷。寒邪能够损伤人身的阳气，胃中阳气受伤，所以饮食衰减。热邪能够损耗人身的阴液，阴液受伤，所以肌肉消瘦。寒热的邪气相争，所以出现寒战不能食的证候。上述寒热病证是由风邪所形成的，所以称为风病中的寒热。

足阳明经起于鼻旁，交于鼻茎，绕络足太阳经于目内眦；下行的支脉，循喉咙，入缺盆，下膈，属胃，所以说风气与阳明入胃，循脉而上至目内眦。如果体质肥实的人，腠理致密，风邪侵入而不能外泄，便形成风邪化热。淫泆阳明经的热邪，循经上窜，所以两目发黄。如果体质薄弱，腠理疏松的人，感受了风邪，就会使阳气外泄，形成中阳虚寒的病变，从而出现多泪的证候。

五藏六府的俞穴，都分布在背部的足太阳经，所以风邪侵入太阳，则流行于背部的藏府俞穴。卫气的运行，白天自足太阳经开始，流行于背俞，散布于肌肉。风邪侵入太阳，与卫气相搏于肌肉，则卫气运行不利，肌肉高肿，形成肿疡；与卫气相搏于背俞，则卫气不能散布于肌肉，以致肌肉不知痛痒。

疠风是由于风寒邪气留于脉中而不外出，日久变化为热，腐坏荣气。肺主调节诸气，通行荣卫，开窍于鼻，外合皮毛，所以患疠风症后，荣血中腐坏秽浊之气上熏于鼻，则鼻柱败坏；蔓延于皮肤，则皮肤溃烂成为溃疡。因为疠风间或出现寒热证候，所以又称寒热。

人是禀受大自然之气生成的，与春夏秋冬四时和甲乙丙丁等日干是相应的。春季和甲乙日属木，人身的肝藏也属木，所以伤春季或甲乙日的风邪，便发生肝藏风病。夏季和丙丁日属火，人身的心藏也属火，所以伤夏季或丙丁日的风邪，便发生心藏风病。季夏和戊己日属土，人身的脾藏也属土，所以伤季夏或戊己日的风邪，便发生脾藏风病。秋季和庚辛日属金，人身的肺藏也属金，所以伤秋季或庚辛日的风邪，便发生肺藏风病。冬季和壬癸日属水，人身的肾藏也属水，所以伤冬季或壬癸日的风邪，便发生肾藏风病。

风邪中伤五藏六府的俞穴，循俞穴而内入其藏，所以发生藏府之风。风从血气衰弱的其一俞穴侵入，偏中于一处，即为偏中，便形成半身不遂的偏风。风邪侵入督脉，如果循风府穴上行，便可以窜入脑内形成脑风，出现头眩脑痛的证候。风邪侵入头内的目系，便形成目风，出现两眼或痛或痒或眼寒畏风的证候。酒性慄疾滑利，如果与风邪相合，就会促使汗孔开泄，所以酒后感受风邪，便可以形成漏风，出现漏汗不止的证候。行房汗出，则导致精气内虚，腠理不密，所以房事汗出之后感受风邪，便可以形成内风，从而出现盗汗、骨蒸、咳嗽、遗精的证候。梳洗以后，腠理疏松，风邪由头面侵入，所以称为首风。风邪日久不散，传入肠中的，风从热化，便发生肠风下血；风从寒化，便发生水谷不分的飧泄；留连腠理的，则使卫气不固，形成汗泄不止的泄风。

由于人身许多疾病是风邪引起的，所以说风为百病之长，也就是说风邪是许多疾病的先驱。因为风性善行数变，所以侵入人体后可以变生各类不同的疾患；同时由于风邪侵犯的部位有所不同，发病的部位也就因之而异，所以说至其变化，乃为他病，无常方。虽然如此，但是形成疾病的因素总属于风邪。

帝曰：五藏风之形状不同者何？愿闻其诊，及其病能①。岐伯曰：肺风之状，多汗恶风，色皏然白②，时咳短气，昼日则差，暮则甚，诊在眉上③，其色白。心风之状，多汗恶风，焦绝善怒吓，赤色，病甚则言不可快，诊在口，其色赤。肝风之状，多汗恶风，善悲色微苍④，嗌干善怒，时憎女子，诊在目下，其色青。脾风之状，多汗恶风，身体怠堕，四支不欲动，色薄微黄，不嗜食，诊在鼻上⑤，其色黄。肾风之状，多汗恶风，面疣然⑥浮肿，脊痛不能正立，其色炲⑦，隐曲不利⑧，诊在肌上⑨，其色黑。胃风之状，颈多汗恶风，食饮不下，鬲塞不通，腹善满，失衣则䐜胀，食寒则泄，诊形瘦而腹大。首风之状，头面多汗恶风，当先风一日，则病甚，头痛不可以出内，至其风日则病少愈。漏风之状，或多汗，常不可单衣，食则汗出，甚则身汗，喘息恶风，衣常濡，口干善渴，不能劳事。泄风之状，多汗，汗出泄衣上，口中干，上渍，其风不能劳事，身体尽痛，则寒。

注解：

①能：读态，即形态。

②皏然白：皏，音骈，皏然白，即浅白色。

③眉上：指眉间而言，《灵枢·五色》篇："阙者，眉间也。"又谓："阙中者，肺也。"两眉中间的阙中为诊验肺的部位。

④微苍：即淡青色。

⑤鼻上：指鼻上的面王而言。

⑥尨然：尨，音龙。王冰："尨然，言肿起也。"

⑦炲：音台，即烃煤，形容枯暗的黑色。

⑧隐曲不利：隐曲，即隐蔽委曲之事，隐曲不利，指阳痿而言。

⑨肌上：《太素》作颐上。

释义： 风为阳邪，性主疏泄，能够开发腠理，风邪伤人，所以多汗；风邪侵入人体，正邪相争，所以恶风。因此，多汗恶风为风邪致病的主要证候。浅白色为肺金的病色，风邪入肺，肺病，所以面部呈现浅白色。肺主气，在变动为咳，肺病，所以时时咳嗽，呼吸短促。白天风邪随卫气出于体表，晚间则随卫气进入阴分，所以咳嗽短气的病情日轻夜重。两眉之间的阙中，是诊验肺气的部位，白色为肺金的本色，风邪内薄，肺气外现，所以眉间出现白色。

心藏属火，风邪内薄于心，风木之气便从火化，所以津液干绝，唇舌焦燥。木火合邪，扰乱神志，所以易于发生恚怒。赤色为心火的本色，风邪内薄，心气外现，所以面部出现赤色。心开窍于舌，手少阴的别络聚舌本，心病所以舌本强硬，语言謇涩，唇舌都呈现赤色。

肝与心为母子关系，肝病不能资生心火，以致心气虚，所以发生悲哀，即《灵枢·本神》篇所说的心气虚则悲。淡青色为肝木的病色，肝病，所以面部呈现淡青色。足厥阴经循喉咙之后，上入颃颡，风热内盛，所以咽嗌干燥。风邪内扰肝气，所以易于发生恚怒。足厥阴经入毛中，过阴器，肝病，所以憎厌女色。目为肝的外窍，青色为肝木的本色，风邪内薄，肝气外现，所以目下出现青色。

脾主四肢，风邪伤脾，所以肢体倦怠，不喜行动。薄黄色为脾土的病色，脾病，所以面部呈现薄黄色。脾主运化水谷，脾病，所以不思饮食。鼻上的面色，是诊验脾气的部位，风邪内薄，脾气外现，所以鼻上出现黄色。

风邪入肾，风挟水气上升，所以面部浮肿。足少阴经贯脊属肾，风邪侵入肾脉，所以脊间疼痛不能正立。枯暗的黑色。为肾水的病色，肾病，所以面部呈现枯暗的黑色，风邪伤肾，则精气不足，所以隐蔽委曲之事不利。两颐属肾，黑色为肾水的本色，风邪内薄，肾气外现，所以两颐出现黑色。

足阳明胃脉，从大迎前，下人迎，循喉咙，入缺盆，它的支脉从胃口下循腹里，风邪侵入胃脉，所以颈部多汗，腹部膨满。胃主受纳水谷，风邪侵入胃府，所以饮食不下，隔塞不通。胃府既已感受风邪，又因寒温不适，重感寒邪，以致风寒合邪，凝涩于内，所以发生䐜胀。胃气既已伤于风邪，而又伤于寒冷饮食，所以发生泄泻。脾合胃外应肌肉，胃病不能充养肌肉，所以形体消瘦。胃居腹中，风邪留于胃中，所以腹部膨大。

人与自然是相应的，外界的风气将发，人身的风邪亦动，所以当起风的先一日病情增重。到了起风的时候，人身的风邪随着大自然的风气外泄，所以头痛也就随之减轻。

风为阳邪，酒性慓悍，风邪与酒相合，阳热之气外越，所以汗多。汗出表虚，所以欲着复衣。食入于阴，长气于阳，所以漏风病人食则汗出。严重时阳热之气上浮于肺，所以喘急身汗。汗出过多，所以衣服经常是湿的。汗多则阴液阳气都受到损耗，所以出现口干渴饮和不能耐劳的证候。

由于泄风汗液发泄过多，所以身上的衣服像水浸渍过一样。汗多以致津液不足，营血虚少，所以口中干燥，一身尽痛。阳气因汗多而外泄，所以肢体寒冷，不能耐劳。

第二节

《素问·热论》[①]黄帝问曰：今夫热病[②]者，皆伤寒[③]之类也。或愈或死，其死皆以六七日之间，其愈皆以十日以上者何也？不知其解，愿闻其故。岐伯对曰：巨阳④者，诸阳之属也，其脉连于风府⑤，故为诸阳主气也。人之伤于寒也，则为病热，热虽甚不死；其两感⑥于寒而病者，必不免于死。帝曰：愿闻其状。岐伯曰：伤寒一日，巨阳受之，故头项痛，腰脊强。二日阳明受之，阳明主肉，其脉挟鼻，络于目，故身热，目疼而鼻干，不得卧也。三日少阳受之，少阳主胆，其脉循胁络于耳，故胸胁痛而耳聋。三阳经络皆受其病，而未入于藏⑦者，故可汗而已。四日太阴受之，太阴脉布胃中络于嗌，故腹满而嗌干。五日少阴受之，少阴脉贯肾络于肺，系舌本，故口燥舌干而渴。六日厥阴受之，厥阴脉循阴器，而络于肝，故烦满⑧而囊缩。三阴三阳，五藏六府皆受病，荣卫不行，五藏不通，则死矣。其不两感于寒者，七日巨阳病衰，头痛少愈。八日阳明病衰，身热少愈。九日少阳病衰，耳聋微闻。十日太阴病衰，腹减如故，则思饮食。十一日少阴病衰，渴止不满⑨，舌干已而嚏。十二日厥阴病衰，囊纵，少腹微下，大气⑩皆去，病日已矣。帝曰：治之奈何？岐伯曰：治之各通其藏脉⑪，病日衰已矣，其未满三日者，可汗而已，其满三日者，可泄而已。

注解：

①《热论》：《素问》第三十一篇篇名。

②热病：指外感发热的疾病。

③伤寒：指广义的伤寒。

④巨阳：就是太阳。

⑤风府：穴名在项后入发际一寸，属督脉。是足太阳、督脉、阳维交会的地方。

⑥两感：表里受邪，两经同时发病。

⑦未入于藏："藏"，包括府在内。"未入于藏"，即邪气在表，尚

未入里的意思。

⑧烦满：就是胸中烦闷。

⑨不满：丹波元简：上文不言腹满，此必衍文。

⑩大气：这里是指六淫之气说的。

⑪藏脉：包括藏府经脉而言。

释义：足太阳经循行背部，足太阳膀胱之气外应毫毛，所以太阳的阳气最盛，能统属诸经的阳气。风府为督脉的腧穴，督脉为阳经的总督，太阳经脉挟脊下行会于督脉的风府，所以太阳经能主持诸经的阳气。因为外界寒邪郁遏人身的阳气，所以形成发热的证候。如果寒邪外散，热证便退，所以热势虽盛不至于死亡。由于太阳膀胱之气外应毫毛主表，所以寒邪中伤人体，首先侵犯太阳。足太阳经从头项下肩髆，挟脊抵腰中，寒邪侵犯足太阳经，所以出现头项强痛、腰脊强直的证候。

阳明的阳气外应肌肉，肌肉在皮肤的下层，所以太阳的邪气不解便传入阳明。阳明的阳气被邪气郁遏，所以周身的肌肉发热。足阳明经起于鼻旁，交于鼻茎，绕络足太阳经于目内眦，邪气侵入足阳明经变化为热，所以出现目痛、鼻干的证候。足阳明经的热邪传入胃府，以致胃气不和，心烦不能安卧。

足少阳经下胸中，贯膈，络肝，属胆，循胁里，所以少阳主胆。足少阳经的支脉，从耳后，入耳中，循行胸胁，邪气侵入足少阳经，所以出现胸胁痛、耳聋的证候。总之，三阳经受病，病邪尚在形体的外表，尚未侵入内藏，所以当用发汗散邪的治法。

少阳的病邪不解，便传入太阴。足太阴经入腹，属脾，络胃上膈，挟咽，热邪侵入足太阴经，所以出现腹部胀满、咽嗌干燥的证候。

太阴的病邪不解，便传入少阴，足少阴经从肾上贯肝膈，入肺中，循喉咙，系舌本，热邪侵入足少阴经，所以出现口舌干燥、口渴喜饮的证候。

少阴的病邪不解，便传入厥阴。足厥阴经过阴器，抵小腹，挟胃，属肝，络胆，上贯膈，布胁肋，热邪侵入足厥阴经，所以出现阴囊收缩、胸腹烦闷的证候。总之，邪入三阴之里，可以从下解。如果三阴三阳五藏六府都受到病邪的严重伤害，以致荣卫阻滞，藏府闭塞，所以形成不治的死证。

侵入人体的外邪，通过邪正相争，如果正气能抗御邪气，则侵入经脉的邪气仍可以从表解，所以到了七日，太阳的病邪衰退，头痛减轻；接着，阳明的病邪衰退，身热减轻；少阳的病邪衰退，耳聋的证候开始好转；太阴的病邪衰退，腹满减轻，接近平时的状态，并能够进一些饮食；少阴的病邪衰退，口渴和舌干的证候消失，并出现阳气和利的嚏嚏；厥阴的病邪衰退，阴中松弛，少腹也渐觉舒畅，外邪已去，疾病趋于痊愈。

因为热病的病邪，有在藏在府在经脉的不同，所以医疗热病，必须分别藏、府、经脉施治。热病未满三日，病邪在表居多，所以在前三日可用发汗法，使邪气从表解。已满三日，病邪入里居多，所以在后三日，可用攻里法，使邪从里解。这是就一般规律而言，但临床治疗时，还必须结合具体情况。

　　帝曰：热病已愈，时有所遗①者，何也？岐伯曰：诸遗者，热甚而强食之，故有所遗也。若此者，皆病已衰，而热有所藏，因其谷气相薄，两热相合，故有所遗也。帝曰：善，治遗奈何？岐伯曰：视其虚实，调其逆从②，可使必已矣。帝曰：病热当何禁之？岐伯曰：病热少愈，食肉则复，多食则遗，此其禁也。

注解：

①遗：是说病邪没有退尽，还遗留着一些，现在叫后遗症。

②逆从：指从治和逆治两种治疗方法，就是补和泻。

释义： 因为饮食物能够化生阳气，所以当热邪亢盛的时候，勉强予以饮食物，则饮食物所化生的阳气与热邪相合，留于体内，因而形成热病的后遗症。

热病的后遗症和其他疾病一样，也有表里虚实的不同病情，所以在治疗时，必须根据病情，分别应用补泻等治法，所以说："视其虚实，调其逆从，可使必已矣。"

肉性腻滞，容易生热，所以热病少愈，过早的食用肉类食物，可以形成食复。阳气化生于饮食水谷，所以当热病后期，饮食过多，便形成热病的后遗症。因此，在热病的过程中，必须注意病人的饮食。

帝曰：其病两感于寒者，其脉应与其病形，何如？岐伯曰：两感于寒者，病一日，则巨阳与少阴俱病，则头痛口干而烦满；二日，则阳明与太阴俱病，则腹满身热，不欲食，谵言①；三日，则少阳与厥阴俱病，则耳聋囊缩而厥②，水浆不入，不知人，六日死。帝曰：五藏已伤，六府不通，荣卫不行，如是之后，三日乃死，何也？岐伯曰：阳明者，十二经脉之长也，其血气盛，故不知人，三日其气乃尽，故死矣。

注解：

①谵言：王冰："谵言，谓妄谬而不次也。"

②厥：手足逆冷。这里是指阳气内陷，阴阳之气不相顺接的厥。

释义：由于人身的正气不足，不能抵御外邪，所以邪气侵袭人体后，便形成表里受邪，同时发病的谓之两感。太阳与少阴相表里，太阳与少阴同时感受邪气，所以第一日太阳与少阴同时发病，出现头痛、口干、烦闷的证候。阳明与太阴相表里，阳明与太阴同时感受邪气，所以第二日阳明与太阴同时发病，出现腹部胀满、不思饮食、身热、言语谵妄的证候。少阳与厥阴相表里，少阳与厥阴同时感受邪气，所以第三日少阳与厥阴同时发病，出现耳聋、阴囊收缩、手足逆冷的证候。由于病邪遍及于三阴三阳，以致五藏六府荣卫气血受到严重伤害，所以出现神识昏迷、水浆不入的证候，再经过三日，则胃气绝尽，所以说六日死。

凡病伤寒而成温①者，先夏至日者为病温；后夏至日者为病暑，暑当与汗皆出，勿止。

注解：

①温：泛指温热病说的。

释义：冬令感受寒邪，随时发病的，便是伤寒。如果伏藏体内，至来年春夏，阳气内动，伏邪化热外出，便形成伏气温病，所谓"病伤寒而成温者"，就是这个意思。温病、暑病，都是热病，但因季节关系，而其病名不同，伏藏体内的病邪，发生疾病于夏至前的，称为温病。伏邪化热，发生疾病于夏至后的，便称为暑病。温病、暑病固然不能用发汗的治法，重伤人身的阴液，但是必须使病邪随汗外解，不得用止汗的治法，使邪气闭藏体内，所以说："暑当与汗皆出，勿止。"

第三节

《素问·刺热》①肝热病者，小便先黄，腹痛多卧，身热。热争②，则狂言及惊，胁满痛，手足躁，不得安卧。庚辛甚，甲乙大汗，气逆则庚辛死。刺足厥阴少阳。其逆则头痛员员③，脉引冲头也。

注解：

①《刺热》：《素问》第三十二篇篇名。

②热争：谓外邪进入内藏与内在的热邪相争。

③员员：痛得很急的样子。

释义： 五藏的热病，是由于五志太过所产生的。肝主疏泄，肝脉循阴股，过阴器，抵小腹，布胁肋，热邪浸淫肝脉，所以出现小便黄、腹痛、身热的证候。肝主筋，热邪伤肝，以致筋脉弛缓无力，所以多卧。肝属风木，肝藏魂，热邪入肝，则肝气上逆，所以出现狂妄、惊骇的证候。肝脉布胁肋，热邪壅阻肝脉，所以胁肋胀满疼痛。肝风内动，浸淫四末，所以手足躁扰，不能安卧。

庚辛属金，是肝木所不胜的日干，所以肝热病逢庚辛日则病情增重。甲乙属木，是肝气旺盛的日干，所以肝热病逢甲乙日，可以促使病邪由汗外解。如果病情过于严重，邪气不能随着肝气旺盛的时日由汗外解，所以再逢到肝所不胜的庚辛日就会死亡。

足厥阴经与足少阳经相表里，应用藏病泻府的治法，可以使五藏的邪气从府而去，所以治疗肝热病针刺足厥阴经和足少阳经的腧穴。

肝脉上行巅顶，热邪循经向上逆冲，所以头痛。肝属风木，风性喜动，肝热上冲，所以头就急痛。

心热病者，先不乐，故曰乃热，热争则卒心痛，烦闷善呕，头痛面赤无汗，壬癸甚，丙丁大汗。气逆则壬癸死，刺手少阴太阳。

释义：心的情志为喜，热邪损伤心气，所以首先发生心情不愉快的情绪。数日以后，热邪由经脉外达体表，所以出现发热的证候。两热相争，热邪充斥于心胸之间，所以有突然发作的心痛和心痛烦闷的证候。心火上炎，所以喜呕。手少阴经上挟咽，系目系；手少阴的经别上走喉咙，出于面，心热上冲，所以头痛，面赤。汗为心液，热邪损伤心液，所以无汗。

壬癸属水，是心火所不胜的日干，所以心热病逢壬癸日，则病情增重。丙丁属火，是心气旺盛的日干，所以心热病逢丙丁日，可以促使病邪由汗外解。如果心藏的病邪气盛，不能随着心气旺盛的时日由汗外解，所以再逢到心所不胜的壬癸日就会死亡。

手少阴经与手太阳经相为表里，所以治疗心热病，针刺手少阴经和手太阳经的腧穴。

脾热病者，先头重颊痛，烦心颜青，欲呕身热。热争则腰痛，不可用俯仰，腹满泄，两颔痛，甲乙甚，戊己大汗，气逆则甲乙死，刺足太阴阳明。

释义：足阳明胃脉，循颊车，上耳前，至额颅；太阴与阳明相表里，足太阴经的热邪侵入足阳明经，所以头重颊痛。脾脉注心中，脾热循经上行，所以心烦。脾胃受病，则肝木乘虚侵犯，所以额上出现青色，并发生喜呕的证候。脾主肌肉，脾热浸淫于肌肉，所以身热。肾藏位于腰部，脾热乘所胜移传于肾，所以腰痛不能俯仰。脾脉入腹属脾络胃，热邪壅于脾脉，所以腹满。脾主运化水谷，脾为热邪所伤，所以便泄。胃脉从大迎前下人迎，热邪侵入胃脉，所以两颔发痛。

甲乙属木，是脾土所不胜的日干，所以脾热病逢甲乙日则病情增重。戊己属土，是脾气旺盛的日干，所以脾热病逢戊己日可以促使病邪由汗外解，所以再逢到脾所不胜的甲乙日就会死亡。

足太阴经与足阳明相为表里，所以治疗脾热病，针刺足太阴经和足阳明经的腧穴。

肺热病者，先淅然^①厥，起毫毛，恶风寒，舌上黄，身热。热争则喘咳，痛走胸膺背，不得大息，头痛不堪，汗出而寒，丙丁甚，庚辛大汗，气逆则丙丁死。刺手太阴阳明，出血如大豆^②立已。

注解：

①淅然：与洒然义同。

②出血如大豆：指针刺出血的数量。

释义：肺主气，外合皮毛，肺藏有热，则肺气不宣，所以出现毫毛直竖、恶风怕冷的证候。肺气不行，则热郁于内，所以出现舌苔黄和周身发热的证候。热邪伤肺，所以发生咳嗽。肺气壅郁，所以呼吸喘息、胸背引痛，并不能行深长的呼吸。肺热上冲，所以头痛不堪忍受。肺气受伤，则皮毛不敛，所以出汗恶寒。

丙丁属火，是肺金所不胜的日干，所以肺热病逢丙丁日则病情增重。庚辛属金，是肺气旺盛的日干，所以肺热病逢庚辛日可以促使病邪由汗外解。如果肺藏的病邪亢盛，不能随着肺气旺盛的时日由汗外解，所以再逢到肺所不胜的丙丁日就会死亡。

手太阴经与手阳明经相为表里，所以治疗肺热病，针刺手太阴经和手阳明经的腧穴。如果邪气壅实于络脉，出现络脉浮现于外的现象，便可以采用针刺络脉出血的治法，以泻去络脉的邪气。

肾热病者，先腰痛胻痠，苦渴数饮，身热，热争则项痛而强，胻寒且痠，足下热，不欲言。其逆则项痛员员澹澹然^①，戊己甚，壬癸大汗，气逆则戊己死。刺足少阴太阳。诸汗者，至其所胜日汗出也。

注解：

①澹澹然：痛得不一定，时而急，时而缓的样子。

释义： 肾藏位于腰部，热邪伤肾，所以腰痛。肾脉循内踝之后，以上腨内，热邪淫泆经脉，所以足胫痠痛。肾主五液，热邪损伤阴液，所以苦于口渴，饮水频数。热邪自内达外，所以出现身热的证候。足少阴经斜走足心，上腨内，两热相争于本经，所以足经寒痠、足下发热。足少阴经与足太阳经相表里，热邪相争足太阳经，所以颈项强痛。肾藏属水，为生气的本源，热邪伤肾，则生气不足，所以不欲言语。足太阳经上额、交巅、络脑、下项，肾热传入太阳，循经上逆，所以出现项痛的证候。

戊己属土，是肾水所不胜的日干，所以肾热病逢戊己日则病情增重。壬癸属水，是肾气旺盛的日干，所以肾热病逢壬癸日，可以促使病邪由汗外解。如果肾藏的病邪亢盛，不能随着肾气旺盛的时日由汗外解，所以再逢到肾所不胜的戊己日就会死亡。

足少阴经与足太阳经相为表里，所以治疗肾热病针刺足少阴经和足太阳经的腧穴。

汗是水谷中的津液，也就是人身的精气，汗液发泄的时日，与相应的藏气有密切的关系，所以五藏热病的汗出，必须到本藏藏气旺盛的时日，才能发出解散热邪的汗。

肝热病者，左颊先赤。心热病者，颜先赤。脾热病者，鼻先赤。肺热病者，右颊先赤。肾热病者，颐先赤。病虽未发，见赤色者刺之，名曰治未病。热病从部所起者，至期而已；其刺之反者，三周而已①；重逆则死。诸当汗者②，至其所胜日，汗大出也。诸治热病，以饮之寒水，乃刺之；必寒衣之，居止寒处，身寒而止也。

注解：

①三周而已：张介宾："谓三遇所胜之日而后已。"

②诸当汗者：此句与下二句，与前文重复，《新校正》："当从删

去，《甲乙经》、《太素》亦不重出。"

释义：肝属木，应于东方，赤色属于热邪为病，所以肝热病左颊先出现赤色。心属火，应于南方，所以心热病额上先出现赤色。脾属土，应于中央，所以脾热病鼻上先出现赤色。肺属金，应于西方，所以肺热病右颊先出现赤色。肾属水，应于北方，所以肾热病两颐先出现赤色。疾病的发生，必然是先感受病邪，以后才形成疾病，因而病色的出现，不仅见于疾病已形成之后，还可以见于疾病未发作之前，所以说："病虽未发见赤色者刺之。"当疾病未发作之前，便进行早期治疗，所以称为治未病。

由于五藏热病的病邪，可以随着本藏藏气旺盛的时日由汗外解，所以根据部色与内藏的相应关系，分别五藏进行治疗，到了本藏藏气旺盛的时日，便可以趋于痊愈。如果错误地肝病刺脾、脾病刺肾、肾病刺心、心病刺肺、肺病刺肝，或虚证误泻，实证误补，就会损伤正气，滋长邪气，所以误治一次的，则延长病愈的时期，再次误治的，便造成死亡事故。

热为阳气，阳气偏盛，便产生热邪。寒属阴性，阴寒的药食和其他寒性物质，都具有克制和消除热气的作用，所以治疗五藏热病，必须予以清凉的饮料，施用泻热的针刺，穿着单薄的衣服，居住凉爽的房舍，直到热退身凉为止。

第四节

《素问·评热病论》[①]黄帝问曰：有病温者，汗出辄[②]复热，而脉躁疾不为汗衰，狂言不能食，病名为何？岐伯对曰：病名阴阳交[③]，交者死也。帝曰：愿闻其说。岐伯曰：人所以汗出者，皆生于谷，谷生于精，今邪气交争于骨肉而得汗者，是邪却[④]而精胜也。精胜则当能食，而不复热。复热者，邪气也，汗者，精气也，今汗出而辄复热者，是邪胜也。不能食者，精无俾[⑤]也。病而留者，其寿可立而倾[⑥]也。且夫《热论》[⑦]曰：汗出而脉尚躁盛者死。今脉不与汗相应，此不胜其病也，其死明矣。狂言者，是失志，失志者死。今见三死⑧，不见一生，虽愈必死也。

注解：

①《评热病论》：《素问》第三十三篇篇名。

②辄：即时的意思。

③阴阳交：叶桂："交者，阴液外泄，阳邪内陷。"

④却：《广韵》："退也。"

⑤精无俾：没有使之发汗的精气。

⑥倾：崩溃的意思。

⑦《热论》：《灵枢·热论》。

⑧三死：张介宾："汗后辄复热不能食者一死；汗后脉尚躁盛者二死；汗后反狂言失志者三死。"

释义：热邪陷入阴分，以致精气不能内守，所以汗出。由于本病的汗出，是因热邪内陷，精气受逼所致，所以汗出之后，即时复反发热，躁动疾速的脉象，也不能衰减，并出现言语狂妄和不能进食的证候。热邪内陷，精气外泄，为形成本病的唯一因素，所以称为阴阳交。阴阳交是温病中的逆证，属于死证。

水谷化生的精气，外达肤表，便成为汗液，所以说：汗生于谷，谷生于精，也就是说汗液化生于水谷的精气。外邪侵入人体与精气相争，精气胜于邪气，则汗液外发，邪气便随之外散，所以汗出之后，能进饮食，不致复反发热。邪气胜于精气，则邪气深入阴分，迫使精气外泄，以致精气受伤，所以汗出之后不能进食，复反发热。不能进食，则精气得不到补益；复反发热，为热邪羁留不解，所以汗后辄复热，不能食，属于热邪内陷致死之一。

邪正相争，邪气胜于精气，所以汗发后出现躁动盛大的脉象。此种脉象与汗出是不相应的，所以汗出后脉尚躁盛，属于热邪内陷致死之二。

人身的神志和精气是相互依存的，精气因汗外泄，以致神志随之散失，因而出现言语狂妄、神志错乱的证候。神志散失，则人身失去了生命的主宰，所以汗后狂言失志，属于热邪内陷致死之三。

由于出现了汗后辄复热、脉躁盛、狂言失志等三种死候，而生机却丝毫没有，虽然有些似乎好转的现象，但结果是必死无疑的。

帝曰：有病身热，汗出烦满，烦满不为汗解，此为何病？岐伯曰：汗出而身热者，风也；汗出而烦满不解者，厥也，病名曰风厥。帝曰：愿卒闻之？岐伯曰：巨阳主气，故先受邪；少阴与其为表里也，得热则上从之，从之则厥也。

释义：

风为阳邪，性能疏泄，风邪侵犯人体，所以出现汗出身热的证候，足少阴经从肾上贯肝膈，足少阴的阴气上逆，所以心胸烦闷。汗出由于风邪外侵，心胸烦闷则由于阴气上逆，所以虽汗出而烦闷仍然不解。太阳的阳气主表，与少阴相为表里，所以太阳感受风邪便传入少阴，风邪传入少阴，以致少阴的阴气随着风热之气循经上逆，因而形成风邪与阴气合并为病的风厥。

第二章　疟

第一节

《素问·疟论》[①]黄帝问曰：夫痎疟皆生于风，其蓄作[②]有时者何也？岐伯对曰：疟之始发也，先起于毫毛，伸欠[③]乃作，寒慄鼓颔，腰脊俱痛，寒去则内外皆热，头痛如破，渴欲冷饮。

帝曰：何气使然？愿闻其道。岐伯曰：阴阳上下交争，虚实更作，阴阳相移也。阳并于阴，则阴实而阳虚，阳明虚则寒慄鼓颔也。巨阳虚，则腰背头项痛；三阳俱虚，则阴气胜，阴气胜则骨寒而痛。寒生于内，故中外皆寒。阳盛则外热，阴虚则内热，外内皆热则喘而渴，故欲冷饮也。

此皆得之夏伤于暑，热气盛，藏于皮肤之内，肠胃之外，此荣气之所舍也，此令人汗空疏，腠理开，因得秋气，汗出遇风，及得之以浴，水气舍于皮肤之内，与卫气并居，卫气者，昼日行于阳，夜行于阴，此气得阳而外出，得阴而内薄④，内外相薄，是以日作。

帝曰：其间日⑤而作者何也？岐伯曰：其气之舍深，内薄于阴，阳气独发，阴邪内著，阴与阳争不得出，是以间日而作也。

注解：

①《疟论》：《素问》第三十五篇篇名。

②蓄作：蓄，停蓄；作，发动。

③伸欠：伸懒腰，打呵欠。

④薄：与迫字音义都同，就是逼迫。

⑤间日：隔一日。

释义：

无论是二日一发或一日一发的疟疾，都是由于外感的风而发生的，它和别的外感风寒发病有所不同。它有停蓄着不发的一定时间，有发病的一定时候，病的发作也有一定的形态。开始渐渐然恶寒，毫毛丛立，打呵欠，伸懒腰，随着就发寒战，颐颔振动，牙齿磕磕有声，腰和背脊都痛。冷过了接着就发高热，头痛得很，口渴，想喝冷水，像这样，就是疟疾。

疟疾发动的情况这样，是人身什么气机的作用呢？人身的阳气上行到了极点，便转向下行；阴气下行到了极点，便转向上行，所以与卫气并居的疟邪，随着卫气的上下运行与正气相争。阴阳二气，如果并于某一方面，便形成该部的邪气壅实，相对的一面正气空虚，所以疟病发作的时候，阴分和阳分交替的形成虚实，是由于疟邪随着卫气内外出入所形成的。

疟邪与卫气并入阴分，以致阴分的邪气壅实，阳分的正气空虚。阳明胃气外应肌肉，足阳明经的支脉，从大迎前下人迎，阳明的经气虚，所以出现恶寒战栗，额部鼓动的证候。足太阳经上额，交巅，下项，挟脊抵腰中，太阳的经气虚，所以出现腰背头项疼痛的证候。由于阴盛可以产生内寒，所以阴分的邪气实，便出现骨中寒冷疼痛的证候。三阳的经气虚于外，阴寒的邪气实于内，所以内外出现寒证。疟邪随卫气出于阳分，以致阳分邪气实，所以周身发热。热邪能耗液伤气，所以出现口渴喜饮，呼吸喘促的证候。所以说：阳盛生外热，阴虚生内热。

心主血脉，与五行的火气相应，如果盛夏感受了暑气，伏藏于皮肤之内，肠胃之外，荣气所居的地方，因为暑热之气主宣发，所以伏藏荣分的暑气，使腠理疏松，汗孔开泄，以致感受秋令的凉风，洗浴冷水感受水气，因而风邪和水气留舍皮肤之内与卫气并居。

由于卫气白昼运行于阳分，夜间运行于阴分，不断地出入人身的内外，所以与卫气并居的风邪和水气，随卫气入内而侵入阴分，随卫气外出而发于阳分，从而形成一日发作一次的疟疾。风邪和水气留舍皮肤浅处的，则与卫气并居，随卫气出入，侵入阴分深处的，便与卫气相拒，不能随着卫气外出，以致卫气运行如常，邪气附着于阴分，外出迟滞，所以形成隔日发作一次的疟疾。

第二节

《素问·疟论》帝曰：夫病温疟与寒疟，而皆安舍？舍于何藏？岐伯曰：温疟者，得之冬中于风寒，气藏于骨髓之中，至春则阳气大发，邪气不能自出，因遇大暑，脑髓烁，肌肉消，腠理发泄，或有所用力，邪气与汗皆出。此病藏于肾，其气先从内出之于外也。如是者，阴虚而阳盛，阳盛则热矣；衰则气复反入，入则阳虚，阳虚则寒矣。故先热而后寒，名曰温疟。

释义：

肾藏属水，外合于骨，与冬令的气候相应，所以冬令感受风寒，不能即时发病的，则伏藏于肾和肾所主的骨髓，邪气伏藏体内，当阳气升发的春令，内伏的邪气还不能外出，到了大热的暑令，腠理开泄，或因用力过度，汗出于肾，因而邪气随着汗液的发泄而发作。伏邪化热与天时的热气相合，以致骨髓肌肉受到严重的消耗，所以说脑髓烁，肌肉消。

邪气由内出外，并于阳分，便形成阴虚阳盛，阳盛生外热，所以出现发热的证候。汗出之后，阳气虚衰，不能鼓邪外解，因而邪气复反入里，邪气入里，便形成阳虚，阳虚生外寒，所以出现身冷恶寒的证候。所以说：温疟的病邪伏藏于肾，温疟的发作，是自内而外的，温疟证候的特点，是先热后寒。

帝曰：瘅疟①何如？岐伯曰：瘅疟者，肺素有热，气盛于身，厥逆上冲，中气实而不外泄，因有所用力，腠理开，风寒舍于皮肤之内，分肉之间而发，发则阳气盛，阳气盛而不衰，则病矣，其气不及于阴，故但热而不寒。气内藏于心，而外舍于分肉之间，令人消烁脱肉，故命曰瘅疟。

注解：

①瘅疟：瘅，就是热。瘅疟，即但热不寒，热邪使人消烁肌肉的疟疾。

释义：

阳盛气实的人，肺中平素又有蓄热，以致热气壅实于内，不能发泄于外，则两热气厥逆上冲。由于热气郁积于内，所以劳动用力，腠理开泄，所感受的外界风寒，只能留舍于皮肤分肉之间，不能侵入阴分，因而形成阳分的邪气实，邪气不入阴分，以致阳分实而不衰，所以发生但热不寒的瘅疟。心肺同居膈上，肺中有热，便可以移传于心；热邪内薄心肺，风邪外舍皮肤分肉，所以使人消烁肌肉。

第三章 咳 喘

第一节

《素问·咳论》[①]黄帝问曰：肺之令人咳何也？岐伯对曰：五藏六府皆能令人咳，非独肺也。帝曰：愿闻其状。岐伯曰：皮毛者，肺之合也，皮毛先受邪气，邪气以从其合也。其寒饮食入胃，从肺脉上至于肺，则肺寒，肺寒则外内合邪，因而客之，则为肺咳。五藏各以其时受病，非其时各传以与之。

人与天地相参，故五藏各以治时，感于寒则受病，微则为咳，甚者为泄为痛。乘秋则肺先受邪，乘春则肝先受之，乘夏则心先受之，乘至阴则脾先受之，乘冬则肾先受之。

帝曰：何以异之？岐伯曰：肺咳之状，咳而喘息有音，甚则唾血；心咳之状，咳则心痛，喉中介介[②]如梗状，甚则咽肿喉痹；肝咳之状，咳则两胁下痛，甚则不可以转，转则两胠下满；脾咳之状，咳则右胁下痛，阴阴引肩背，甚则不可以动，动则咳剧；肾咳之状，咳则腰背相引而痛，甚则咳涎。

注解：

①《咳论》：《素问》第三十八篇篇名。

②介介：张介宾："如有所梗，妨碍之意。"

释义：

肺主周身之气，为百脉所朝会，所以五藏六府感受了病邪，都可以移传于肺，发生咳嗽。皮毛居于人身之表，所以外界的邪气伤人，首先侵袭人身的皮毛。肺合皮毛，所以侵袭皮毛的邪气可以由皮毛侵入肺中。肺脉循胃上膈属肺，所以寒冷饮食进入胃府，寒气便从肺脉侵入肺中，以致肺中寒冷。肺属清金，其性恶寒，内外寒邪侵入肺中，因而肺气不能清肃下行，形成咳嗽疾患。

人类生成于天地间，与四时五行之气是相应的，如果某一藏气不足，当该藏主令的时候，就会感受外界的邪气，所以当肺金主秋令，则肺藏首先感受邪气；当肝木主春令，则肝藏首先感受邪气；当心火主夏令，则心藏首先感受邪气；当脾土主长夏，则脾藏首先感受邪气；当肾水主冬令，则肾藏首先感受邪气。五藏感受了邪气，便可以通过五行的生克关系相互移传，所以肝心脾肾四藏当令的时候感受的邪气，可以移传于肺。肺藏居于阳位，如果四藏感受的邪气轻微，便移传于肺，感受的邪气严重，则深入阴分形成腹痛、便泻等疾患。

肺主清肃下行，肺藏受邪，所以气逆咳嗽。肺主呼吸，邪气壅聚于肺，所以呼吸喘急有声。咳嗽严重的，则肺络受伤，痰唾中带血。

心脉起于心中，出属心系，上挟咽，所以心受邪移传于肺的咳嗽，咳则心痛，并出现喉中梗阻不利的证候。病情严重的并能引起咽嗌肿痛，喉咙闭塞。

肝脉布胁肋，所以肝邪传肺的咳嗽，咳则两胁下痛。胁痛严重的，甚至不能左右转动，并出现胠胁胀满的证候。

脾属湿土，应于西南，脾的俞穴在背，所以脾邪传肺的咳嗽，咳则右胁下痛，并隐隐牵引肩背疼痛。脾为至阴，属土性静，所以咳嗽严重的，不能转动，转动则咳嗽加剧。

肾脉贯脊，所以肾邪传肺的咳嗽，咳则腰背牵引疼痛。肾藏主水，肾脉入肺中，循喉咙，所以病情严重时，咳唾涎水。

帝曰：六府之咳奈何？安所受病？岐伯曰：五藏之久咳，乃移于六府。脾咳不已，则胃受之，胃咳之状，咳而呕，呕甚则长虫①出；肝咳不已，则胆受之，胆咳之状，咳呕胆汁。肺咳不已，则大肠受之，大肠咳状，咳而遗失②。心咳不已，则小肠受之，小肠咳状，咳而失气③，气与咳俱失。肾咳不已，则膀胱受之，膀胱咳状，咳而遗溺④。久咳不已，则三焦受之，三焦咳状，咳而腹满，不欲食饮。此皆聚于胃，关于肺，使人多涕唾而面浮肿气逆也。

帝曰：治之奈何？岐伯曰：治藏者，治其俞；治府者，治其合；浮肿者，治其经。

注解：

①长虫：即蛔虫。

②遗失：失，《甲乙经》作矢，矢与屎字通用。遗矢，指咳嗽时大便失禁。

③失气：又称后气，即放屁。

④遗溺：指咳嗽时小便失禁。

释义： 藏与府是表里相合的，所以五藏久咳不愈，便移传病邪于六府。脾与胃相表里，脾咳不愈，便移传病邪于胃。胃主受纳水谷，胃府受邪，则胃中气逆，所以咳则呕吐。蛔虫寄生于肠间，所以呕吐严重时，有吐蛔的证候。

肝与胆相表里，肝咳不愈，便移传病邪于胆。胆受病邪，以致胆汁外泄，所以咳嗽时，伴有呕吐胆汁的证候。

肺与大肠相表里，肺咳不愈，便移传病邪于大肠。大肠为传道之府，所以大肠受邪，咳嗽时有大便失禁的证候。

心与小肠相表里，心咳不愈，便移传病邪于小肠。小肠位于大肠的上游，小肠邪气下奔大肠，所以咳嗽时，有失气的证候。

肾与膀胱相表里，肾咳不愈，便移传病邪于膀胱。膀胱为汇聚水液的藏府，膀胱受邪，不能贮藏津液，所以咳嗽时，有小便失禁的证候。

三焦包罗藏府，为藏府的郭郭，五藏久咳不愈，便移传病邪于三焦。上焦在胃上口，主纳，中焦在胃中脘，主腐熟水谷，下焦当膀胱上口，主分泌清浊；上焦病则不能受纳水谷，中焦病则不能运化水谷精微，下焦病则不能传送糟粕，所以三焦受邪为病，出现腹部胀满，不思饮食的证候。

胃为五藏六府之主。肺朝百脉，外合皮毛。所以内外的病邪，都能影响到胃，干犯肺气，发生咳嗽。肺开窍于鼻，胃脉循行面颊，肺胃气逆，所以出现多涕、多唾和面部浮肿的证候。

人身的内藏和体表的腧穴，是内外相通的，所以治疗五藏咳，取手足阴经的俞穴；治疗六府咳，取手足阳经的合穴；治疗久咳不愈所引起的浮肿，则取手太阴经、足阳明经的经穴。

第二节

《素问·逆调论》①不得卧②而息有音③者，是阳明之逆也。足三阳者下行，今逆而上行，故息有音也。阳明者，胃脉也，胃者六府之海，其气亦下行。阳明逆不得从其道，故不得卧也。《下经》曰：胃不和则卧不安，此之谓也。夫起居如故而息有音者，此肺之络脉逆也，络脉不得随经上下，故留经而不行。络脉之病人也微，故起居如故而息有音也。夫不得卧卧则喘④者，是水气之客也。夫水者，循津液而流也。肾者水藏，主津液，主卧与喘也。

注解：

①《逆调论》：《素问》第三十四篇篇名。

②不得卧：即不能安卧。

③息有音：即呼吸粗大有音。

④喘：即呼吸急促。

释义：

足三阳经的经气，是从头走足向下运行的。足阳明经的经气逆而上行，干犯肺金，所以出现呼吸有音的证候。胃主受纳水谷，以下行为顺，由于饮食过饱，或因胀满为病，以致阳明经气不能循着正常的道路运行，反而向上逆行，因而产生不能安卧的证候。所以说不能安卧和呼吸有音是足阳明经的经气上逆所形成的。

络脉是经脉的分支，脉气本来是贯通的，由于络脉气逆，不能随经脉营运脉气于上下内外，以致脉气只流行于经脉，而不能正常地运行于络脉，因而络脉为病。肺主呼吸，肺络气逆，所以出现呼吸有音的证候。由于络脉为病，比较轻微，所以起居仍与平时一样。所以说："起居如故，呼吸有音"是肺的络脉气逆所形成的。

人身的水液在正常的情况下是为津液，如果发生病变，便形成水气，所以说：水气是循着津液流行的道路而流走的。肾藏属水，为主持人身水液的藏府，如果肾中寒水之气偏盛，就会向上泛溢，侵入肺中，以致不能安卧，卧则呼吸喘急。所以说："不能安卧，卧则呼吸喘急"是水气侵入肺中所形成的。

第四章　肿　胀

第一节

《灵枢·胀论》[①]黄帝曰：脉之应于寸口，如何而胀[②]？岐伯曰：其脉大坚以涩者，胀也。黄帝曰：何以知藏府之胀也？岐伯曰：阴为藏，阳为府。黄帝曰：夫气之令人胀也，在于血脉之中耶？藏府之内乎？岐伯曰：三者皆存焉，然非胀之舍也。黄帝曰：愿闻胀之舍。岐伯曰：夫胀者，皆在于藏府之外，排藏府而郭胸胁，胀皮肤，故命曰胀。黄帝曰：藏府之在胸胁腹里之内也，若匣匮之藏禁器也，各有次舍，异名而同处，一域之中，其气各异，愿闻其故。……岐伯曰：夫胸腹，藏府之郭也。膻中者，心主之宫城也。胃者，太仓也。咽喉小肠者，传送也。胃之五窍者，闾里门户也[③]。廉泉玉英者，津液之道也。故五藏六府者，各有畔界，其病各有形状，营气循脉，卫气逆为脉胀，卫气并脉，循分为肤胀，三里而写，近者一下，远者三下[④]，无问虚实，工在疾写。

注解：

①《胀论》：《灵枢》第三十五篇篇名。

②胀：包括胸腹胀满、皮肤浮肿。

③胃之五窍者，闾里门户也：胃所属的咽门、贲门、幽门、阑门、魄门犹如巷里的门户一样。

④近者一下，远者三下：新病只须针刺一次，病积较久的，必须针

刺多次。

释义：

邪气有余，则脉来盛大；邪气留聚，则脉来坚强；气血涩滞，则脉来艰涩。所以胀病多见坚大、坚涩的脉象。坚涩的脉象属阴，胀在五藏多见阴脉；坚大的脉象属阳，胀在六府多见阳脉。所以说"阴为藏，阳为府"。

卫气逆行于皮肤分肉，所形成的肤胀，逆行于胸腹空郭，所形成的五藏六府胀，以及脉中营气，因卫气逆，所形成的脉胀，病邪并不在藏府之内、血脉之中，而是在藏府之外，胸腹之内，皮肤分肉之间，与藏府血脉三者存在着密切的关系。所以说："夫胀者，皆在于藏府之外，排藏府而郭胸胁，胀皮肤，故命曰胀。"

胸腹为包罗藏府的郭郭，膻中为护卫心藏的宫城，胃为受纳水谷的府库，咽喉为水谷入胃的道路，小肠为受盛胃中饮食的藏府，咽门、贲门、幽门、阑门、魄门为肠胃的门户，廉泉、玉英为津液上濡的窍道。由于五藏六府的所在部位和功能属性不同，所以五藏六府胀的病位和病候也就随之而有差异。

营气精专，循行脉中，卫气逆行，则脉中的营气留滞为病，因而形成脉胀。卫气慓悍，并行脉外，散布于皮肤分肉，卫气逆行于分肉，因而形成肤胀。肌肉为胃的外应，三里为足阳明经的合穴，所以针刺足三里，以治卫气逆于分肉的肤胀。由于邪在分肉，未入藏府，所以必须采用急泻去邪气的措施。

黄帝曰：愿闻胀形。岐伯曰：夫心胀者，烦心短气，卧不安。肺胀者，虚满而喘咳。肝胀者，胁下满而痛引小腹。脾胀者，善哕，四肢烦悗，体重不能胜衣，卧不安。肾胀者，腹满引背，央央然①腰髀痛。六府胀，胃胀者，腹满，胃脘痛，鼻闻焦臭，妨于食，大便难。大肠胀者，肠鸣而痛濯濯，冬日重感于寒，则飧泄不化。小肠胀者，少腹䐜胀，引腰而痛。膀胱胀者，少腹满而气癃。三焦胀者，气满于皮肤中，轻轻然②而不坚。胆胀者，胁下痛胀，口中苦，善太息。凡此诸胀者，其道在一，明知逆顺，针数不失，写虚补实，神去其室，致邪失正，直不可定，想之所败，谓之夭命。补虚写实，神归其室，久塞其空③，谓之良工。黄帝曰：胀者焉生？因何而有？岐伯曰：卫气之在身也，常然并脉循分肉，行有逆顺，阴阳相随，乃得天和，五藏更始，四时循序，五谷乃化，然后厥气在下，营卫留止，寒气逆上，真邪相攻，两气相搏，乃合为胀也。

注解：

①央央然：形容腰髀疼痛，困苦难受。

②轻轻然：《甲乙经》作縠縠然。

③久塞其空：谓治疗胀病正确地应用补泻，到了一定程度，则藏府、腠理的正气充沛，邪气自去。

释义：

心藏神，卫气逆于心，所以心胸烦闷、睡卧不安。心属火，卫气逆于心，火盛则伤耗元气，所以短气。肺主清肃下降，气逆于肺，所以胸满喘咳。肝脉抵小腹，布胁肋，气逆于肝，所以胁下胀满疼痛，并牵引小腹作痛。脾与胃相为表里，邪气由脾传胃，所以发生呃逆和卧睡不安的证候。脾主四肢，气逆于脾，所以四肢烦悗不舒、体重无力。肾脉上股内后廉，贯脊属肾，从肾上贯肝膈，气逆于肾，所以腹满、腹背腰髀相引而痛。

胃位于腹中，气逆于胃，所以腹满、胃脘疼痛。胃脉起于鼻，交頞中，气逆于胃，所以鼻有焦臭。胃主受纳水谷，以下行为顺，气逆于胃，所以不能进食、大便困难。大肠主津液，气逆于大肠，则水液不能气化，以致水液下走肠间，所以腹痛、肠鸣濯濯有声。如果重复感受冬令的寒气，便发生水谷不分的飧泄。小肠位于小腹，气逆于小肠，所以小腹膜胀，并牵引腰部作用。膀胱为汇聚水液的藏器，气逆于膀胱，则膀胱的气化不行，所以小便不通、小腹胀满。三焦外应腠理，气逆于三焦，所以皮肤肿满。胆附于肝，胆汁外泄则口苦，气逆于胆，所以胁下疼痛膜胀、口中有苦味。胆与木气相应，性喜条达，气逆于胆，则胆气抑郁不舒，所以喜叹气。

上述各类胀病，它的形成，总不外乎气逆所致，所以治疗胀病，必须懂得气有逆顺的道理，正确地施针补泻，才不致泻虚补实，助邪伤正，造成神气散失，藏真败坏的不良后果。

卫气运行脉外，散于分肉，与脉中的营气相依而行，但卫气运行的方向，与营气有同有异。卫气昼日行于阳分，由初生而隆盛，由隆盛而虚衰；暮夜行于阴分，由肾而心，由心而肺，由肺而肝，由肝而脾，由脾而肾，从而形成正常的运行规律。所以说"行有逆顺，阴阳相随""五藏更始，四时有序"。

阴寒之气，本在下焦，寒气上逆于阳分，与卫气相争，以致营卫的运行留滞，因而产生卫气逆行的胀病，所以经文着重指出："寒气逆上，真邪相攻"为形成胀病的根本原因。

第二节

《灵枢·水胀》①水始起也，目窠上微肿，如新卧起之状②，其颈脉动，时咳，阴股间寒，足胫瘇③，腹乃大，其水已成矣。以手按其腹，随手而起，如裹水之状，此其候也。

……肤胀者，寒气客于皮肤之间，鼛鼛然④不坚，腹大，身尽肿，皮厚，按其腹，窅⑤而不起，腹色不变，此其候也。

鼓胀何如？岐伯曰：腹胀身皆大，大与肤胀等也，色苍黄，腹筋起，此其候也。

注解：

①《水胀》：《灵枢》第五十七篇篇名。

②如新卧起之状：上下眼胞浮肿，好像刚起床的样子。

③瘇：音肿，即是胫肿。

④鼛鼛然：鼛，音空。鼛鼛然，《甲乙经》作殻殻然，形容腹部胀满而中空，好像空殻一样。

⑤窅：音杳，深陷的意思。

释义：

上下眼胞属脾，颈部人迎动脉属足阳明经，水气偏盛，则侵犯中土，所以水病初起，便可以见到上下眼胞微肿和人迎躁动的证候。水病其本在肾，其末在肿，水气侵入肺中，所以时时咳嗽。腰以下属阴，水气亦属阴，阴邪偏盛多盘踞阴位，所以阴股寒冷。足胫浮肿、腹部膨大为水病的主要证候。水液潴留于空廓的腹腔，好像皮囊裹水一样，所以用手按触腹时随手而起。

阴寒之气偏盛，则阳气的运行阻滞，所以寒气留舍于皮肤间，阳气便壅聚不行，因而形成肤胀，出现周身浮肿、腹部膨大的证候。由于气是无形的，所以肤胀的浮肿，中空而不坚实。寒气留舍皮肤与水气泛滥皮肤不同，所以肤胀皮厚、腹色不变（有水则呈现皮薄色泽的现象）。寒气留舍于肤腠之间，按散之后，不能猝然聚集，所以用手按之陷下不起。

脾藏位于腹中，外合肌肉，寒气侵犯脾土，则脾气不行，因而形成鼓胀，出现腹部胀满，周身浮肿的证候。脾土受邪为病，则肝木乘虚侵犯，所以呈现色苍黄、腹筋起的证候。

第三节

《素问·水热穴论》[①]黄帝问曰：少阴何以主肾？肾何以主水？岐伯对曰：肾者，至阴也，至阴者，盛水也。肺者，太阴也，少阴者，冬脉也，故其本在肾，其末在肺，皆积水也。帝曰：肾何以能聚水而生病？岐伯曰：肾者，胃之关也，关门不利，故聚水而从其类也。上下溢于皮肤，故为胕[②]肿，胕肿者，聚水而生病也。帝曰：诸水皆生于肾乎？岐伯曰：肾者，牝藏也，地气[③]上者属于肾，而生水液也，故曰至阴。勇而劳甚则肾汗出，肾汗出逢于风，内不得入于藏府，外不得越于皮肤，客于玄府，行于皮里，传于胕肿，本之于肾，名曰风水。所谓玄府者，汗空也。

注解：

①《水热穴论》：《素问》第六十一篇篇名。

②胕：音义同肤。

③地气：即阴气。

释义：

肾藏属水，位于人体下部，旺于冬令，所以足少阴肾藏有至阴、盛水、冬脉的称号。肺居上焦，主调节诸气、通调水道；肾脉从肾上贯肝膈，入肺中，肾中水气上逆于肺，则肺气不行，积水为病，所以说：水病的根本在肾，其末在肺。

肾居下焦，与膀胱相表里，开窍于二阴，主化气行水；胃为水谷之海，水谷的受纳在胃，水液的输出在肾，所以肾司下焦的开阖，为胃的关门。由于主持水液的水藏，不能化气行水，因而聚积水液为病，所以说："关门不利，聚水以从其类。"肺病于上，则不能调节诸气，通调水道；肾病于下，则不能化气行水，通利二阴，以致水液聚积，泛滥皮肤形成浮肿，所以说："胕肿者，聚水而生病也。"

肾为阴藏，水属阴气，所以阴气上逆，产生的水病，均属于肾。肾主骨，劳力太过，则汗液出于筋骨深处，所以说："勇而劳甚则肾汗出。"由于肾汗在出而未尽的时候，感受外界风邪，所以汗液既不能内入藏府，又不能外越皮肤，因而潴留于皮里的汗孔形成浮肿，所以说："客于玄府，行于皮里，传为胕肿。"本病由于汗出于肾，风薄于外所形成，所以称为风水。

故水病，下为胕肿大腹，上为喘呼，不得卧者，标本俱病。故肺为喘呼，肾为水肿，肺为逆不得卧，分为相输俱受者，水气之所留也。

释义：

肾藏主水，位于下焦，为水病的根本，所以患水肿的，病在下部，便出现肌肤浮肿、腹部膨大的证候。肺藏主气，位于上焦，为水病的标末，所以患水肿的病在上部，便出现呼吸喘急、气逆不能安卧的证候。

第六篇　病证

所以说："下为胕肿、大腹，上为喘呼，不得卧者"，为"标本俱病"。肺肾两藏，肾为本，肺为标，标本俱病，以致水气不能转输运行，因而留于体内形成水病。所以说："分为相输俱受者，水气之所留也。"

第四节

《素问·汤液醪醴论》①帝曰：其有不从毫毛而生，五藏阳以竭也，津液充郭②，其魄③独居，孤精于内，气耗于外，形不可与衣相保④，此四极急而动中，是气拒于内而形施于外⑤，治之奈何？岐伯曰：平治于权衡⑥，去宛陈莝⑦，微动四极，温衣，缪刺其处⑧，以复其形，开鬼门⑨，洁净府⑩，精以时服⑪，五阳已布，疎涤五藏，故精自生，形自盛，骨肉相保⑫，巨气乃平⑬。

注解：

①《汤液醪醴论》：《素问》第十四篇篇名。

②郭：外城称郭，这里所说的郭，指人身的胸腹肌肤。

③魄：指阴气说的。

④形不可与衣相保：形体肿满与原来穿的衣服不相适合。

⑤形施于外：《玉篇》："施，怙也。"形施于外，谓肿满的病形呈现如外。

⑥平治于权衡：调治阴阳的偏盛，使之趋于平衡。

⑦去宛陈莝：张介宾："宛，积也。陈，久也。莝，斩草也。"去宛陈莝，即除去积久的腐败物质。

⑧缪刺其处：张介宾："缪，异也，左病刺右，右病刺左，刺异其处，故曰缪刺。"

⑨开鬼门：即开发汗孔。

⑩洁净府：即疏导膀胱。

⑪精以时服：张志聪："精以时复矣"，即精气自然复生的意思。

⑫骨肉相保：即形体壮盛、骨肉互为用的意思。

⑬巨气乃平：即正气平复的意思。

释义：

五藏属阴，阴主静守，所以五藏能贮藏阴精。阴中有阳，阳主健运，所以五藏又能化气。五藏阳气衰竭，则津液不能蒸化，因而停留于肌肤，以致阴气独存于体内，成为有阴无阳的孤精，所以说："五藏阳以竭也"，"孤精于内""其魄独居"。由于阳不能护卫于外，因而阳气耗散于外，阳不能运行于四肢，以致四肢肿满胀急，所以经文中有"气耗于外"和"四极急"的记载。阳不能化气于内，因而阴气阻塞于内，以致水液充满于胸腹，水气迫肺动中，泛溢于肌肤，从而形成胸腹胀满、肢体浮肿，所以说："气拒于内""津液充郭""形施于外""形不可与衣相保"。

本病是因阳气衰竭所致，所以治疗本病，必须扶助阳气，消除阴气，使阴阳趋于平衡。由于阳气衰竭，不能化气行水，以致水气积久不去，所以应用运动四肢、温暖形体和宣通络脉的缪刺，以恢复人身的阳气，使在表的水气由汗孔外散，在里的水气，从膀胱下行。

通过发汗、利水的治法，使充塞胸腹的水气疏通，五藏的阳气宣行，人身的精气平复，则人身的大气，自然恢复正常，所以说："五阳已布，疏涤五藏""精以时服""巨气乃平"。由于邪气去则正气安，所以水气疏除以后，便出现："精自生，形自盛，骨肉相保"的康复现象。这说明治疗阳虚水病，必须通过温通阳气的治法，使水气从汗孔，小便外解，才能够收到祛除邪气恢复正气的效果。

第五节

《素问·腹中论》^①黄帝问曰：有病心腹满^②，旦食则不能暮食，此为何病？岐伯对曰：名为鼓胀。帝曰：治之奈何？岐伯曰：治之以鸡矢醴^③，一剂知^④，二剂已^⑤。帝曰：其时有复发者，何也？岐伯曰：此饮食不节，故时有病也。虽然其病且已时，故当病气聚于腹也。

注解：

①《腹中论》：《素问》第四十篇篇名。

②心腹满：高士宗："心腹，心之下腹之上也。满，胀满也。"

③鸡矢醴：鸡矢，即羯鸡屎。醴，即甜酒，鸡矢醴，是古代经方，它的配制法各家的记载不同，医鉴等书系用：干羯鸡屎八合，炒令微焦，入无灰好酒三碗，煎至一半，布滤取汁备用。

④知：《方言》："愈也"，这里作少愈讲。

⑤已：《广韵》："去也"，这里作病愈讲。

释义：

天地的阴阳，是有消长变化的，从子至午，阳气由初生趋于旺盛；从午至子，阳气由旺盛转于衰微。人身的阴阳与天地的变化相应，所以脾虚不能运化水谷的心腹胀满，当平旦阳气旺盛的时候，饮食易消，所以能够进食；当日暮阳气衰微的时候，饮食难化，所以不能进食。由于本病因脾虚所致，所以心腹虽然胀满，但中空如鼓，所以称为鼓胀。

鸡屎能消积下气、通利二便。醴是稻米酿出的汁液，能补益脾土、宣通营卫。二者组合成剂，具有攻补兼施的作用，所以应用于脾虚不运，饮食停积的鼓胀。服一剂便可以收到减轻病情的效果；服二剂则胀满基本消除。

饮食不节，则脾土受伤，鼓胀虽然痊愈，由于饮食伤脾，不能运化水谷，以致鼓胀愈后复发。所以说鼓胀的复发，是由于饮食不节所形成的。这说明病在治疗上，必须健运脾气，在病后调护上，必须节制饮食。

第五章　痹　痿

第一节

《素问·痹论》①黄帝问曰：痹②之安生？岐伯对曰：风寒湿三气杂至③，合而为痹也。其风气胜者为行痹，寒气胜者为痛痹，湿气胜者为著痹也。帝曰：其有五者，何也？岐伯曰：以冬遇此者为骨痹，以春遇此者为筋痹，以夏遇此者为脉痹，以至阴④遇此者为肌痹，以秋遇此者为皮痹。帝曰：内舍五藏六府，何气使然？岐伯曰：五藏皆有合，病久而不去，内舍于其合也。故骨痹不已，复感于邪，内舍于肾；筋痹不已，复感于邪，内舍于肝；脉痹不已，复感于邪，内舍于心；肌痹不已，复感于邪，内舍于脾；皮痹不已，复感于邪，内舍于肺。所谓痹者，各以其时，重感于风寒湿之气也。

注解：

①《痹论》：《素问》第四十三篇篇名。

②痹：即闭塞的意思。所以肢体因邪气闭塞所发生的疼痛和麻木不仁，内藏因邪气闭塞所形成的各类疾患都称为痹。

③杂至：谓邪气先后错杂而至。

④至阴：指季夏。

释义：

营卫气血在正常的情况下，是不断地运行于内部的五藏六府和外在的四肢百骸的。如果风寒湿三气侵袭人体，就会使气血的运行阻滞，从而发生肢体疼痛、头麻等病候，所以说风寒湿三气杂至，合而为痹也。风为阳邪，善行数变，风寒湿三气侵袭人体，风邪偏盛的，所以形成走注疼痛的行痹。寒邪属阴，如果阴寒的邪气偏盛，就会留于肌肉筋骨之间，凝结不散，阻碍阳气的运行，从而形成肢体疼痛的痛痹，所以说寒气胜者为痛痹。湿邪也是属阴，如果阴湿之气偏盛，就会使肢体有重滞感，形成肢体疼痛，重着难移，或麻木不仁，所以说湿气胜者为着痹。

人身的皮脉肉筋骨，内合于肺心脾肝肾五藏，五藏禀五行之气外应于四时。肾藏属水，外合于骨，与冬令的气候相应，所以冬季感受风寒湿气，邪气便乘虚侵袭肾所合的骨，形成骨痹；肝藏属木，外合筋膜，与春令的气候相应，所以春季感受风寒湿气，邪气便乘虚侵袭肝所合的筋，形成筋痹；心藏属火，外合血脉，与夏令的气候相应，所以夏季感受风寒湿气，邪气便乘虚侵袭心所合的脉，形成脉痹；脾藏属土，外合肌肉，与季夏的气候相应，所以季夏感受风寒湿气，邪气便乘虚侵袭脾所合的肌肉，形成肌痹；肺藏属金，外合皮毛，与秋令的气候相应，所以秋季感受风寒湿气，邪气便乘虚侵袭肺所合的皮毛，形成皮痹。

人的内藏，与外在的组织，是各有所合的。如果风寒湿气侵袭外在的五体，久留不解，便通过相互联系的关系，传入所合的内藏。同时又由于藏气的不足，当它主令的时候，重复感受风寒湿气，以致正气愈虚，邪气益甚，新旧合邪，内传五藏，从而形成肾肝心脾肺等五藏痹。所以说："骨痹不已，复感于邪，内舍于肾；筋痹不已，复感于邪，内舍于肝；脉痹不已，复感于邪，内舍于心；肌痹不已，复感于邪，内舍于脾；皮痹不已，复感于邪，内舍于肺。"

凡痹之客五藏者，肺痹者，烦满①喘而呕；心痹者，脉不通，烦则心下鼓②，暴上气而喘，嗌干善噫，厥气③上则恐；肝痹者，夜卧则惊，多饮数小便，上为引如怀④；肾痹者，善胀，尻以代踵⑤，脊以代头⑥；脾痹者，四肢解堕，发咳呕汁，上为大塞；肠痹者，数饮而出不得，中气喘争，时发飧泄；胞⑦痹者，少腹膀胱按之内痛，若沃以汤⑧，涩于小便，上为清涕。

注解：

①满：与懑字音义同，烦闷的意思。

②鼓：鼓动也。

③厥气：指下焦阴寒的水气。

④上为引如怀：引，延长的意思。上为引如怀，疝气积块上下延长，好像怀中藏物一样。

⑤尻以代踵：尻，开高切，即尾骶部。尻以代踵，下肢挛急，尾骶下蹲与足跟平齐。

⑥脊以代头：头身弯曲，背脊高耸，与头部平齐。

⑦胞：与脬同，即尿脬。

⑧若沃以汤：沃，音屋。是说好像浇上热汤一样。

释义：

肺脉循胃口上膈属肺，外邪内传于肺，所以胸膈烦闷。肺主气行呼吸，肺病不能清肃下降，所以喘急呕逆。

心合血脉，外邪内传于心，以致血脉壅阻，所以说："脉不通。"
心脉起于心中，出属心系，下膈，邪气内传，心气受迫，所以心烦、心
下跳动。心脉从心系上肺，邪气循经上行犯肺，所以发生呼吸迫促的喘
急。手少阴的支脉从心系上挟咽，邪气循经上干咽嗌，所以咽嗌干燥。
外邪内传于心，心气抑郁，所以出现噫气的病候。邪气传心，心气受
伤，心火不足，所以下焦阴寒之气乘虚上逆，发生神志虚怯的恐惧。

肝藏魂，外邪内传于肝，则魂灵受扰，所以夜卧不安，发生惊骇。
肝脉过阴器，抵小腹，挟胃，属肝，络胆，上贯膈，布胁肋，循喉咙之
后，上入颃颡。邪气传肝，以致肝气郁而生热，热邪上炎，所以喉咙干
燥喜饮；热邪下迫，所以小便频数。肝气结于少腹，因而形成疝气积
聚。肾主化气行水，为胃的关门，邪气传肾，以致关门不利聚水为患，
所以易于发生胀满。肾脉入跟中，上腨内，出腘内廉，上股内后廉，贯
脊，属肾，邪气侵入肾脉，所以出现下肢拘急、身背弯曲的病候。

脾主四肢，外邪内传于脾，脾病不能充养四肢，所以懈惰无力。脾
脉入腹属脾络胃，上膈挟咽，脾气因闭塞而上逆于胸膈，所以发生咳
嗽。脾病不能为胃行津液，所以呕汁。脾主运化水谷，脾病不能转输，
所以发生上焦闭塞的病变。

小肠为心之合，属火，邪气闭塞于小肠，所以在上出现常常饮水；
在下出现小便不利。大肠与肺相为表里，大肠的邪气传于肺，与肺中之
气相争，所以喘急。邪气闭塞于阑门，则清浊不分，所以时常发生
飧泄。

膀胱位于少腹，邪气闭塞于膀胱，则膀胱的气化不行，所以少腹当
膀胱的部位，有按之内痛的病候。膀胱的邪气，郁久化热，所以出现少
腹灼热和小便艰涩的病候。足太阳经从巅入络脑，邪气闭塞膀胱，阳气
不能上升，以致脑中阳气衰薄，所以鼻流清涕。

帝曰：痹，其时有死者，或疼久者，或易已者，其故何
也？岐伯曰：其入藏者死，其留连筋骨间者疼久，其留皮肤间

者易已。帝曰：其客于六府者，何也？岐伯曰：此亦其食饮居处，为其病本也。六府亦各有俞^①，风寒湿气中其俞，而食饮应之循俞而入，各舍其府也。

注解：

①俞：指周身的腧穴。

释义：

五藏是藏舍精神的地方，邪气传入五藏，病情严重的，则精神散失，真气消亡，所以说入藏者死。筋骨位于肢体的深处，邪气侵犯筋骨，则不易外解，所以病程长久。皮肤在肢体的外表，邪气侵犯皮肤，病邪容易外解，所以疾病也就易于痊愈。

六府主传化水谷，饮食不节，就会使肠胃受伤。阳气主护卫外表，起居失常，就会感受外界的邪气。如果内伤饮食，外感风寒湿气，以致外邪传入六府，形成六府痹，所以饮食起居不正常，为形成六府痹的根本原因。

六府各有所属的经脉，经脉都有流行经气的俞穴，如果风寒湿气侵入阳经的俞穴，同时六府又因饮食不节，正气受伤，以致邪气循着经俞传入六府，所以循俞入府为形成六府痹的主要途径。

痹，或痛，或不痛，或不仁，或寒，或热，或燥，或湿，其故何也？岐伯曰：痛者，寒气多也，有寒故痛也；其不痛不仁者，病久入深，荣卫之行涩，经络时踈^①，故不通^②；皮肤不营^③，故为不仁；其寒者，阳气少，阴气盛，两气相感，故汗出而濡也。帝曰：夫痹之为病，不痛何也？岐伯曰：痹在于骨则重，在于脉则血凝而不流，在于筋则屈不伸，在于肉则不仁，在于皮则寒，故具此五者，则不痛也。凡痹之类，逢寒则虫^④，逢热则纵。

注解：

①踈：空虚也。

②通：《甲乙经》作痛。

③皮肤不营：营，运也。营卫的运行不能到达皮肤。

④虫：《甲乙经》作急。

释义：

寒气偏盛，则血脉凝涩，血行阻碍，所以肢体疼痛。疼痛主要是由于邪气壅阻经脉，痹病日久，邪气深入，以致荣卫运行滞涩，经脉壅阻转化为血气衰少，血脉空虚，所以肢体不痛。血气衰少，不能充养肌肤，所以麻木不仁。正常人的阴气和阳气是平衡的，如果人身的阳气衰少，阴气偏盛，阴气与外界侵入的寒邪相合，所以肢体寒冷。如果人身的阳气偏盛，阴气衰少，感受了外界的寒邪，以致阴邪外束，阳气内郁而不能发泄，所以肢体发热。人身的阳气衰少，阴气偏盛，如果感受了外界湿邪，则阴气与湿邪相合，以致阳气不能卫外，所以多汗皮肤湿润。

痹病日久，病邪遍及皮脉肉筋骨，以致出现骨骼沉重、血脉凝涩、筋脉挛急、肌肉不仁、皮肤寒冷等正虚邪着的病证。由于正气虚怯，不能与邪气相争，所以不痛，所以说："具此五者则不痛也。"寒气属阴主凝涩，热气属阳主煊发，所以遇到寒冷气候，则人身的筋脉挛急，痹病也就会增重；遇到温暖气候，则人身的筋脉弛缓，痹病也就可以转轻。

第二节

《素问·痿论》①黄帝问曰：五藏使人痿②，何也？岐伯对曰：肺主身之皮毛，心主身之血脉，肝主身之筋膜③，脾主身之肌肉，肾主身之骨髓。故肺热叶焦，则皮毛虚弱，急薄著④则生痿躄⑤也；心气热，则下脉⑥厥而上，上则下脉虚，虚则生脉痿，枢折挈⑦胫纵而不任地也；肝气热，则胆泄口苦筋膜干，筋膜干则筋急而挛，发为筋痿；脾气热，则胃干而渴，肌肉不仁，发为肉痿；肾气热，则腰脊不举，骨枯而髓减，发为骨痿。

注解：

①《痿论》：《素问》第四十四篇篇名。

②痿：萎靡不振的意思，即四肢萎弱不用的疾患。

③筋膜：全元起："人皮下肉上，筋膜也。"这里主要是指聚集于关节的筋。

④急薄著：谓皮肤紧急，毫毛丛杂附着。

⑤痿躄：两足不能行动称躄。痿躄，即两足痿弱不能行动的疾患。

⑥下脉：指下肢的血脉。

⑦枢折挈：枢，枢纽的意思，指膝踝关节而言。挈，说文："悬持也"。枢折挈，谓膝踝关节的枢纽作用折去，四肢不能收持。

释义：

肺与金气相应，以护卫体表，所以说肺主皮毛。心与火气相应，以运行血液，所以说心主血脉。肝与木气相应，以主持肢体的关节，所以说肝主筋膜。脾与土气相应，以资生肌肉，所以说脾主肌肉。肾与水气相应，以藏精生髓，所以说肾主骨髓。由于五藏所主各有不同，所以内藏有病影响到肢体的各部组织，也就随之而有差异。

肺朝百脉，输精于皮毛，行气于藏府。肺中有热，津液为热邪灼伤，所以肺叶枯焦。肺病不能输精于皮毛，以致皮毛的精气虚少，所以皮毛出现急薄的状态。肺病不能行气于五藏，筋脉骨肉因而失去滋养，所以形成两足痿弱不能行动的痿躄。

心藏属火，心主血脉，心气热，则火热之气上炎，因而下肢的脉气厥逆上行，以致脉中空虚，失去了行血气、营阴阳、濡筋骨、利关节的作用，所以形成两足筋脉纵缓不能收持的脉痿。

胆为肝之府，附于肝藏，肝气热，所以胆汁外溢，出现口苦的病候。肝主藏血，外合筋膜，肝气热，则血液灼伤，不能滋养筋膜，以致筋膜干燥，所以形成筋脉挛急的筋痿。

阳明胃府主燥，太阴脾藏主湿，二者必须互为调剂，脾气热，则脾阴不足，以致阳明得不到太阴的滋润，所以胃干口渴。脾胃并主肌肉，胃病则不能资生津液，脾病则不能运化精微，以致肌肉无所充养，所以形成肌肉不仁的肉痿。

肾藏附于腰间，肾脉贯脊，肾气热，则阴精损伤，所以腰脊不能伸举。肾主藏精生髓，肾病则不能资生骨髓，所以形成骨枯、骨髓虚少的骨痿。

帝曰：何以得之？岐伯曰：肺者，藏之长^①也，为心之盖也。有所失亡，所求不得，则发肺鸣，鸣则肺热叶焦。故曰：五藏因肺热叶焦发为痿躄，此之谓也。悲哀太甚，则胞络绝^②，胞络绝，则阳气内动，发则心下崩^③数溲血也。故《本病》^④曰：大经^⑤空虚，发为肌痹，传为脉痿。思想无穷，所愿不得，意淫于外^⑥，入房太甚，宗筋^⑦弛纵，发为筋痿，及为白淫^⑧。故《下经》^⑨曰：筋痿者，生于肝使内也。有渐于湿，以水为事，若有所留，居处相湿，肌肉濡渍，痹而不仁，发为肉痿。故《下经》曰：肉痿者，得之湿地也。有所远行劳倦，逢大热而渴，渴则阳气内伐^⑩，内伐则热舍于肾，肾者，水藏也，今水不胜火，则骨枯而髓虚，故足不任身，发为骨痿。故《下经》曰：骨痿者，生于大热也。帝曰：何以别之？岐伯曰：肺热者，色白而毛败；心热者，色赤而络脉溢^⑪；肝热者，色苍而爪枯；脾热者，色黄而肉蠕^⑫动；肾热者，色黑而齿槁。

注解：

①藏之长：长，读第二声。谓居于五藏的首要地位。

②胞络绝：胞络，《太素》："胞络者，心上胞络之脉也。"《新校正》："胞字俱当作包。"绝，阻绝的意思。

③心下崩：心阳内亢，逼血下行。

④《本病》：王冰："古经论篇名也。"

⑤大经：指经脉而言。

⑥意淫于外：谓心意惑乱于外界的爱好。

⑦宗筋：王冰："阴毛中横骨上下之竖筋也，上络心腹，下贯髋尻，

又经于背腹，上头项。"

⑧白淫：王冰："谓白物淫衍如精之状，男子因溲而下，女子阴器中绵绵而下也。"

⑨《下经》：王冰："上古之经名也。"

⑩阳气内伐：热邪侵入内藏。

⑪溢：充满的意思。

⑫蠕：音软，《荀子·劝学》："蠕为动"，注："蠕，微动也"。

释义：

肺为百脉所朝会，行气于五藏，所以称为藏之长。肺位最高，覆于心上，所以称为心之盖。有了谋求不遂的事，则肺志不伸，以致气郁生热，因而形成肺气热，肺叶焦的疾患。肺因热邪为病，不能清肃下行，所以出现喘息有音的肺鸣。痿躄主要是由于肺气热，肺叶焦，不能输布津液于五藏所形成的，所以说五藏因肺热叶焦发为痿躄。

悲哀太过，则心气病，以致心包的络脉阻绝，因而心阳内亢，逼血下行，出现频数尿血的病候。由于失血，造成脉中血液空虚，不能渗灌肌肉，营养脉络，这样便可以由肌肉麻痹不仁的肌痹，发展为筋脉纵缓不收的脉痿。

肝主谋虑，如果思虑过多，或不能达到自己的愿望，则肝气受伤。肝脉入毛中，过阴器，前阴又为宗筋会聚的地方，如果房事太过，则阴精内损。肝气和阴精损伤，所以形成宗筋弛缓，阳痿不举的筋痿和白浊，白带等疾患。所以说筋痿是由于肝气受伤，房事太过而生的。

外界的湿邪是从体表侵入的，所以从事水上作业和居住低湿地方的人，最容易感受湿邪。人身的卫气，具有温分肉，充皮肤，肥腠理，司开阖的作用，如果侵入人体的湿邪留舍不去，则损伤人身的卫气，因而形成皮肤浸润，肌肉麻痹不仁的肉痿，所以说肉痿是由于感受湿邪而生的。

外邪侵犯人体的浅深，决定于正气的强弱。远行劳倦，正气损伤，所以感受热邪，便深入肾藏。肾藏属水，外合于骨，由于大热伤肾，以致火盛水衰，不能资生骨髓，所以形成不能站立的骨痿。所以说骨痿是由于感受大热而生的。

五藏有热，所以面部出现与五行相应的五色。五藏与皮脉肉筋骨有相合的关系，所以五藏有热，皮脉肉筋骨也就发生异常的变化。肺气热，则毫毛败坏脱落；心气热，则络脉充满浮露于外；肝气热，则爪甲干枯；脾气热，则肌肉微微瞤动；肾气热，则牙齿枯槁。由于筋骨藏于体内，所以它的色泽，必须通过与筋相联属的爪甲，与骨相联属的牙齿反映于体表。

帝曰：如夫子言可矣论言①治痿者，独取阳明，何也？岐伯曰：阳明者，五藏六府之海，主闰②宗筋，宗筋主束骨而利机关③也。冲脉者，经脉之海也，主渗灌谿谷④，与阳明合于宗筋，阴阳总宗筋之会，会于气街，而阳明为之长，皆属于带脉，而络于督脉，故阳明虚则宗筋纵，带脉不引⑤，故足痿不用也。帝曰：治之奈何？岐伯曰：各补其荥而通其俞，调其虚实，和其逆顺⑥，筋脉骨肉，各以其时受月，则病已矣。

注解：
①论言：指《灵枢·根结》篇的记载。
②闰：《甲乙经》作润。
③机关：指全身的关节。
④谿谷：《素问·气穴论》："肉之大会为谷，肉之小会为谿。"
⑤不引：不有牵引，指带脉失去了牵引的作用。
⑥逆顺：指正常的生理现象和反常的疾病而言。

释义：
阳明主受纳水谷，化生精微，以充养五藏六府四肢百骸；冲脉起于足阳明经的气街，与足少阴经并行于脐旁，受蓄诸经的脉气，以渗灌谿谷，澹渗皮肤，生长毫毛，所以称阳明为五藏六府之海。称冲脉为经脉之海，冲脉与足阳明的经筋，会聚于前阴的宗筋，宗筋与腰脊肢节的筋脉又存在着密切的联属关系，所以阳明具有润养宗筋的作用。宗筋便成为约束和开合全身关节的枢纽，会聚于前阴的足三阴、足阳明的经筋，以及冲脉，阴跷脉、督脉的络脉，必须依赖化生精微的阳明和汇蓄脉气的冲脉的滋养，所以属阴的冲脉和属阳的阳明，在宗筋的生理功能上起着主导作用，特别是经过气街聚于阴器的阳明，列于首要地位。带脉环绕人身的腰腹部，以约束阴阳经脉，因而会聚于宗筋的经脉，为带脉所统御。基于上述的人体生理，总括起来说，阳明虚则宗筋纵缓，带脉失去了牵引下部经脉的作用，形成两足痿弱不用的疾患。

痿病主要是由五藏生热和阳明的精气虚少所致，所以治疗痿病采用补益荣气和通行俞气的治法，以调其虚实和其逆顺。人与自然界是相应的，所以通过调治的筋脉骨肉等痿病，到了本藏主时受气的时日，藏气旺盛，疾病便可以痊愈。

第六章　厥

第一节

《素问·厥论》[①]黄帝问曰：厥之寒热者，何也？岐伯对曰：阳气衰于下，则为寒厥；阴气衰于下，则为热厥。帝曰：热厥之为热也，必起于足下者，何也？岐伯曰：阳气起于足五指之表，阴脉者，集于足下而聚于足心[②]，故阳气胜，则足下热也。帝曰：寒厥之为寒也，必从五指而上于膝者，何也？岐伯曰：阴气起于五指之里，集于膝下而聚于膝上，故阴气胜，则从五指至膝上寒，其寒也，不从外，皆从内也。

注解：

①《厥论》：《素问》第四十五篇篇名。

②集于足下而聚于足心：丹波元简："集聚同义，……"

释义：阳气偏虚，便相对的形成阴气偏盛，阴胜则寒，所以足少阴经的阳气衰于下，便发生寒厥。阴气偏虚，便相对的形成阳气偏盛，阳胜则热，所以足少阴经的阴气衰于下，便发生热厥。足太阳经出于足小趾端的外侧，足少阳经出于足小趾次趾端的外侧，足阳明经出于足大趾次趾端的外侧，足少阴经起于足小趾的下方，斜走足心，阴气偏虚，则偏盛的阳气陷入，所以热厥的手足发热，起始于足下。足太阴经起于足大趾端的内侧，与足三阴经集聚于两膝的上下，足少阴经的阳气虚，则阴气胜，阴气偏盛于阴经，所以寒厥，手足寒冷从趾端至两膝的上下开始。寒厥的手足寒冷，是由阴气偏盛于阴经所致，与热厥的阳气陷入阴经的病理机制不同，所以说："其寒也，不从外，皆从内也。"

帝曰：寒厥何失而然也？岐伯曰：前阴者，宗筋之所聚，太阴阳明之所合也。春夏，则阳气多而阴气少，秋冬，则阴气盛而阳气衰，此人者质壮，以秋冬夺于所用[1]，下气上争不能复，精气溢下，邪气[2]因从之而上也。气困于中[3]，阳气衰，不能渗营其经络，阳气日损，阴气独在，故手足为之寒也。帝曰：热厥，何如而然也？岐伯曰：酒入于胃，则络脉满而经脉虚，脾主为胃行其津液者也。阴气虚则阳气入，阳气入则胃不和，胃不和则精气竭，精气竭则不营其四肢也。此人必数醉若饱以入房，气聚于脾中不得散，酒气与谷气相薄，热盛于中，故热遍于身，内热而溺赤也。夫酒气盛而慓悍，肾气有衰，阳气独胜，故手足为之热也。

注解：

①夺于所用：王冰："谓多欲而夺其精气也。"

②邪气：张介宾："阳虚则阴胜为邪。"

③气困于中：马本作气困于中。

释义：

足三阴和足阳明的经筋，会聚于前阴，形成众筋所聚的宗筋，所以说："前阴者，宗筋之所聚，太阴阳明之所合也。"春夏为阳气旺盛，阴气衰少的时候，秋冬为阴气旺盛，阳气衰少的时候，所以说："春夏则阳气多而阴气少，秋冬则阴气盛而阳气衰。"由于有些人倚恃体质强壮，当秋冬阳气收藏的时候，动摇精气，使阴精阳气外溢，肾藏的贮藏空虚，虽争取于化生精气的脾胃，仍然不能恢复它的固有状态，因而下焦的阴气虚少，阳气不能相与配偶而向上厥逆，以致脾胃的阳气困于中焦，不能渗灌运行于经络，从而形成阳气日益损耗，阴气孤独存在的壮态，所以发生手足寒冷的寒厥，这说明寒厥是由于损伤下焦和中焦的阳气所形成的。

酒性悍热，所以酒类进入胃中便随着慓疾滑利的卫气先行于皮肤，由皮肤充溢于络脉，所以说："酒入于胃，则络脉满而经脉虚。"饮料进入胃中，通过脾藏的转输作用，先行于经脉，由经脉注入络脉，散于皮肤，所以说："脾主为胃行其津液者也。"由于酒类入胃，不是通过脾藏的转输作用，先行于经脉，因而经脉空虚，悍热的酒气便由络脉注入经脉，由经脉进入脾中，所以说："阴气虚，则阳气入。"脾属阴土，胃属阳土，脾藏的阴气，为悍热的酒气所伤，因而胃中的阳气得不到阴化，以致胃气不和，所以说："阳气入，则胃不和。"胃气不和，则精气不能化生，因而肾的贮藏空虚，四肢的滋养缺乏，所以说："胃不和，则精气竭，精气竭，则不营其四支也。"纵情饮酒，则悍热的酒气从外入内的留聚脾中，饱食伤脾，则胃中的谷气留聚脾中，酒气与谷气相依不解，以致热气亢盛于中，所以出现遍身发热、小便短赤的证候。中焦因悍热的酒气亢盛，不能化生精气；下焦因阴精损耗，以致肾藏空虚，因而形成阴气偏虚，阳气独胜的状态，所以发生手足发热的热厥。这说明热厥是由于中焦的阳气亢盛不能化生精气，下焦因肾藏的精气损耗所形成的。

帝曰：厥，或令人腹满，或令人暴不知人，或至半日，远至一日乃知人者，何也？岐伯曰：阴气盛于上①则下虚，下虚则腹胀满。阳气盛于上，则下气重②上而邪气逆，逆则阳气乱，阳气乱则不知人也。

注解：

①阴气盛于上：阴气盛于上和下文阳气盛于上的上字，均指中焦而言。

②重：吴昆："重，平声，併也。"

释义：

足少阴肾经的阴气上逆，因而形成中焦的阴气偏盛，足下的阴气偏虚，中焦脾胃主运化水谷，转输津液，阴气偏盛于中焦，以致运化失常，所以腹部胀满。

由于阴阳二气具有同类相从的本性，所以阳气亢盛于中焦，下焦肾中的阳气因阴气偏虚，阳无所附亦并于中焦。阳气主升，两阳相并，所以阳气逆乱于上焦，因而神明闭塞，猝然昏迷不知人事，由于邪气上逆，有轻有重，因而神气的复苏有早有迟，所以暴不知人的厥证病者，有"或至半日，远至一日乃知人者"的差异。本节经文鲜明地说明了，手足寒冷和手足发热，为腹部胀满和暴不知人的前驱证候；腹部胀满暴不知人为手足寒冷、手足发热的严重阶段。同时也说明了：上述四者都是由损伤中下焦的阳气和阴气所致。这为防治厥证提供了有益的启示。

第二节

《素问·缪刺论》①邪客于手足少阴太阴足阳明之络，此五络，皆会于耳中，上络左角。五络俱竭②，令人身脉皆动，而形无知也③。其状若尸，或曰尸厥。

注解：

①《缪刺论》：《素问》第六十三篇篇名。

②竭：这里含有阻绝的意思。

③令人身脉皆动，而形无知也：王冰："言其卒冒闷而如死尸，身脉犹如常人而动也。"

释义：

手足少阴经、手足太阴经和足阳明经的络脉，会聚于耳中，由耳中上行，绕络左额角，由于五络与心脉有直接的联属关系，所以邪气阻绝耳中的五络，便导致心气闭塞，发生神识昏迷，形体没有知觉的尸厥。因为邪气在络脉，不在经脉，所以全身经脉的搏动仍如平常一样。

第七章 癫 狂

第一节

《灵枢·癫狂》①癫疾始生，先不乐，头重痛，视举目赤甚，作极已而烦心，候之于颜②，取手太阳阳明太阴，血变而止。癫疾始作，而引口③啼呼喘悸者，候之手阳明太阳，左强者攻其右，右强者攻其左，血变而止。癫疾始作，先反僵，因而脊痛，候之足太阳阳明太阴手太阳，血变而止。治癫疾者，常与之居，察其所当取之处，病至视之，有过者泻之。置其血于瓠④壶之中，至其发时，血独动矣。不动灸穷骨⑤二十壮，穷骨者，骶骨也。

注解：

①《癫狂》：《灵枢》第二十二篇篇名。

②颜：《灵枢·五色》篇："庭者，颜也。"是指额部天庭。

③引口：指口部牵引歪斜。

④瓠：瓠是指瓠芦作储水的器。

⑤穷骨：是骶骨长强穴。

释义：癫疾将发作的时候，神志不舒，所以先不乐。心气上逆，所以头重痛，视眼部甚红。癫发作极，影响于神明，上乘于心主，故有烦心。邪热上扰，邪色应诊候天庭额部，身半以上属阳，阳邪上逆，神明不安，取手太阴阳明诸穴以泻阳邪，清上热，取手太阳诸穴以安神明，泻去邪血，必看血色变，神气清而后止针。

厥气上扰，发作而为癫疾，产生口部牵引歪斜的症状，同时气乱于肺，而有喘呼；气乱于心，而有啼悸。手太阳是心的表，手阳明是肺的表，所以候之于手太阳阳明。病势在络，所以左强者攻其右，右强者攻其左，行缪刺法。

癫疾开始发作，先反张僵仆，因而出现脊痛，脊背与足太阳经气循行有关。寒水上逆，土不能制，所以当候之于足太阳阳明太阴，神明受扰，所以候之于手太阳，必须俟其血色变而止针。

凡欲治癫疾，应当常与病人共居，察其病在何经，当取何穴，有余的用针刺泻法，不足的也可应用灸法，可灸尾骶长强穴。

狂始生，先自悲也，喜忘怒善恐者，得之忧饥，治之取手太阴阳明，血变而止，及取足太阴阳明。狂始发，少卧不饥，自高贤也，自辩智也，自尊贵也，善骂詈，日夜不休，治之取手阳明太阳太阴舌下少阴，视之盛者皆取之，不盛释之也。狂言，惊，善笑，好歌乐，妄行不休者，得之大恐，治之取手阳明太阳太阴。狂，目妄见，耳妄闻，善呼者，少气之所生也，治之取手太阳太阴阳明，足太阴，头两颇①。狂者多食，善见鬼神，善笑而不发于外者，得之有所大喜，治之取足太阴太阳阳明，后取手太阴太阳阳明。狂而新发，未应如此者，先取曲泉左右动脉，及盛者见血，有顷已，不已以法取之，灸骨骶二十壮。

注解：

①颇：音坎，《金鉴》："颇者，俗呼为腮，口旁颊前肉之空软处。"

释义：

狂病，有实证也有虚证。本段所说的狂，因为神不足则先自悲，志伤则喜忘其前言，肝气虚逆所以喜怒，血不足故善恐，病得之于忧饥，忧能伤肺，饥则水谷的精微不生，致伤五藏的藏气，发而为狂。治法取手太阴阳明，泻出其血而平其逆气，补足太阴阳明，资养谷精而安其藏气。

狂病开始发作，如果是实证，阳热盛则少卧。胃家实所以不饥。阳明热气上乘，影响在上心肺的藏气，而有自以为高贤骂詈不休等狂妄动作。治法取手太阳及舌下少阴之会廉泉穴，以泻君火的实热，取手阳明太阴，以清传乘的邪气。诸经受邪，太盛的取之，不盛的自当释之而无论。

第六篇 病证

狂病得之于大恐，恐伤肾，阴虚阳盛，所以狂言而发惊。心气实则善笑。情志郁结，所以好歌乐以伸舒其气。热盛上乘，所以妄行不休。治法取手太阳太阴，以清在上心肺的邪气，取手阳明以泻中焦燥热的实邪。

狂病有得之于正气不足的，气衰则神怯，所以目妄见耳妄闻而发为惊呼。治法取手太阳太阴阳明，清狂妄的邪气，补足太阴阳明，资谷精而助正气的衰少。

狂病有得之于大喜的，喜伤心，心气虚故欲多食。神气不足，则善见鬼神，因为得之于大喜，所以冷笑而无声。治法先补足太阴阳明以养心精，补足太阳以资神气，后取手太阴太阳阳明，以清狂妄的邪气。

狂病新起，未有上面见证的，应当先取足厥阴肝经曲泉穴，左右两穴，都可刺而见血。它的作用，能泻肝热，平逆气，有顷狂病当愈，如果是不足的，也可灸督脉长强穴。

第二节

《素问·病能论》①帝曰：有病怒狂者，此病安生？岐伯曰：生于阳也。帝曰：阳何以使人狂？岐伯曰：阳气者，因暴折②而难决，故善怒也，病名曰阳厥。帝曰：何以知之？岐伯曰：阳明者常动，巨阳少阳不动，不动而动大疾，此其候也。帝曰：治之奈何？岐伯曰：夺其食即已。夫食入于阴，长气于阳，故夺其食即已。使之服以生铁落③为饮，夫生铁落者，下气疾也。

注解：
①《病能论》：《素问》第四十六篇篇名。
②暴折：就是情感上突然受到难以忍受的刺激的意思。
③生铁落：就是铁工打铁时锤落的铁屑。

释义：
正常人的阳气畅行无阻，是不会生病的。如果情志上突然受了难以忍受的刺激，使情感抑郁，阳气不得宣通，因而上逆，发生怒狂，叫作阳厥。

平人的脉象，阳明经的人迎、大迎、冲阳等处动脉搏动很明显，太阳经的委中、昆仑，少阳经的听会、悬钟等处，其脉不甚搏动。如果太阳、少阳的经脉搏动大而且疾速，这就是阳气上逆的怒狂病。这种病的治疗方法，应该损减或者暂时不给予患者饮食，然后以生铁落煎水饮之，病就会好了，因为损减或暂时不给予饮食，就不致助长阳气，等于夺其病气，同时用生铁落饮服之，因为生铁落属金性寒质重，具有降气开结的作用，所以用来治疗阳气上逆的疾病，是很有效果的。

第八章　积聚伏梁

第一节

《灵枢·百病始生》[①]黄帝曰：积之始生，至其已成，奈何？岐伯曰：积之始生，得寒乃生，厥乃成积也。黄帝曰：其成积奈何？岐伯曰：厥气生足悗[②]，悗生胫寒，胫寒则血脉凝涩，血脉凝涩则寒气上入于肠胃，入于肠胃则䐜胀，䐜胀则肠外之汁沫，迫聚不得散，日以成积。卒然多食饮则肠满，起居不节，用力过度，则络脉伤，阳络伤则血外溢，血外溢则衄血，阴络伤则血内溢，血内溢则后血，肠胃之络伤，则血溢于肠外，肠外有寒汁沫与血相搏，则并合凝聚，不得散而积成矣。卒然外中于寒，若内伤于忧怒，则气上逆，气上逆则六输[③]不通，温气不行，凝血蕴裹而不散，津液涩渗，著而不去，而积皆成矣。

注解：

①《百病始生》：《灵枢》第六十六篇篇名。

②悗：音义都如闷。

③六输：六经之俞。

释义:

积病发生的原因,多由寒,而积病之所以成,则由于气逆。

由寒气逆而成积的,寒气厥逆于下,所以下部阳气不充而不能温化,血脉运行凝涩而不得流通,以致发生脚部痛滞而不便利,胫部寒冷,同时因为寒气自下而上,渐入肠胃,肠胃的阳气不足,运化无权,发生䐜胀,肠外的汁沫,因此也迫聚而不能散,遂日以成积。

有因饮食过多或者因起居不节用力过度而成积的,卒然多食饮,则肠胃的运化不及,所以肠满,汁沫溢出于肠外,与血相搏,乃成为积。起居失节,用力过度,有伤阳络的为鼻孔出血,有伤阴络的为便后下血,肠里的络受伤,血溢于肠外,血与寒合,汁沫凝聚而不散,于是成为积病。

有因情志内伤挟寒成积的,寒邪既感受于外,忧怒复伤其内,气因寒逆,所以六经的经俞不通利,阳气的温煦不施化,如是阴血凝聚,蓄而不散,津液涩滞,著而不去,遂成为积病。

第二节

《素问·腹中论》①帝曰:病有少腹盛②,上下左右皆有根,此为何病?可治不?岐伯曰:病名曰伏梁③。帝曰:伏梁何因而得之?岐伯曰:裹大脓血,居肠胃之外,不可治,治之每切按之④致死。帝曰:何以然?岐伯曰:此下则因阴,必下脓血,上则迫胃脘,生鬲侠胃脘内痈,此久病也,难治。居齐上为逆,居齐下为从,勿动⑤亟夺。论在刺法中。

注解:

①《腹中论》:《素问》第四十篇篇名。

②盛:盛满的意思。

③伏梁:伏藏腹中的积块,好像屋梁横伏屋内一样。马莳:"按《灵枢·邪气藏府病形》篇有:心脉微缓为伏梁。《难经·五十八难》有:心积曰伏梁。据此伏梁与心积之伏梁大异,病有名同而实异者,此类是也。"

④切按之：张介宾："按，抑也。切按之才是，谓过于妄攻也。"

⑤动：张介宾："动，动大便。"

释义：

带脉起于季胁，环绕人身的腰腹，横络脐下。冲脉起于胞中，它的下行部分，并入足少阴的络脉，出于气街，循阴股下行；它的上行部分，起于关元，挟脐循腹上行。邪气侵入冲脉，留着肠胃之外的脂膜，以致血气凝聚，形成积块，郁积日久，从阳化热，便化为脓血。所以说：小腹盛满，上下左右有根系相连的伏梁，是由于肠胃之外，裹积脓血所形成的，病邪不在肠胃，所以不应当施用攻下的治法，如果攻下太过，必然导致死亡。

由于邪气留于冲带之间，所以邪气奔于下，则从前阴溺下脓血；迫于上，便可以发生胃脘内痛。本病因延积日久，根深蒂固，所以难治。伏梁发生于小腹，如果伏梁出现在脐上，是病势正在向上发展，所以属于逆证；伏梁仅见于脐下，为保持原状的现象，所以属于顺证。病邪不在肠胃之内，而在肠胃之外，所以适合于用针治疗，不得频繁的用下夺的攻下法，所以说："勿动函夺，论在刺法中。"

帝曰：人有身体髀股䯒皆肿，环齐而痛，是为何病？岐伯曰：病名伏梁。此风根①也，其气溢于大肠而着于肓②，肓之原在齐下③，故环齐而痛也。不可动之，动之为水溺涩之病。

注解：

①风根：张介宾："风根，即寒气也。如《百病始生》曰：积之始生，得寒乃生，厥乃成积，即此谓也。"

②肓：指脖胦而言，脖胦又称下肓，即气海。

③肓之原在齐下：谓肓的原穴在脐下一寸半的脖胦。

释义：

下出气街的冲脉，循阴股内廉，入腘中，伏行䯒骨内，所以冲脉为病所形成的伏梁，出现阴股、足胫壅肿和绕脐疼痛的证候。本病主要是由于侵入冲脉的寒气，散泆于大肠，留着于脖胦部分的脂膜所致，所以说："其气溢于大肠而着于肓。"脐胦位于齐下，所以伏梁绕脐疼痛。本病不当攻下，如果妄用下法，就会损伤肾气，因而形成水道不利溺涩的病证。

第九章 痛

第一节

《素问·举痛论》①帝曰：愿闻人之五藏卒痛，何气使然？岐伯对曰：经脉流行不止，环周不休，寒气入经而稽迟，泣而不行，客于脉外则血少，客于脉中则气不通，故卒然而痛。

帝曰：其痛或卒然而止者，或痛甚不休者，或痛甚不可按者，或按之而痛止者，或按之无益者，或喘动②应手者，或心与背相引而痛者，或胁肋与少腹相引而痛者，或腹痛引阴股者，若痛宿昔③而成积者，或卒然痛死不知人，有少间复生者，或痛而呕者，或腹痛而后泄者，或痛而闭不通者。凡此诸痛，各不同形，别之奈何？岐伯曰：寒气客于脉外，则脉寒，脉寒则缩踡，缩踡则脉绌急，绌急则外引小络，故卒然而痛，得炅则痛立止。因重中于寒，则痛久矣。寒气客于经脉之中，与炅气相薄则脉满，满则痛而不可按也。寒气稽留，炅气从上，则脉充大而血气乱，故痛甚不可按也。寒气客于肠胃之间，膜原之下，血不得散，小络急引故痛，按之则血气散，故按之痛止。寒气客于侠脊之脉，则深按之不能及，故按之无益也。寒气客于冲脉，冲脉起于关元，随腹直上，寒气客则脉不通，脉不通则气因之，故喘动应手矣。寒气客于背俞之脉④，则脉泣，脉泣则血虚，血虚则痛，其俞注于心，故相引而痛。按之则热气至，热气至，则痛止矣。寒气客于厥阴之脉，厥阴之脉者，络阴器，系于肝，寒气客于脉中，则血泣脉急，故胁肋与少腹相引痛矣。厥气⑤客于阴股，寒气上及少腹，血泣在下相引，故腹痛引阴股。寒气客于小肠膜原之间，络血之中，血泣不得注于大经，血气稽留不得行，故宿昔而成积矣。寒气客于五藏，厥逆上泄⑥，阴气⑦竭，阳气未入，故卒然痛死不知人，气复反则生矣。寒气客于肠胃，厥逆上出，故痛而呕也。寒气客于小肠，小肠不得成聚，故后泄腹痛矣。热气留于小肠，肠中痛，瘅热焦渴⑧，则坚干不得出，故痛而闭不通矣。

注解：

①《举痛论》：《素问》第三十九篇篇名。

②喘动：丹波元简："指腹中筑动而言。"

③宿昔：张志聪："宿昔，稽留久也。"

④背俞之脉：即足太阳经。

⑤厥气：即阴寒厥逆之气。

⑥上泄：吴昆："上泄，吐涌也。"

⑦阴气：指属阴的藏气。

⑧渴：《太素》作竭。

释义：

人身的阴阳经脉是内外相贯的，手足经脉是上下相接的，所以流行脉中的血气，也就如环无端，周而复始的运行而没有休止。寒气具有凝敛作用，寒气留于脉外，则经脉缩踡绌急，因而脉中血少；寒气侵入脉中，则血气的运行稽留迟滞，艰涩不行，因而脉中壅阻不通。所以寒气留于脉外或侵入脉中，都可以引起突然发作的疼痛。

寒气留于脉外，则阻碍卫气的运行，以致经脉得不到温煦的热气，因而经脉踡缩不舒，屈曲挛急，牵引小络，猝然发生疼痛。热气具有宣发作用，所以寒气为病的部位，得到热气以后，则卫气流通，经脉舒缓，疼痛因而停止。病邪的感受和外解，与正气的强弱有关，所以重复感受寒气，以致人身的阳气损伤，因而疼痛日久不愈。

热气伏藏脉中，寒气侵入以后，寒热便互相依附，因而充满经脉，形成实证，所以痛而拒按。阳气主升，阴气主降，伏藏脉中的热气上升，稽留脉中的寒气不能与之俱上，因而寒热相争，以致经脉充满，血气紊乱，所以疼痛严重，不能触按。

寒气留于连系肠胃的膜原，则膜原的络脉踡缩不舒，络脉的血液凝涩不行，因而脉中的血气不能散于小络，并牵引小络，所以腹部发生疼痛。膜原是由虚松的系膜组合而成，所以按之则血气四散，疼痛因而停止。

冲脉的伏行部分，循行背脊两旁的深处，所以寒气侵入挟脊的冲脉所产生的疼痛，即深按也不能触及，因而达不到止痛的目的，所以说："按之无益也。"

关元是任脉的腧穴，在脐下三寸，关元的下方，便是胞中，冲脉起于胞中，所以说："冲脉起于关元。"冲脉浮行体表的与足少阴经相并挟脐上行，寒气侵入冲脉，则冲脉的脉道壅阻不通，脉气因而上逆，所以腹部出现筑动应手的现象。

背俞为转输血气的地方，寒气侵入足太阳经的背俞，则经脉滞涩，血气虚少，所以背部疼痛。背俞中的心俞，通于心藏，所以寒气侵入背俞，则心背相引而痛。因为按摩能够促进阳气的运行，所以按摩以后，热气产生，寒气解散，疼痛停止。

足厥阴经，过阴器，抵小腹，上贯膈，布胁肋，寒气侵入足厥阴经，则脉中的血气凝涩，经脉挛急，所以胁肋与少腹相引而痛。

阴股和小腹为足三阴经循行的部位，寒气侵入阴股，便可以循着足三阴经上犯小腹，以致足三阴经的血气凝涩，经脉挛急牵引于下，因而小腹与阴股相引而痛。

寒气侵入小肠膜原之间的络脉，以致络脉的血液凝涩，不能注入经脉，因而血气稽留于络脉，发生腹痛。由于血气稽留日久，所以形成积块。

寒气侵入五藏，则邪气与正气相争，正气不能胜邪，因而藏气厥逆，发生呕吐，以致藏气虚竭，寒气壅阻于内，阳气格拒于外，使五藏之气闭塞不通，所以发生突然发作的心腹剧痛和神识昏迷的证候。由于本病因寒邪内闭，阳气外格所致，所以必须阳气来复，才有生机。

肠胃为受纳和传化水谷的藏府，寒气侵入肠胃，则肠胃的气机阻塞，并因阻塞引起上逆，所以发生心腹疼痛和呕吐的证候。

小肠为受盛水谷，泌别清浊的藏府，寒气侵入小肠，所以清浊不分，水谷直趋于下，而不能稍有停留，因而发生大便泄泻和腹中疼痛的证候。

小肠属火，所以热气稽留于小肠，便形成瘅热，因而肠中疼痛。小肠主液，热气稽留于小肠，则肠中的津液枯竭，以致大便燥结不得出，所以因瘅热形成的肠中痛，必然伴有大便闭塞的证候。

第二节

《灵枢·厥病》①厥头痛，面若肿起而烦心，取之足阳明太阴。厥头痛，头脉痛，心悲善泣。视头动脉反盛者，刺尽去血，后调足厥阴。厥头痛，贞贞②头重而痛。写头上五行行五③，先取手少阴，后取足少阴。厥头痛，意善忘，按之不得。取头面左右动脉④，后取足太阴。厥头痛，项先痛，腰脊为应。先取天柱，后取足太阳。厥头痛，头痛甚，耳前后脉涌有热。写出其血，后取足少阳。真头痛，头痛甚，脑尽痛；手足寒至节，死不治。

……头半寒痛，先取手少阳阳明，后取足少阳阳明。

注解：

①《厥病》：《灵枢》第二十四篇篇名。

②贞贞：马莳："贞贞然而不移。"

③头上五行行五：马莳："头上之五行，每行有五，共二十五穴，其中行督脉之上星、颥会、前顶、百会、后项穴是也。次两旁即足太阳膀胱经之五处，承光、通天、络却、玉枕穴是也。又次两旁即足少阳胆经之临泣、目窗、正营、承灵、脑空穴是也。"

④头面左右动脉：莫云从："头面左右之动脉，足阳明之脉也。"

释义：

邪气侵入经脉，阻碍经气的正常运行，以致经气上逆，干犯头部，所以发生经气厥逆的头痛。足阳明的正经，循行面部，上抵额颅，足阳明的经别，属胃，散之脾，上通于心，足阳明的经气上逆，所以发生头痛、面肿、心烦的证候。足阳明与足太阴相表里，所以治疗足阳明经气上逆所引起的头痛，必须针刺足阳明和足太阴的俞穴。

足厥阴经，上出额，行临泣之里，与督脉会于巅顶，足厥阴的经气上逆，所以头额间的经脉痛。悲哀为肺的情志，肝病则肺气并入，所以产生悲哀的心情。泪水为肝的津液，情志悲哀则泪水外溢，所以足厥阴经气上逆所引起的头痛，伴有心悲善泣的证候。由于足厥阴的逆气壅盛于头部，所以先刺头额间盛大的动脉，使之出血，以泻去逆气，随后针刺足厥阴的俞穴，以调治本经的经气。

足少阴的经别，系舌本，出于项，合于足太阳，热邪侵入足少阴，便随着足少阴的经气逆行于足太阳，所以发生头重而痛的证候。足少阴的热气逆行于上，所以针刺督脉、足太阳、足少阳的头部腧穴，以泻去热气，先刺手少阴的俞穴，以泻有余的心火；后刺足少阴的俞穴，以补不足的肾水。

足太阴的经别，上至髀，合于足阳明，热邪侵入足太阴，便随着足太阴的经气逆行于上，所以头痛。阳气主动，所以阳邪逆于头上，按触不到固定的痛处。脾藏意，足太阴的经气上逆，则脾藏的神志受伤，所以记忆力减退，易于忘事。足太阴的热气逆行于足阳明，所以先刺面部的腧穴，以泻去热气；后刺足太阴的俞穴，以调治本经的逆气。

足太阳经，上额，交巅，络脑，下项，挟脊，抵腰中，足太阳的经气逆于本经，所以头项腰脊先后发生疼痛。由于足太阳的逆，壅盛于后项，所以先刺后项的天柱穴，以泻去逆气；后刺足太阳的俞穴，以调治本经的经气。

足少阳经，上抵头角，下耳后，它的支脉，从耳后，入耳中，出走耳前，热邪侵入足少阳，便随着足少阳的经气逆行于上，所以发生严重的头痛，耳前耳后出现经脉涌起的现象，并有热的感觉。由于足少阳的热邪壅盛于两耳的前后，所以先刺耳前耳后的经脉，使之出血，以泻去热邪，后刺足少阳的俞穴，以调治本经的逆气。

阳经会于头部，精髓充实脑腔，外邪直入脑内，以致真阴败坏，阳气离散，因而头脑尽痛，手足寒冷至节。本病为外邪侵入脑内，与经气上逆的头痛不同，所以称为真头痛，属于难治的证候。

手足少阳经，循行耳前耳后，上抵头角，足阳明经，上耳前，过客主人，循发际，至额颅，手足少阳和足阳明的经气上逆于头部的偏侧，所以发生偏头冷痛。手经在上为标，足经在下为本，急则治标，所以治疗偏头冷痛，先刺手少阳、阳明的俞穴，后刺足少阳、阳明的俞穴。

厥心痛，与背相控，善瘛，如从后触其心，伛偻^①者，肾心痛也。先取京骨昆仑，发狂不已，取然谷。厥心痛，腹胀胸满，心尤痛甚，胃心痛也。取之大都太白。厥心痛，痛如以锥针刺其心，心痛甚者，脾心痛也。取之然谷太溪^②。厥心痛，色苍苍如死状^③，终日不得太息，肝心痛也。取之行间太冲。厥心痛，卧若徒居^④，心痛间^⑤，动作痛益甚，色不变，肺心痛也。取之鱼际太渊。真心痛，手足清^⑥至节，心痛甚，旦发夕死，夕发旦死。

注解：

①伛偻：伛，音雨。偻，音吕。伛偻，即背脊弯曲的疾病。

②然谷太溪：张志聪："然谷当作漏谷，太溪当作天溪，盖上古之文，不无鲁鱼之误。"

③如死状：《千金》，《外台》作如死灰状。

④徒居：楼英："徒居谓间居"，即安静不动的意思。

⑤间：《广韵》："瘳也。"这里作少间、缓和讲。

⑥清：《脉经》、《千金》、《外台》、熊宗立本作清，马莳本、张志聪本作青。按清，音情，寒冷的意思，当作青。

释义：

邪气侵入五藏，则藏气逆而不顺。五藏之气互通，心藏气逆，便可以干犯心包，发生藏气厥逆的心痛。肾气厥逆，上干心包，则心背相引而痛，好像有什么东西从后面撞出心藏一样。心主血脉，心包受邪，多有经脉拘急的证候。肾藏位于腰脊，肾病则背脊弯曲不伸。本病由肾及心，所以称为肾心痛。肾与膀胱相表里，所以治疗肾心痛，先刺足太阳的京骨昆仑，使邪气从府而去；针后仍然疼痛不止，便刺足少阴的然谷，以调治肾藏的逆气。

足阳明的经别，入于腹里，属胃，散之脾，上通于心，胃气厥逆，上干心包，所以腹胀胸漏，心包剧痛。本病由胃及心，所以称为胃心痛。胃主受纳，脾主运化，胃气厥逆则水谷停滞，所以针刺足太阴的大都太白，以增强脾藏的运化作用，使胃中的逆气缓解。

足太阴经，入腹，属脾，络胃，它的支脉，从胃上膈，注心中，脾气厥逆，上干心包，所以发生像针刺的心痛。本病由脾及心，所以针刺足太阳的漏谷天溪，以泻脾藏的逆气。

肝藏属木，肝气厥逆为病，所以面部呈现枯暗的青色。木喜条达，肝病则肝气抑郁不舒，所以整天想叹长气。肝气厥逆通过心系上干心包，所以发生心痛。本病由肝及心，所以针刺足厥阴的行间太冲，以泻肝藏的逆气。

心与肺同居上焦，肺气厥逆，便可以干犯心包发生心痛，形与气是相依的，形动则气亦应之而动，所以当睡卧或安静不动的时候，心痛缓和，当行动的时候，心痛增重。肺主气，病在气分，所以面色不变。本病由肺及心，所以针刺手太阴的鱼际太渊，以泻肺藏的逆气。

心藏神，为一身的主宰，外有心包护卫，是既不易受邪，又不能受邪的藏。外邪直入心藏，则心气闭塞不通，所以发生严重的真心痛。心主血脉，心气闭塞则血行障碍，所以手足青紫至节。本病为外邪侵入心藏，与五藏的逆气干犯心包不同，所以多有因病重或失治致死的。

第十章　痈　疽

《灵枢·痈疽》[①]夫血脉营卫，周流不休，上应星宿，下应经数[②]。寒邪客于经络之中，则血泣，血泣则不通，不通则卫气归之，不得复反，故痈肿。寒气化为热，热胜则腐肉，肉腐则为脓。脓不写则烂筋，筋烂则伤骨，骨伤则髓消，不当骨空[③]，不得泄写，血枯空虚，则筋骨肌肉不相荣，经脉败漏，薫于五藏，藏伤，故死矣。

注解：

①《痈疽》：《灵枢》第八十一篇篇名。

②经数：指水流行的经常途径。

③骨空：潘氏《续焰》："骨空骨中之细孔如鬃眼者，所以通血液之渗灌。"

释义：

人是禀受天地阴阳之气生成的，因而与天地的变化运动相应，所以运行于脉中和脉外的营卫，也就和天空的列星、地面的河流一样，循着一定的途径，周流不休的运行。寒邪属阴，具有凝敛的作用，所以寒邪留于经络，则脉中的血液凝涩，而不能流通，脉外的卫气留聚，而不能回复到经常流行的道路，因而形成血气壅阻的痈肿。

寒邪敛束于外，卫气留聚于内，所以寒邪变化为热。营卫不行，热邪熏灼，所以血肉腐烂为脓。肌肉之内为筋，筋膜之内为骨，骨骼之内为髓，如果腐烂血肉所形成的脓液，不能外泻，就会使筋、骨、髓相继的腐烂损耗，以致骨中空虚，不能输泻髓液以濡润关节，血液枯少，不能滋养筋骨肌肉。因而经脉败坏，血气外泄；毒气内攻，伤害五藏，形成死证。

黄帝曰：夫子言痈疽①，何以别之？岐伯曰：营卫稽留于经脉之中，则血泣而不行，不行则卫气从之而不通，壅遏而不得行，故热。大热不止，热胜则肉腐，肉腐则为脓。然不能陷骨髓，不为燋枯，五藏不为伤，故命曰痈。黄帝曰：何谓疽？岐伯曰：热气淳盛②，下陷肌肤，筋髓枯，内连五藏，血气竭，当其痈下③，筋骨良肉皆无余，故命曰疽。疽者，上之皮夭④以坚，上如牛领之皮⑤。痈者，其皮上薄以泽，此其候也。

注解：

①痈疽：高大红肿灼热，皮薄光亮，疼痛剧烈的肿疡为痈，漫肿无头，皮色不变，或不光亮，麻木痛轻的肿疡为疽。

②淳盛：淳，《集韵》："大也"。淳盛，即亢盛的意思。

③当其痈下：疽比痈发生的部位深，正当痈发生部位的下方。

④夭：李念莪："夭者，色枯暗也。"

⑤牛领之皮：领，颈项的总称。牛领之皮，谓疽上的皮肤厚而坚硬，好像牛的颈皮一样。

释义：

营气凝涩不行，因而稽留于脉中；卫气由于寒邪郁遏，因而并入经脉，以致营卫壅阻经脉，所以局部或全身发热。火能化物，热邪偏盛，则大热不止，熏灼肌肉，所以肌肉腐烂为脓。

痈属阳证，发生的部位浅，因而痈毒很少内陷，所以不致损耗血气骨髓，伤害五藏。疽属阴证，发生的部位深，因而易于内陷，所以说："当其病下""下陷肌肤"。疽毒内陷，则亢盛的热邪，消烁筋骨肌肉和精髓血气；腐败的毒气，熏蒸五藏，易形成严重的病证。由于疽发生的部位深，所以疽的皮色枯暗不明，疽上的皮肤，厚而坚硬。痈发生的部位浅，所以痈上的皮肤，薄而光亮。

小　结

疾病产生的原因及其变化，上篇已经作了比较详尽的阐述。至于疾病各有不同，临床上表现为各种类型的病证，这就与邪气的性质、邪气微甚的程度、正气的强弱以及邪气中伤的部位有密切的关系。兹分别说明如下：

不同性质的邪气，侵入人体后，所产生的作用和影响，也随之而异，如风邪伤人，腠理疏泄，则病多汗恶风的风病；寒邪伤人，郁遏阳气，则病发热的热病；先感夏令暑气，则病先热后寒的温疟；风寒湿气合邪为痹，风气偏盛，则病行痹；寒气偏盛，则病痛痹；湿气偏盛，则病着痹。由此可见，不同性质的邪气，形成某种病证，是具有一定作用的。

邪气轻微，或者正气比较强壮，则邪气中伤的程度轻而浅；邪气亢盛，或者正气怯弱，则邪气中伤的程度重而深。如五藏各以治时受邪为病，邪气轻微，则病咳嗽；邪气亢盛，则病泄泻、腹痛；皮脉肌筋骨五痹久病不愈，则传变为五藏痹病。这说明疾病的轻重浅深，与邪气的微甚和正气的强弱有关。

藏府是人身内在的重要器官，皮脉肉筋骨是五藏所合的外在组织，经络是源于藏府贯通内外的通路。由于邪气的性质和微甚程度的不同，以及正气或强或弱的关系，因而受邪为病的部位，也就有在皮肤、肌肉、筋骨、经络、藏府的差异。例如，风为阳邪，多侵袭人身的上部；湿为阴邪，多侵袭人身的下部。风邪留于皮肤，则病寒热；风邪中伤背俞，则为藏府风病。卫气逆于分肉，则病肤胀；卫气逆于五藏，则为五藏胀病。足经的逆气干犯头部，则病厥头痛；邪气直入脑内，则病真头痛。这说明了病证之所以有种种不同，主要是由病因、体质和邪气所伤的部位的差异所致。同时也说明了辨别病因、病位在临床实践中的重要作用。

第七篇　诊　法

通过一定的方法，来探讨致病的原因，病变的机转与部位，以及证候属性和病情的趋势，从而得出正确的判断，以决定治疗的方针，这就叫作诊法。

诊察一个疾病的发生和变化，必须结合病人的藏府功能与外在因素的统一性，加以详细的考察，以求得全面了解病情，辨清证候，以明确诊断，选择治疗方法。

察色、听声、问病、切脉是诊法中最主要的四个方面。凡病人的精神、形态、五官、齿舌、肤色、毛发、唾液、二便等均属望诊所必察。言语、呼吸、声音等均属闻诊所必审。居处、职业、生活状况及自然环境等均属问诊所必询。脉搏、肤表、胸腹、手足等均属切诊所必循。按此有条不紊的进行，从中获得医生所需要了解与病情有关的资料，诊断才能明确，治疗才能正确。

总而言之，诊法是判断疾病的客观方法。我们在临床应用中，必须在整体观思想指导下，四诊合参，以进行辨证论治。

第一章　诊察守则

第一节

《素问·疏五过论》①圣人之治病也，必知天地阴阳、四时经纪、五藏六府、雌雄表里。刺灸砭石，毒药所主，从容人事，以明经道②，贵贱贫富，各异品理，问年少长，勇怯之理。审于分部，知病本始，八正③九候，诊必副矣④。

注解：

①《疏五过论》：《素问》第七十七篇篇名。

②经道：是通行的大道理。

③八正：是指八节的正气。如春分、秋分、夏至、冬至、立春、立夏、立秋、立冬。

④诊必副矣：副字当全讲。

释义：

由于有些医生技术不精通，不明白人情世事的道理，造成诊治中的五种过失。本段着重说明有修养的医生，对于诊治疾病的态度，首先必须知道自然界的变化和四季的时序，藏府的活动和它相互关系，而后决定采用针灸砭石或是毒药所主。除此之外，还须周详人事变迁的道理，人的富贵贫贱，体质的强弱，也各有差别，年龄的大小，个性的勇怯对用药上也大有出入。掌握了这许多情况后，再进一步审查病的分部所属，以明病因。合以八正时节、九候脉象，这样做的结果，诊断才能明确。

第二节

《素问·方盛衰论》①诊有十度②，度人脉度、藏度、肉度、筋度、俞度。阴阳气尽，人病自具。脉动无常，散阴颇阳，脉脱不具，诊无常行。诊必上下，度民君卿。受师不卒③使术不明，不察逆从，是为妄行。持雌失雄，弃阴跗阳④，不知并合，诊故不明，传之后世，反论自章。

注解：

①《方盛衰论》：《素问》第八十篇篇名。

②十度：度音铎，即衡量。"十度"：是度脉、度藏、度肉、度筋、度俞是为五度，左右相同，各有其二，二五为十，所以称为十度。

③受师不卒：是指从师学习不认真的意思。

④持雌失雄，弃阴跗阳：是指对事物看法的片面只知其一而不知其

二的意思。

释义：

诊法有十度，度脉、度藏、度肉、度筋、度俞，左右相合而为十度。能够掌握和适用这十度之法，对阴阳虚实的病情，可以获得全面的了解，但是脉息的变化是无常体，若见阴气散而不敛的时候，其脉颇似阳证及脉动脱略不显的，在这种情况下，就不能以常规的诊断方法，必须结合各方面的资料观察，所以诊病还必须了解病人是属君卿还是平民，并分别上下部位，以明诊断。若从师学习不认真，对传授技术欠全面掌握，医术必然不会高明的，对逆从的道理辨别不清，对问题看法自然是片面的、盲目的。倘若给人治病，免不了要发生医疗事故，因为他不知道阴平阳秘，并合为用的道理，诊断则不会明确。若以这样技术传于后世，在实际工作中必然会暴露出其错误来。

起所有余，知所不足，度事上下，脉事因格，是以形弱气虚，死，形气有余，脉气不足，死，脉气有余，形气不足，生。是以诊有大方，坐起有常，出入有行，以转神明。必清必净，上观下观，司八正邪①，别五中部。按脉动静，循尺滑涩，寒温之意，视其大小，合之病能。逆从以得，复知病名，诊可十全，不失人情。

注解：

①司八正邪：司是候察的意思。"八正"指四时八节，"邪"是指不正的气候。

释义：

对待病人应该是全面地、分析地来看问题，在治疗上当治其有余邪气，但是还要联想到正气的不足，并细查病人的上下各部、参合脉象，穷究其病理变化，以确定治疗原则。

人体的形体宜于相得，不宜相失，若见形体衰弱与藏气虚微，是为中外皆不足，这属死候。若形气有余，脉气不足的情况，是精气的消亡，也属死候。若脉气有余，形气不足，这是藏气未伤，形衰无害，所以得生。诊病有一定的法则，每位医生都应当具备，首先要有良好的道德品行，要经常学习，钻研业务，提高技术水平，在诊断疾病时一举一动都必须很细致，耐心地诊察，保持脑子清醒，观察病人的面部的神色和形体的盛衰，考虑四时八节之正邪，辨别五藏的病所，候脉的动静，按尺肤滑涩，寒温的情况，问及大小便正常与否，参合病情，别其逆从，这样也就会知道得的什么病叫什么名，这才算是十全齐备，才不至于失人之常情和违反诊治的原则。

第二章　望形色诊法

第一节

《素问·脉要精微论》^①夫精明^②者，所以视万物，别白黑，审短长。以长为短，以白为黑，如是则精衰矣。

……夫五藏者，身之强也。头者，精明之府^③，头倾视深^④，精神将夺矣。背者，胸中之府^⑤，背曲肩随^⑥，府将坏矣。腰者，肾之府^⑦，转摇不能，肾将惫矣。膝者，筋之府，屈伸不能，行则偻附^⑧，筋将惫^⑨矣。骨者，髓之府，不能久立，行其振掉^⑩，骨将惫矣。得强则生，失强则死。

注解：

①《脉要精微论》：《素问》第十七篇篇名。

②精明：即目之精光。

③府：这里是指聚集处所而言。

④头倾视深：头倾，是指头部低垂不能抬起，视深，是指目陷无光。

⑤背者，胸中之府：马莳："胸在前，背在后；而背悬五藏，实为胸中之府。"

⑥背曲肩髓：形容背部弯曲，肩部随而下垂的意思。

⑦腰者，肾之府：肾居腰内，故腰是肾之外府。

⑧偻附：附，《太素》作跗。形容曲身扶扶行走的资态。

⑨惫：音备。作困悠败坏解。

⑩振掉：即振振颤动，摇摇欲倒站立不稳的样子。

释义：

五藏六府的精气，皆上注于目，所以眼睛能看万物，区别黑白，审察长短。若看东西颠倒错乱，以白为黑，认短为长，是精衰神散的表现。

内藏功能的健全，是人体强盛的基础。头为人身诸阳之首，脑藏于内，藏府的精气，皆上升于头，所以头为精明之府。在精气衰竭情况下，见有头倾视深的证候。若见背曲肩随的证候，这是反映了胸中之气将败坏。若腰部转动不能，这是肾藏将衰惫了。若见病人不能久立，行动振摇不稳，这是骨将衰惫了。总言，五藏的精气充盈，人体和各组织也表现得强健，当五藏的精气不足或衰竭的时候，人体就会发生一系列的病变，甚至于死亡。

第二节

《灵枢·五阅五使》①黄帝曰：愿闻五官。岐伯曰：鼻者肺之官也，目者肝之官也，口唇者脾之官也，舌者心之官也，耳者肾之官者。黄帝曰：以官②何候？岐伯曰：以候五藏。故肺病者，喘息鼻胀；肝病者，眦青；脾病者，唇黄；心病者，舌卷短，颧赤；肾病者，颧与颜黑。

注解：

①《五阅五使》：《灵枢》第三十七篇篇名。

②官：有司的意思。

释义：

人所以能闻五臭、别五色、受五谷、知五味，是五藏之气，外应于五窍，而五窍又各有所司。如肺开窍于鼻，司呼吸，所以鼻为肺之官。肝开窍于目，以别五色，所以目为肝之官。脾开窍于口唇，以受五谷，所以口唇为脾之官。心开窍于舌，以知五味，所以舌为心之官。肾开窍于耳，以听五音，所以耳为肾之官。

五藏之色可以外应于五窍，反过来五窍可以候五藏的病变，但是各部之间是有互见的颜色，因此应该用其原理而变通，灵活地运用，如肺病症见喘息、鼻张；肝病，症见眦青；脾病，症见唇黄；心病，症见舌卷短，颧赤；肾病，颧与颜皆黑。

第三节

《素问·五藏生成》①五藏之气②：故色见青如草兹③者死，黄如枳实④者死，黑如炲⑤者死，赤如衃⑥血者死，白如枯骨⑦者死，此五色之见死也。青如翠羽⑧者生，赤如鸡冠者生，黄如蟹腹者生，白如豕膏⑨者生，黑如乌羽者生，此五色之见生也。生于心，如以缟⑩裹朱；生于肺，如以缟裹红；生于肝，如以缟裹绀⑪；生于脾，如以缟裹栝蒌实；生于肾，如以缟裹紫，此五藏所生之外荣也。

注解：

①《五藏生成》：《素问》第十篇篇名。

②五藏之气：张志聪："五味藏于脾胃，以养五藏之气，五藏内藏五神，五气外见五色，此以下论五藏之经气，而见死生之色、与生于心生于肺之色，各有不同，故首提曰五藏之气。"是指五藏表现于外的气色。

③草兹：指死草色，即青而色深也。

④枳实：一是种落叶灌木的果实，色黄黑不泽。可作药用。

⑤炲：音台，是指煤烟的灰而色黑。

⑥衃：音丕，是死血，色赤黑。

⑦枯骨：形容干枯而不润泽的颜色。

⑧翠羽：呈青色的羽毛。

⑨豕膏：似猪脂肪的白色。

⑩缟：指白色素绢。

⑪绀：音甘，呈天青色。

释义：

人体的五藏，各有气色见于面部，遇见枯而无神的气色，主预后不良，如青如草兹、黄如枳实、黑焰、赤如衃、白如枯骨，皆属死色，是藏气衰败的象征。若见润泽而有神的气色，是属预后良好，如青如翠羽，赤如鸡冠，黄如蟹腹，白如豕膏，黑如乌羽，皆属生色，是真气内守的表现。凡心藏有生气的荣外色泽，如缟裹朱，色赤而明润；肝藏有生气的荣外色泽，如缟裹绀，色青而明润；肺藏有生气的荣外色泽，如缟裹红，色白而明润；肾藏有生气的荣外色泽，如缟裹紫，色黑而明润。这此色泽都是五藏生气显露于外的荣华。

第四节

《灵枢·五色》①雷公问于黄帝曰：五色独决于明堂乎？小子未知其所谓也？黄帝曰：明堂者，鼻也。阙者，眉间也。庭者，颜也。蕃者，颊侧也。蔽者，耳门也。其间欲方大，去之十步，皆见于外。如是者，寿必中百岁。

雷公曰：五官②之辨奈何？黄帝曰：明堂骨高以起，平以直，五藏次③于中央，六府挟④其两侧，首面上于阙庭，王宫⑤在于下极⑥，五藏安于胸中。真色以致⑦，病色不见，明堂润泽以清，五官恶得无辨乎？

雷公曰：其不辨者，可得闻乎？黄帝曰：五色之见也，各出其色部，部骨陷者⑧，必不免于病矣。其色部乘袭⑨者，虽病甚不死矣。

雷公曰：官五色⑩奈何？黄帝曰：青黑为痛，黄赤为热，白为寒，是谓五官。

……雷公曰：以色言病之间甚⑪奈何？黄帝曰：其色粗⑫以明，沉夭⑬者，为甚，其色上行者，病益甚⑭，其色下行，如云彻散者，病方已。五色各有藏部，有外部，有内部也。色从外部走内部者，其病从外走内。其色从内走外者，其病从内走外。病生于内者，先治其阴，后治其阳，反者益甚。其病生于阳者，先治其外，后治其内，反者益甚。……

雷公曰：人不病卒⑮死，何以知之？黄帝曰：大气⑯入于藏府者，不病而卒死矣。雷公曰：病小愈而卒死者，何以知之？黄帝曰：赤色出两颧⑰，大如母指者，病虽小愈必卒死。黑色出于庭，大如母指，必不病而卒死。

注解：

①《五色》：《灵枢》第四十九篇篇名。

②五官：指耳、目、鼻、口、舌等五种器官。

③次：当居讲。

④挟：当依附讲。

⑤王宫：指心而言。

⑥下极：指两目之间，系心之部。

⑦真色以致：指真气充足而正色现于外。

⑧部骨陷者：是某部的病色，隐伏在骨间的意思。

⑨其色部乘袭：指子病乘袭母气，而母部见子病色的意思。例如心部见黄色，肝部见赤色……

⑩官五色：指五色之所主而言。

⑪间甚：指病的轻重而言。

⑫色粗：指颜色明显的意思。

⑬沉夭：指颜色暗晦的意思。

⑭益甚：指疾病的进展。

⑮卒：这里作猝然的意思。

⑯大气：指大邪之气。

⑰颧：指面部两侧颧骨。

释义：

五藏之气，色应于外，因此观色可以知藏府的活动和病变。内藏应面部的分布，如明堂者，鼻也；阙者，眉间也；庭者，颜也；蕃者，颊侧也；蔽者，耳门也。这几项生的端正且宽大，相离十步以外，也能看得清楚，像这样的人，寿命可活到百岁。

明堂、阙、庭、蕃、蔽等处，是藏府的外候。鼻叫作明堂，鼻梁骨要高起而平直，五藏心、肝、脾、肺居于中央，六府胆、胃、大肠、小肠以及肾藏皆附在两侧，因为肾是水藏，挟大肠位居藏之外，应地居中而海水在外，所以位于蕃蔽之处。头面上于阙庭，王宫在于下极。阙庭者，肺也，因为肺主天，所以居上。心为君主，王宫是心之部，所以居于中。五藏和平，安居于胸腹之中，所以这些地方显正常之色，而不见病色。因此鼻部应该是清润的，则五官之色才可以辨别清楚。

五官显色不辨，是色有失常度，所以可辨病的生死，而五色各出其色部，五藏的病色，也各见其所分布的部位。如鼻部显色隐陷于骨间，将是疾病发生的预兆。若见乘袭之色，如心部见黄色，肺部见黑色，肝部见赤色，肾部见青色，这种现象，是子病之气色乘袭于母部，因为无克贼的气色，所以病虽沉重，还不至于死亡。

察五部的气色，知其所主的毛病，如青是木色属风，黑是水色属寒，青黑为风寒的气色，所以主痛。赤是火色属热，黄是土色属湿，黄赤为湿热的气色，所以主热。白是金色属燥，所以主寒。这些都说明了候色，可以知其病。但是通过色泽的明暗也可以了解病的轻重，色明亮的为病轻，色暗晦的为病重，若见病色继续向上发展，这是病有日益加重的趋势，若病色由上趋下，如云徹散，这是病势有减轻，转愈之兆。

五色各有一定的部位，外部是指六府之表，因为六府挟附两侧，内部是指五藏之里，因为五藏居于中央。凡病色先起外部而后及于内部，其病是从表入里，是外为本而内为标，所以当先治其外，后治其内。若先起内部而后及外部，其病是自里出表，是阴为本而阳为标，所以当先治其阴，后治其阳。假若违反了这个治疗的原则，只会促使病势的发展。

此外还有外因，内因的病，并于血脉而入藏府的，虽然外面不见明显的症状，而猝然死亡，这是因为大邪之气入于五藏的缘故。若赤色见于两颧，呈现成条成块地聚合一起的，此为最凶之兆，病虽稍愈终免不了于死。这是肾的真阳外越的现象。若黑色成条成块地聚集布于天庭，因为天庭为心火之位，黑色见于天庭，这是心受大邪所伤，而肾水来克心火，所以天庭见黑色，虽不痛也必遭暴死。

第五节

《素问·经络论》[1]黄帝问曰：夫络脉之见也，其五色各异，青黄赤白黑不同，其何故也？岐伯对曰：经有常色，而络无常变也。帝曰：经之常色何如？岐伯曰：心赤，肺白，肝青，脾黄，肾黑，皆亦应其经脉之色也。帝曰：络之阴阳[2]，亦应其经乎。岐伯曰：阴络之色应其经，阳络之色变无常，随四时而行也。寒多则凝泣，凝泣则青黑。热多则淖泽，淖泽则黄赤。此皆常色，谓之无病。五色具见者，谓之寒热。

注解：

①《经络论》：《素问》第五十七篇篇名。

②络之阴阳：是指阴络与阳络，阴络指深在之络脉，阳络指浅在之络脉。

释义：

藏府十二经脉有阴阳的分别，经脉应于五藏，所以有青、赤、黄、白、黑五常色。而络脉没有常色，因为它随着四时的变化而受影响，所以无常色。但络脉有阴阳的分别，阴络深在里应经脉而成五色，阳络浅在表，远离经脉与外界接触的机会多，所以色不应经，而随四时气候的变化而进退，故变化无常。如春显青色，夏显赤色，秋显白色，冬显黑色，这些都属正常的颜色，非为病态。在秋冬多寒的时节里，呈现青黑色的，春夏多热的时节里，呈现黄赤色的，也是属于常色。倘若五色俱见，那是过寒或过热所引起的，是有失其常态，属于寒热之证。

第六节

《灵枢·经脉》凡诊[1]络脉，脉色青，则寒且痛；赤则有热。胃中寒，手鱼[2]之络多青矣；胃中有热，鱼际络赤。其暴黑者，留久痹也。其有赤有黑有青者，寒热气也。其青短者，少气也。

注解：

①诊：作视讲。这里指视脉和色。

②手鱼：即大指本节间的丰肉。

释义：

诊络脉，辨别其色可以察病。脉色显青，是有寒，主痛。脉色显赤，是有热。因为浮络的气血，皆在皮肤的浅表，所以当胃中有寒，在鱼际处的络脉多现青色；胃中有热，在鱼际处的络脉多现赤色。若鱼际处络脉暴然现黑色，这是痹之留久而致。若在鱼际处发现赤黑青兼见的，是属寒热气。在鱼际处脉青而且短的，这是属于正气衰少之候。因为皮络之气血，本于胃府所生，从手阳明少阳注于尺肤而上鱼，所以手鱼之处可以候胃气和病变。

第三章　闻声音诊法

第一节

《素问·脉要精微论》五藏者，中之守也①。中盛藏满②，气胜伤恐③者，声如从室中言④，是中气之湿也。言而微，终日乃复言者，此夺气也。衣被不敛，语言善恶，不避亲疏⑤者，此神明之乱也。仓廪不藏⑥者，是门户不要⑦也。水泉不止⑧者，是膀胱不藏也。得守者生，失守者死。

注解：

①五藏者，中之守也：中，指五中；守，职守，是说五藏在人体内都有一定职守，职守正常，则人体安和，失守则百病丛生。

②中盛藏满：中，指腹中，盛，指邪气盛。中盛，即邪气盛于中。藏，指脾藏；满，指胀满；藏满，是说脾藏受邪而胀满。

③气盛伤恐：气盛，指脾藏的邪气盛；恐，为肾志，伤恐则伤肾。

④声如从室中言：形容声音混浊不清。

⑤不避亲疏：亲，指亲近；疏，指疏远。不避亲疏，是说不管亲近

的或疏远的人，皆不避忌的意思。

⑥仓廪不藏：仓廪，是指脾胃；藏，是固藏。不藏，是说不能固藏的意思。仓廪不藏，是说脾藏失守，泄利不禁的意思。

⑦门户不要：门户，是指幽门、阑门、肛门而言；要，当约束解。门户不要，是说肛门不能约束，所以泄利不禁。

⑧水泉不止：水泉，指小便。水泉不止，是说小便不禁。

释义：

五藏是藏精气而不泄的器官，所以谓中之守。声音是五藏之气而发之于外，因此五藏有病，可以从声音的变化来诊断。若遇病人声音混浊不清，不响亮，这是中气受水湿之邪，脾被湿滞，运化失职，则生胀满，而脾气胜，进而克制肾水，肾亦受伤，致使脾肾同病，所以症见声音混浊不清，胀满……若声音低微，重复不休是精气被夺之候。《伤寒论》："实则谵语，虚则郑声。"郑声者，重语也。若遇病人衣被不知敛盖，烦躁不安，扬手踯足，故言乱语，不分好歹，不避忌亲疏，这一系列的表现，都是由神明紊乱所致。若见大便泄利不禁的，这是由脾胃不能固藏，肛门失去约束能力所致。小便失禁，是由膀胱之气不能藏津液所致。以上种种变化，都是五藏之气失守的缘故，所以说藏府得其守的则生，失其守的则死。

第二节

《素问·阳明脉解》①黄帝问曰：足阳明之脉病，恶②人与火，闻木音则惕然而惊，钟鼓不为动。闻木声而惊，何也？愿闻其故。岐伯对曰：阳明者，胃脉③也，胃者，土也，故闻木音而惊者，土恶木也。帝曰：善。其恶火何也？岐伯曰：阳明主肉，其脉血气盛，邪客之则热，热甚则恶火。帝曰：其恶人何也？岐伯曰：阳明厥则喘而惋④，惋则恶人。帝曰：或喘而死者，或喘而生者，何也？岐伯曰：厥逆连⑤藏则死，连经则生。帝曰：善。病甚则弃衣而走，登高而歌，或至不食数日，踰⑥垣⑦上屋，所上之处，皆非其素所能也，病反能者何也？

岐伯曰：四支者，诸阳之本也，阳盛则四支实，实则能登高也。帝曰：其弃衣而走者何也？岐伯曰：热盛于身，故弃衣欲走也。帝曰：其妄言骂詈，不避亲疏而歌者何也？岐伯曰：阳盛则使人妄言骂詈，不避亲疏而不欲食，不欲食，故妄走也。

注解：

①《阳明脉解》：《素问》第三十篇篇名。

②恶：作厌恶解。

③脉：指的经脉。

④惋：音腕，烦躁的意思。

⑤连：当入讲。

⑥踰：音俞，是超越的意思。

⑦垣：即墙垣。

释义：

阳明热盛，则恶见人和恶火，当听到木音就惕然惊动，但是听到钟鼓之声音，却不为惊动，其所以听到木音就惊动，因为足阳明是胃经，属土，土恶木的缘故。

其恶火的原因？是因为阳明主肌肉，又是多气多血，邪气伤之，则阳郁而发热，热甚所以恶火。

其恶人的原因？是由于阳明热邪厥而上逆于肺，则发生喘息的症状。上逆于心，则发生烦躁的现象，所以厌恶接近他人。但是同一厥逆的喘病，有生死之别，当厥逆内连五藏，是邪入已深，所以病重致死。厥逆留连经脉，是邪尚在外，正气未衰，所以病轻得生。

阳明病严重的病人，可见光着身子乱跑，登高而歌，甚至几天不进饮食，越墙上屋，而所登上的地方，都不是他平素所能做到的，当病时反能做得到，这是因为四肢为诸阳之本，阳气盛则四肢实，实则能爬高。阳明主肌肉，热盛于身，身热故弃衣而走。足阳明胃脉上络于心，由于阳明热盛，扰乱神明，所以使人胡言乱语，斥骂家人，不避亲疏，随便歌唱，因为胃中热盛，所以不欲食，而妄走。

第四章　问病情病态诊法

第一节

《素问·疏五过论》凡欲诊病者，必问饮食居处，暴乐暴苦，始乐后苦，皆伤精气，精气竭绝，形体毁沮①。暴怒伤阴，暴喜伤阳，厥气②上行，满脉去形。愚医治之，不知补泻，不知病情，精华日脱，邪气乃并。

注解：

①沮：作败坏解。

②厥气：作逆气解。

释义：

问诊是诊察病人重要环节之一，临证询问病人的饮食居处，以及有否暴乐暴苦的情形，或有先乐后苦等异常情况，这些不正常的生活情绪，都能伤害内藏精气，精气衰竭会造致形体的逐渐地衰败。暴怒会伤阴，因为肝藏血，血属阴，怒则伤肝，肝伤则气上逆，所以伤害阴气。暴喜会伤阳，因为心藏神，心属阳，喜则气缓，气缓则不收，所以暴喜会伤害阳气。假若厥逆之气充满经脉，而神气浮越于外，致使神气与形体分离，在这样情况下，学术粗浅的医生，就不知该采取补还是应该泻，若拖延、误治，会导致病人内藏精气日渐损耗，邪气得以乘虚袭犯，促使病情的进展。

第二节

《灵枢·师传》①黄帝曰：顺之奈何？岐伯曰：入国问俗②，入家问讳③，上堂问礼，临病人问所便④。黄帝曰：便病人奈何？岐伯曰：夫中热消瘅⑤则便寒，寒中之属则便热。

……黄帝曰：胃欲寒饮，肠欲热饮，两者相逆，便之奈何？且夫王公大人、血食之君，骄恣纵欲，轻人而无能禁之，禁之则逆其志，顺之则加其病，便之奈何？治之何先？岐伯曰：人之情，莫不恶死而乐生，告之以其败，语之以其善，导之以其所便，开之以其所苦，虽有无道之人，恶有不听者乎！……黄帝曰：便其相逆者奈何？岐伯曰：便此者，饮食衣服，亦欲适寒温，寒无凄怆⑥，暑无出汗。食饮者，热无灼灼，寒无沧沧。寒温中适，故气将持。乃不致邪僻也。

注解：

①《师传》：《灵枢》第二十九篇篇名。

②俗：是说风俗习惯。

③讳：是指避忌的意思。

④便：是说相宜的意思。

⑤瘅：音丹，作热字讲。

⑥凄怆：怆音创。凄怆，形容寒甚凄凉之貌。

释义：

医生诊病，最好是采取入国问俗，入家问讳，上堂问礼，临病人问所便，以取得病者的合作，而达到治疗的目的。由热引起的消谷善饥的中消病，治宜于寒。张景岳曰："中热者中有热也，消瘅者，内热为瘅，善饥渴而日消瘦也。"寒气中，治宜于热。

若遇到肠胃寒热错综复杂的病情，如胃有热则饮之以寒，肠有寒则饮之以热，两者相逆，便之甚难，虽然缓急之治，有先后，而喜恶之欲，难于两从，此顺之所以难，而治之当法。比如王公大人是血食之君，一贯骄恣纵欲，且不易接受人的劝告，倘若硬要改变他的嗜好，会使他精神上受到更大刺激，迁就顺从，会造致病情加剧，面临这样情况下，我们可以通过乐生恶死，人之常情的道理，来开导他，向他指明病的危害性，并告诉他注意调养和配合治疗，病是可以转愈的，以消除他思想顾虑和苦闷，当他弄清道理之后，是能服从治疗的。

至于饮食与衣着之类，也要适宜于寒温，穿衣方面，法不宜寒，而他要寒，可令其微寒，勿使其至于凄怆。暑热时，法不宜热，而他要热，但可令其微热，而勿使其至于汗出。在饮食方面，欲热勿使其灼灼之过，欲寒勿使其沧沧之甚，寒热宜于中和，正气才能得以自持，邪气则无从袭入，这就是用顺的道理。

第五章　切脉搏按肤体诊法

第一节

《素问·三部九候论》①帝曰：愿闻天地之至数，合于人形，血气通，决死生，为之奈何？岐伯曰：天地之至数，始于一，终于九②焉。一者天，二者地，三者人，因而三之，三三者九，以应九野③，故人有三部，部有三候，以决死生，以处百病，以调虚实而除邪疾。

帝曰：何谓三部？岐伯曰：有下部，有中部，有上部；部各有三候，三候者，有天，有地，有人也，必指而导之，乃以为真④。上部天，两额之动脉；上部地，两颊之动脉；上部人，耳前之动脉。中部天，手太阴也；中部地，手阳明也；中部人，手少阴也。下部天，足厥阴也；下部地，足少阴也；下部人，足太阴也。故下部之天以候肝，地以候肾，人以候脾胃之气。帝曰：中部之候奈何？岐伯曰：亦有天，亦有地，亦有人。天以候肺，地以候胸中之气，人以候心。帝曰：上部以何候之？岐伯曰：亦有天，亦有地，亦有人。天以候头角之气，地以候口齿之气，人以候耳目之气。三部者，各有天、各有地、各有人，三而成天，三而成地，三而成人，三而三之，合则为九，九分为九野⑤，九野为九藏，故神藏五⑥，形藏四⑦，合为九藏。五藏已败，其色必夭，夭必死矣。

帝曰：以候奈何？岐伯曰：必先度其形之肥瘦，以调其气之虚实，实则泻之，虚则补之，必先去其血脉⑧而后调之，无问其病，以平为期⑨。

帝曰：决死生奈何？岐伯曰：形盛脉细，少气，不足以息者危。形瘦脉大，胸中多气者死。形气相得者生。参伍不调⑩者病。三部九候皆相失者死。上下左右之脉，相应如参舂⑪者，病甚。上下左右相失，不可数者死。中部之候虽独调，与众藏相失者死。中部之候相减者死。目内陷者死⑫。

注解：

①《三部九候论》：《素问》第二十篇篇名。

②天地之至数，始于一、终于九：所谓至数，言天地虽大，万物虽多都离不开数，所以称为至数。数是开始于一，而终止于九，九加一则为十，十又是一的开端，所以说始于一，终于九。

③野：分野，形容划分区域的意思。

④必指而导之，乃以为真：必须有老师当面指授，方得部候真确之处。

⑤九分为九野："九野"，是八方和中央，是指人的九候应地有九种区域。

⑥神藏五：是指心藏神、肝藏魂、肺藏魄、脾藏意、肾藏志。就是指五种藏神的器官。

⑦形藏四：是指藏有形之物四个器官，即膀胱、胃、大肠、小肠。

⑧去其血脉：除去血脉的凝滞。

⑨以平为期：达到病人气血平调为治疗的准则。

⑩参伍不调：形容参差不相协调的意思。

⑪参舂：舂音冲。参舂，形容脉象参差不齐的意思。

⑫目内陷者死：张介宾："五藏六府之精气，皆上注于目而为之精，目内陷者，阳精脱矣，故必死。"是指的五藏精气俱绝的象征。

释义：

天地的至数，能合于人体的形体气血，决断死生，这是怎么一回事？因为天地的至数，开始于一，终止于九，一是奇数为阳，故应天。二是偶数为阴，故应地。三则参与天地之间，故应人。天、地、人，合为三，而三者又各有三，三三为九，以应九州的分野。所以人有上中下三部，每部各有三候，三部九候，是用于诊病切脉的部位，从这些部位来分别脉象至数，作为判断疾病的转归，便于确定治疗的方针，以调理阴阳虚实，祛除病邪。

三部九候在诊断上具有一定的意义，它分三部有下部、中部、上部，而每部有天、地、人三候，要想准确地掌握运用，必须在老师直接指导下，方能学到真确的部位。

上部天，候在两额之动脉（即颔厌之分），足太阳脉气所行的地方。上部地，候在两颊之动脉（即地仓大迎之分），足阳明脉气所行的地方。上部人，候在耳前之动脉（即和髎之分），手太阳脉气所行的地方。中部天，候在掌后寸口动脉（即经渠穴之分），手太阴脉气所行的地方。中部地，候在手大指次指之间的动脉（即合谷穴之分），手阳明脉气所行的地方。中部人，候在掌后锐骨下动脉（即神门穴之分），手少阴脉气所行的地方。下部天，候在气冲下三寸动脉（即五里穴之分。女子可取太冲穴，位在足大指本节后二寸陷中），足厥阴脉气所行的地方。下部地，候在内踝后跟骨傍动脉（即太溪穴之分），足少阴脉气所行的地方。下部人，候在鱼腹上越筋间动脉（即箕门穴之分），足太阴脉气所行的地方。所以足厥阴属肝，下部之天候肝藏之气。足少阴属肾，下部之地候肾藏之气。足太阴属脾，因为脾与胃以膜相连，故下部之人候脾胃。但是中部也分有天地人三候，中部之天，属手太阴经，以候肺藏之气。中部之地，属手阳明经，以候胸中之气。中部之人，属手少阴经，以候心藏之气。上部之天在额旁动脉处，所以候头角之气。上部之地在两颊动脉处，所以候口齿之气。上部之人在耳前动脉处，所以候耳目之气。

上、中、下三部各有天、地、人之分，故为三部九候，而九候与地域的九野是相适应的，地之九野与人之九藏是相适应的。所以合于天地之至数。人的五神藏肝、心、脾、肺、肾和四形藏膀胱、胃、大肠、小肠合为九藏。假若五藏之气衰败，面部神色必见枯暗不泽，这象征着病之预后不良。

临症诊治，必先观察人的形体肥瘦，正气的虚实，而后针对病情的虚实，进行调理，邪实可泻，正虚则补，若病因于瘀血壅塞所致，那就

第七篇　诊　法

要先去其血脉之凝滞，后再调其虚实，不论治什么病，都是以达到气血平衡为准则。

脉象是诊断的一种方法，脉象的变化，可以反映病的轻重和预后。若见形体壮盛，脉见细弱，气短、呼吸困难的病人，是属病危之候。反之，形体瘦弱，其脉来大，胸中喘满、多气是属死证。总而言之，形体与脉象相符合，主生。脉来不协调，主病。而三部九候部位的脉象，不相适应的，主死。若见上下左右的脉象与病相应，可是脉来参差不齐，是候病重。而上下左右的脉都不相应，又无法计其至数，是为死证。遇有中部的衰弱与上下两部不相调和亦为死候，见目内陷的，为五藏六府的精气衰败，也属死证。

第二节

《素问·五藏别论》帝曰：气口何以独为五藏主？岐伯曰：胃者水谷之海，六府之大源也。五味入口，藏于胃，以养五藏气，气口亦太阴也，是以五藏六府之气味，皆出于胃，变见于气口。

释义：

何以独取寸口，《难经》云："寸口者，脉之大会，手太阴之动脉也，五藏六府之所终始，故取法于寸口。"所以诊察寸口的脉搏，可以测知人体藏府的活动和病变，但是脉虽见于气口，其实在于胃，胃为水谷之海，六府之泉源。凡五味入口，储存于胃，得脾以运化，传之于肺，以滋养五藏之气，脾是足太阴经，主输布津液，肺是手太阴经，主朝百脉，其气本相为流通，所以五藏六府之气，皆出之胃，气传于肺，所以反映于气口。

第三节

《素问·脉要精微论》黄帝问曰：诊法①何如？岐伯对曰：诊法常以平旦，阴气未动，阳气未散，饮食未进，经脉未盛，络脉调匀，气血未乱，故乃可诊有过之脉。

切脉动静而视精明，察五色，观五藏有余不足，六府强弱，形之盛衰，以此参伍^②，决死生之分。

注解：

①诊法：张宛邻："凡切脉、望色、审问病因，皆可言诊"，而此节以诊脉言。

②参伍：形容相互参合比较的意思。

释义：

诊脉常以清晨时候为宜，因为清晨是阴阳交会之时，阴气尚未扰动，阴气未曾耗散，饮食还未进过，经脉之气尚未亢盛，络脉之气也调匀，人体的气血正处在稳定的状态，所以这个时候诊脉最为合适，也容易鉴别有病的脉象。

切脉的动静变化，同时观察病人的神气、面色，以测知五藏之气有余或不足，及六府的功能强弱。并视其形体的盛衰，互作参照，以判断疾病的安危。

第四节

《素问·平人气象论》^①黄帝问曰：平人何如？岐伯对曰：人一呼脉再动^②，一吸脉亦再动，呼吸定息^③脉五动，闰以太息^④，命曰平人。平人者，不病也。常以不病调病人，医不病，故为病人平息以调之为法。

人一呼脉一动，一吸脉一动，曰少气，人一呼脉三动，一吸脉三动而躁，尺热^⑤曰病温。尺不热脉滑，曰病风。脉涩曰痹。人一呼脉四动以上曰死。脉绝不至曰死。乍疏乍数曰死，……脉从阴阳，病易已。脉逆阴阳，病难已。

注解：

①《平人气象论》：《素问》第十八篇篇名。

②动：作至讲。

③呼吸定息：出气曰呼，入气曰吸，一呼一吸为一息。呼吸定息，是说呼吸之间的停歇时间。

④闰以太息：闰作加讲。太息，是一呼一吸之间的空隙。平人常息之外，间有一息甚长的，是谓闰以太息。

⑤尺热：指在腕关节至肘关节之间的皮肤发热。

释义：

诊脉当取寸口，因为寸口是脉之大会，平人的脉气是无太过与不及。若一呼脉二至，一吸脉二至是一息脉四至，加上一呼一吸之间甚长的一至，所以有时脉来五至，这些皆属无病的脉象。要知病脉，当以不病之人，调其无病的脉象，以无病的医生调匀自己呼吸以候病人脉搏的至数，这是诊断的原则。

如一呼一吸脉各一至，一息二至，是正气衰少之候。若一呼一吸脉各三至，一息六至，为数脉，脉数且急，兼见尺肤发热，是属内有伏热，外感风邪的脉证，所以叫温病。若脉来滑数，尺肤不热，是阴未受邪，风伤阳气，所以叫病风。若脉来涩滞，是风寒湿三气杂至，气滞血涩，所以叫痹。若一息脉动八至是热极的脉象，此属夺精之候，为死脉。脉绝不至，此属元气衰竭之候，亦为死脉。若脉来忽快忽慢，此为阴阳散乱之候，也是死脉。

脉有平、病、死之分，病有轻、重之别。脉病相应谓之从，脉病相反为之逆，所以阳病见阳脉，阴病见阴脉，则病易愈，反则阳病见阴脉或阴病见阳脉，其病难愈。

第五节

《素问·玉机真藏论》①黄帝问曰：春脉如弦，何如而弦？岐伯对曰：春脉者，肝也，东方木也，万物之所以始生也，故其气来耎弱，轻虚而滑，端直以长，故曰弦，反此者病。帝曰：何如而反？岐伯曰：其气来实而强，此谓太过，病在外，其气来不实而微，此谓不及，病在中。帝曰：春脉太过与不及，其病皆何如？岐伯曰：太过则令人善忘②，忽忽③眩冒④而巅疾，其不及，则令人胸痛引背，下则两胁胠⑤满。

注解：

①《玉机真藏论》：《素问》第十九篇篇名。

②忘：王冰说：忘当作怒讲。

③忽忽：形容精神恍惚的意思。

④眩冒：王冰说："眩，谓目眩视如转也。冒，谓冒闷也。"

⑤胠：音区，是指胁上腋下之处。

释义：

春脉主应肝藏，合于东方木，春季是万物开始生长的时候，因此脉气来时，软弱轻虚而滑，端直以长，所以叫弦脉。反此则为病脉。其脉来实而有力，此谓太过，表示阳气盛，阳气盛，病多生于外。脉来不实而微，此谓不及，表示肝气不足，肝气不足，病多生于内。脉见太过或不及，都属病态，太过使人善怒，精神恍惚，头昏，视物旋转而发癫疾。这些是阳气盛而上逆的缘故。其不及则见胸痛掣背，两胁胠满，因为肝气不足，失其疏泄的作用。而见诸证。

夏脉如钩，何如而钩？岐伯曰：夏脉者，心也，南方火也，万物之所以盛长也，故其气来盛去衰，故曰钩，反此者病。帝曰：何如而反？岐伯曰：其气来盛去亦盛，此谓太过，病在外，其脉气不盛，去反盛①，此谓不及，病在中。帝曰：夏脉太过与不及，其病皆何如？岐伯曰：太过则令人身热而肤痛，为浸淫②。其不及则令人烦心，上见咳唾，下为气泄③。

注解：

①来不盛，去反盛：指心火衰之于内的意思。

②浸淫：即弥漫的意思。指的皮肤长疮蔓延扩大。

③气泄：高士宗："后气下泄也。"即矢气。俗称放屁。

释义：

夏脉主应心藏，合于南方火，夏季是万物生长茂盛的时候，因此脉气来时充盛，去时轻微，形如钩象，所以叫钩脉，反此则为病脉。若脉来盛去亦盛，此谓太过，是阳气极盛，所以病生于外。若脉来不盛去亦盛，此谓不及，是心火衰之于内，所以病生于内。太过则使人身热肤痛，以及热邪浸淫肌肤长疮，这是心气极盛，淫气于外的缘故，其不及则令人虚烦，虚火上熏于肺见为咳唾，虚阳不能固气，则气下陷，所以发生气泄。

秋脉如浮，何如而浮？岐伯曰：秋脉者，肺也，西方金也，万物之所以收成也，故其气来轻虚以浮，来急去散，故曰浮，反此者病。帝曰：何如而反？岐伯曰：其气来毛而中央坚，两旁虚，此谓太过，病在外。其气来毛而微，此谓不及，病在中。帝曰：秋脉太过与不及，其病皆何如？岐伯曰：太过则令人逆气而背痛愠愠①然，其不及则令人喘，呼吸少气而咳，上气见血，下闻病音②。

注解：

①愠愠：音醖，形容郁闷不舒畅的意思。

②下闻病音：是说喘息而有声音。张介宾："谓喘息则喉下有音也。"

释义：

秋脉主应肺藏，合于西方金，秋季是万物收成的时候，因此脉气来时，轻虚以浮。来虽似急去亦散，所以叫秋脉，反此则为病脉。若脉来浮软中央坚实，两旁虚，此谓太过，表示肺气盛，所以病生于外。若脉来浮软而微，此谓不及，表示肺气弱，所以病生于内。脉见太过或不及，都属病态。太过则使人气逆背部作痛，因为肺俞在肩背的关系，以及郁闷不舒畅的感觉。其不及，使人呼吸短气，咳喘，气逆于上时见咳血，气逆于下闻喘有音。

冬脉如营①，何如而营？岐伯曰：冬脉者，肾也，北方水也，万物之所以合藏也，故其气来沉以搏，故曰营。反此者病。帝曰：何如而反？岐伯曰：其气来如弹石者，此谓太过，病在外，其去如数②者，此谓不及，病在中。帝曰：冬脉太过与不及，其病皆何如？岐伯曰：太过则令人解㑊③，脊脉痛而少气，不欲言，其不及则令人心悬如病饥，䏚④中清，脊中痛，少腹满，小便变。

注解：

①冬脉如营：吴昆："营，营垒之营，兵之守者也，冬至闭藏，脉来沉石，如营兵之守也。"即指的沉脉而言。

②数：音朔，指数脉而言。

③解㑊：㑊音跡，形容懒惰的意思。

④䏚：音渺，即胁骨的末梢空软处。

释义：

冬脉主应肾藏，合于北方水，冬季是万物闭藏的时候，所以其气来时，沉而搏手，如将固守于营内，所以叫营脉，反此则为病脉。若脉来如弹石坚硬，此为太过，是肾气外泄太过，所以说主病在外。若脉来急疾无力，似数一样的脉，此谓不及，是肾气不足，所以说主病在内。冬脉太过或不及，都属病态，太过则使人精神不振，身体懒惰，这是由于肾气外泄而伤元气，肾脉贯脊，因为生阳之气不足，所以脊脉作痛。心主言而发源于肾，因为肾气受伤，所以有少气不欲言。其不及，则心肾水火之气，不能交济，所以使人心悬如病饥。由于肾气不足，则在季肋下空软处经常感到清冷，足少阴肾与足太阳膀胱相表里，因为肾虚不能施化，膀胱的气化失职，所以小便发生了变化，以及小腹胀满等。

帝曰：四时之序，逆从之变异也，然脾脉独何主？岐伯曰：脾脉者，土也，孤藏①以灌四旁者也。帝曰：然则脾善恶可得见之乎？岐伯曰：善者不可得见，恶者可见。帝曰：恶者何如可见？岐伯曰：其来如水之流者，此谓太过，病在外，如鸟之喙②者，此谓不及，病在中。帝曰：夫子言脾为孤藏，中央土，以灌四旁，其太过与不及，其病皆何如？岐伯曰：太过则令人四支不举，其不及，则令人九窍不通，名曰重强③。

注解：

①孤藏："藏"这里是指脾藏。孤藏，是说脾土无定位，分旺于四季，所以称为孤藏。

②喙：音诲，鸟的尖咀。

③重强：指的四肢沉重不举，九窍不灵之谓。《难经》曰："五藏不和，则九窍不通。重谓藏气重垒，强谓气不和顺。"

释义：

肝心肺肾配合四时，所以有升降浮沉的时序，如逆其顺序和平之气，有发生变异的疾患。然脾藏属土，位居中央而在四时中每一时有十八天的寄旺之日，所以不单独主一时，称作孤藏。其职司运化精微，滋养四肢百骸，四肢皆受气于脾，故言不可得见。若脾的功能失职，其他的藏府得不到营养，随之产生了异常的变化。所以说恶者可见，例如脾脉来时如水之流，此谓太过，主病在外；若脉来如鸟之喙，此谓不及，主病在中。脾脉太过是为湿热，脾主四肢，因为四肢被湿阻滞，故沉重不举，所以说太过是主病在外。其不及，是脾气不足，胃气过强，致使五藏之气皆不和，所以九窍不灵，叫作重强。

真肝脉至，中外急，如循刀刃，责责然，如按琴瑟弦，色青白不泽，毛折①乃死。真心脉至，坚而搏，如循薏苡子②，累累然，色赤黑不泽，毛折乃死。真肺脉至，大而虚，如以毛羽中人肤，色白赤不泽，毛折乃死。真肾脉至，搏而绝，如指弹石，辟辟然，色黑黄不泽，毛折乃死。真脾脉至，弱而乍数乍疏，色黄青不泽，毛折乃死。诸真藏脉见者，皆死不治也。

注解：

①毛折：折音舌。吴昆："皮毛得卫气而充，毛折则卫气败绝。"毛折，即毫毛枯折的意思。

②如循薏苡子：薏苡子即薏米。如循薏苡子，形容脉短实而坚。

释义：

肝真藏脉至，出现劲紧的脉象，如循刀口坚急刚劲，或如按琴瑟之弦的紧张，是毫无冲和胃气的肝藏脉，面部又显青白不泽润之色，这是金克木之候，因为精气败绝，故毫毛枯折而死。心真藏脉至，出现坚强搏结的脉象，如薏米样的坚硬而短小，是毫无冲和胃气的心藏脉，面部又显赤黑不润泽之色，这是水克火之候，因为精气败绝，故毫毛枯折而死。肺真藏脉至，出现大而空虚的脉象，如毛羽中人肤轻虚散乱的感觉，是毫无冲和胃气的肺藏脉，面部又显白赤不润泽之色，这是火克金之候，因为精气败绝，故毫毛枯折而死。肾骨藏脉至，出现搏击如转绳欲绝的脉象，或似以指弹石的坚实，是毫无冲和胃气的肾藏脉，面部又显黑黄不润泽之色，这是土克水之候，因为精气败绝，故毫毛枯折而死。脾真藏脉至，出现软弱无力，忽快忽慢的脉象，是毫无冲和胃气的脾藏脉，面部又显黄青不润泽之色，这是木克土之候，因为精气败绝，故毫毛枯折而死。以上言真藏脉至，都是由于胃气断绝，精气衰败的反映，所以属于死脉。

黄帝曰：见真藏曰死，何也？岐伯曰：五藏者，皆禀气于胃，胃者五藏之本也，藏气者，不能自致于手太阴，必因于胃气，乃至于手太阴也，故五藏各以其时，自为而至于手太阴也。故邪气胜者精气衰也。故病甚者，胃气不能与之俱至于手太阴，故真藏之气独见，独见者，病胜藏也，故曰死。

释义：

真藏脉至，是胃气断绝，精气衰败的现象，所以说死候。胃为水谷之海，五藏的营养，皆禀气于胃，所以胃为五藏之本，五藏的脉气必赖于胃气敷布，才能达到手太阴肺，所以五藏之气能在其所主之时，出现于气口，说明是有胃气。

当邪胜正衰，病情严重的情况，是由于五藏之气耗损，气断绝，所以寸口独见真藏脉，这是病气胜于藏气，生气已衰，所以为死证。

第六节

《素问·阴阳别论》①脉有阴阳，知阳者知阴，知阴者知阳。凡阳有五②，五五③二十五阳。所谓阴者真藏④也，见则为败，败必死也。所谓阳者胃脘之阳也，别于阳者，知病处也。别于阴者，知死生之期。三阳在头⑤，三阴在手⑥，所谓一也。别于阳者，知病忌时，别于阴者，知死生之期……。

所谓阴阳者，去者为阴，至者为阳⑦，静者为阴，动者为阳，迟者为阴，数者以阳。

注解：

①《阴阳别论》：《素问》第七篇篇名。

②凡阳有五：阳指阳脉，阳脉是有胃气之脉。凡阳有五，是说五藏有冲和胃气的脉象。如春弦、夏钩、长夏和缓、秋浮、冬营。

③五五：是指五时各有五藏正常的脉象，如肝脉应春，心脉应夏，脾脉应长夏，肺脉应秋，肾脉应冬。在春时，肝心脾肺肾之脉均有微弦之胃脉，夏时均有微钩之胃脉，长夏均微缓之胃脉，秋时均有微毛之胃脉，冬时均有微石之胃脉，所以有五五二十五阳。

④真藏：张介宾"阴者，无阳之谓，无阳者，即无阳明之胃气，而本藏的阴脉独见，如但弦，但钩之类，是谓真藏，胃气败也，故必死。"

⑤三阳在头：头指的人迎，诊人迎可测知三阳经的虚实。张介宾"阳明动脉曰人迎，在结喉两旁一寸五分，故曰三阳在头。"

⑥三阴在手：手指的寸口，诊寸口可测知三阴经的虚实。张介宾"五藏别论：五味入口，藏于胃以养五藏气，而变见于气口，气口亦太阴也，故曰三阴在手。"

⑦去者为阴，至者为阳：去和至，是指脉搏起落的动态。

释义：

脉有阴阳之分，有以寸尺部位分阴阳，或以脉象的浮沉迟数来分阴阳，或以所属的藏府来分阴阳，但阴阳应该保持平衡，若阳盛则阴必虚，阴盛则阳必虚，所以说知阳者知阴，知阴者知阳，五藏之脉中皆有冲和的阳脉，如肝脉微弦，心脉微钩等。五藏之脉应四时，而在其所主之时中出现自己冲和而有胃气的本脉，其他四藏之脉亦兼见主时之藏的脉象，如春天肝脉微弦，心脾肺肾四藏之脉中均有微弦冲和胃气，所以说五藏有五，脉也有五，五五则二十五阳。

阴是指真藏脉，真藏脉是毫无胃气的脉象，真藏脉见，藏气衰败，胃气断绝，所以说必死。阳是指有胃的脉象，胃为水谷之海，化水谷为精气，滋养五藏六府四肢百骸，所以五藏之脉，都依赖胃气以为养。

若从五藏脉中测知冲和的胃气失常，就可以知道哪藏有病所以别于阳者，可以知病处；如果出现了真藏脉，就可以预决死期，所以说别于阴者，可以知死生之期。

三阳在头，头指人迎，三阴在手，手指寸口，人迎属胃脉，寸口属肺脉；三阳以胃气为主，三阴以肺气为主，阴阳协调，方能维持正常的生理机能，所以谓之一。别于阴者，前言之病处，此言知病忌恶之时（如肝病忌庚辛、肺病忌丙丁等）。别于阴者，知病死生之期。

脉有阴阳之分，脉象中有阴阳之别，凡脉去、静、迟者都属于阴，至、动、数者皆属于阳。

第七节

《灵枢·邪气藏府病形》①黄帝曰：病之六变者，刺之奈何？岐伯答曰：诸急者②多寒，缓者③多热，大者多气少血，小者血气皆少，滑者④阳气盛，微有热，涩者⑤多血少气。

注解：

①《邪气藏府病形》：《灵枢》第四篇篇名。

②急者：弦紧之谓。

③缓者：纵缓之谓。

④滑者：往来流利。

⑤涩者：滞涩之谓。

释义：

六变是五藏所生，五藏的病变，有缓急、大小、滑涩的脉象，这是因为阴阳气血，寒热的不和，而变见于脉，因寒气收劲故脉见急；热气散弛，故脉见缓；脉大主多气少血，是阳盛衰；脉小主气血皆少，是阴阳俱虚；脉来滑利，是阳气盛而微有热；脉来涩滞，是气滞少血而微有寒。

第八节

《灵枢·论疾诊尺》①黄帝问于岐伯曰：余欲无视色持脉，独调其尺，以言其病，从外知内，为之奈何？岐伯曰：审其尺之缓急大小滑涩，肉之坚脆，而病形定矣。

视人之目窠②上微痈③，如新卧起状，其颈脉④动，时咳，按其手足上，窅⑤而不起者，风水肤胀也。

注解：

①《论疾诊尺》：《灵枢》第七十四篇篇名。

②目窠：窠音科。即目胞。

③痈：与壅同。

④颈脉：是指人迎脉。

⑤窅：音天，是指陷下而言。

释义：

独审尺部的脉与肌腠，可以测知病形，这是因为水谷经胃的消化，精微之气形于脉中至手太阴的寸口，所以寸口持脉能知藏府病变，精微行于脉外，从手阳明的大络，循经脉五里散行于尺肤，所以审尺肤缓急大小滑涩及肉的坚脆，以知其病形。如《邪气藏府病形》篇："脉急者，尺之皮肤亦急，脉缓者，尺之皮肤亦缓，脉小者，尺之皮肤亦减而少气，脉大者，尺之皮肤亦贲而起，脉滑者，尺之皮肤亦滑，脉涩者，尺之皮肤亦涩。"

视病人的目胞微有肿起，似新卧起之状。并有人迎脉之搏动，时而发咳，按其手足，窅而不起，这是水随气而溢于皮肤之间，证属风水肤胀的证候。

尺肤滑其淖泽者，风也。尺肉弱者，解㑊，安卧，脱肉者寒热不治。尺肤滑而泽脂者，风也。尺肤涩者，风痹也。尺肤粗如枯鱼之鳞者，水泆①饮也。尺肤热甚，脉盛躁者，病温也。其脉盛而滑者，病且出②也。尺肤寒，其脉小者，泄少气。尺肤炬然③先热后寒者，寒热也。尺肤先寒，火大④之而热者，亦寒热也。

注解：

①泆：溢同。

②出：渐愈的意思。

③炬然：《甲乙经》作"烧灸人手"四字。张云："炬然，作火热貌。"

④火大：《脉经》《甲乙经》作久持之谓。

释义：

此论诊尺肤而知其病，尺肤滑润而且淖泽，是风在皮肤。若尺肤肉弱肌瘦，是脾土虚弱，因为脾主肌肉，所以身体感到困倦，安卧。当形体脱损，又见寒热，这是由于气血俱虚，为不治。尺肤滑而泽脂的，是风在肌肉间。尺肤涩的，是风痹于筋骨间，所以叫风痹。若尺肤粗如枯鱼之鳞，是水邪溢饮于内，故寒色见之于外。尺肤热甚，脉盛躁，是阳邪有余，病属温病。脉小少气，是阳气虚衰，泄之于内而虚之于外。若尺肤炬热，或先热后寒，或先寒后热，皆属寒热往来证候。

肘所独热者，腰以上热。手所独热者，腰以下热。肘前独热者，膺前热。肘后独热者，肩背热。臂中独热者，腰腹热。肘后粗以下三四寸热者，肠中有虫。掌中热者，腹中热。掌中寒者，腹中寒。

释义：本段论诊尺肤以候形身上下，以人两手下垂，在上以候上，下以候下，前以候前，后以候后，在手正面属阴，是候腰腹肠胃之内，手的背面属阳，是候形身之外。所以说在肘所独热，其腰以上必热，因为肘在上应腰以上。手所独热，则腰以下热，因为臂在下应腰以下。肘前独热的，膺前当热。肘后独热的肩背当热。臂中独热，则腰腹当有热。肘后粗以下三四寸有热，是反映肠中有虫。掌中有热，腹中当热。掌中有寒，腹中当寒。

第九节

《素问·通评虚实论》①帝曰：乳子②而病热，脉悬小者何如？岐伯曰：手足温则生，寒则死③。帝曰：乳子中风热，喘鸣肩息④者，脉何如？岐伯曰：喘鸣肩息者，脉实大也，缓则生，急则死⑤。

注解：

①《通评虚实论》：《素问》第二十八篇篇名。

②乳子：指产妇。《张氏医通》："乳子言产后以哺乳子时，非婴儿也。"

③手足温则生，寒则死：张志聪："四肢皆禀气于胃，故阳受气于四末，是以手足温者，胃气尚盛，故生，寒则胃气已绝，故死。"

④喘鸣肩息：喘鸣即喘息有声，肩息即张口抬肩。

⑤缓则生，急则死：张志聪："夫脉之所以和缓者，得阳明之胃气也，急则胃气已绝，故死。"

释义：

乳子热病，是阳症，而脉来悬小，是阳证而见阴脉，是邪盛正虚，所以预后不良。触及四肢、手足温和，是胃气尚盛，元阳犹在，还可以得生。若手足厥冷，是胃气已绝，元阳已去，邪气独盛，所以不免于死。

乳子中风发热，喘鸣摇肩，是风热之邪内干于肺，脉见实大而间带悠扬和缓之象，说明胃气尚存，预后良好。若实大脉中兼带弦急之象，是胃气已绝，真藏脉见。虽然脉证相符，由于邪气有余，正不胜邪，病属严重，而且险恶。

第十节

《素问·腹中论》①何以知怀子之且生也？岐伯曰：身有病

而无邪脉也。

注解：

①《腹中论》：《素问》第四十篇篇名。

释义：

妇女如果出现了经闭、恶阻及懒于动作、腹部渐大等症，似乎有病之状，但脉来平和匀静，是说有病状而无病脉，这些现象可以测定为怀孕的象征。

小　结

通过本章节的学习，使我们明确了诊断疾病，必须是以病人作为出发点，全面地掌握病情，加以详细地综合、分析、归纳、辨别真相，才能得出正确的判断，有了正确的诊断，才有正确的治疗。在第一章诊察守则中已作介绍，它嘱告我们，一位有修养的医生，首先必须懂得天地阴阳，四季时序的变化，以及病人的生活状况、年龄、体质、人事环境等对人体藏府活动的影响，然后参合脉证，作出判断，并选择治疗的法则。

望、闻、问、切是发现、辨认病证的一种手段，从视精明、察五色、观形体，闻声音、呼吸、气味，问症状、病史、生活环境，切脉搏、肤表、胸腹、手足等，可以测知人体藏府功能与病变。固然藏府深存内部不可外见，但是从其形体组织上可以反映出正常与异常。一旦藏府功能活动有了失常，在其外表上亦可以现出反常的现象，这就是从其外而知其内。另一方面，还须了解外在因素对疾病的影响。掌握了这一系列情况后，对致病的原因、病的属性、病的所在是不难了解的。

当我们学完诊法篇后，最起码要了解和掌握运用四诊的基本原则，及它们之间的关系和价值。因为人是一个完整的统一体，所以必须从其正常的状态来认识其异常的变化。此外还必须明确诊察一个疾病，应该是从各个方面来收集资料，相互参合，彼此比较，辨认证候，以明确诊断，才能达到治疗的目的。

第八篇　治　则

　　治则，就是治疗的法则，换句话说，就是按照这个原则性的规律，来临证施治。这不同于治疗某一病证的立法，那是根据某一病情的表现而决定的。这是在祖国医学的理论基础上，提出原则性、普遍性的治疗法则。必须明了这个法则，运用这个法则，才能做出对某一病证的正确立法。

　　疾病的发生和发展，固然是千差万别的，但是，有一定的内在原因和一定的外在条件。治疗法则，就是在这个基础上总结出来的。我们精熟地掌握了这个法则，在临床上，观察到某一病证的特殊性，就可以灵活地运用。

　　本篇分三章，第一章，因病施治的法则。是外感病，并发病，因地施治，因人施治的原则。第二章，制方大法。是依病制方，对证用药的原则。第三章，烈性药物的用法。是用猛烈性药物治病，对一般人和孕妇，应有一定限度的原则。

第一章　因病施治的法则

第一节

　　《素问·阴阳应象大论》故邪风之至疾①如风雨，故善治者治皮毛，其次治肌肤，其次治筋脉，其次治六府，其次治五藏，治五藏者，半死半生也。故天之邪气，感则害人五藏，水谷之寒热，感则害于六府，地之湿气，感则害皮肉筋脉。故善用针者，从阴引阳，从阳引阴，以右治左，以左治右，以我知彼，以表知里，以观过与不及之理，见微得过②，用之不殆。

注解：

①疾：当快字讲。

②见微得过：微，是指病邪初起症状不大显著说，过，是指疾病的根源所在。

释义： 邪气侵人，传变是很快的，像急风暴雨骤至一样，如不及早治疗，病势就要逐步发展，深入内藏。所以善于治疗的人，当邪气初起侵犯皮毛的时候，就给予治疗，不使病势蔓延。如果不治皮毛，邪气就要侵入肌肤；再不治疗，邪气就要入于筋脉；在筋脉的时候，再不治疗，就要入于六府；六府失治，便侵入内藏，这是病邪发展的一定步骤。邪在五藏经气之间，尚可救治，如果干犯了藏气，形成正虚邪盛病势严重的局面，预后就多不良，所以说治五藏者半死半生也。病邪固当及时治疗，而推求病因，尤为要着。病邪之来，总是各从其类的，如风寒暑湿燥热，不当其时，即为天之邪气，邪气侵人，自外而内，就要伤人的五藏；人受水谷的营养，寒热贵于中和，如果饮食不节，冷热不调，就要伤害人肠胃；湿土贯于四时，通于五行，如果清湿地气，中于人身，荣卫之气，不得通行，就要害人的皮肉筋脉。经脉通于内外，病邪须分阴阳，所以会用针刺治病的人，有时刺阴分以引导阳分之邪，有时刺阳分以引导阴分之邪，有时刺左边以治右边的病，有时刺右边以治左边的病，总是以自己的神智，来审察病人的情状，就外症的表现，来推测内部的藏结，从而掌握了邪正虚实的情况。见其微萌，就了解它的根源，像这样的诊治方法，用于临床，就不致使病势发展，到危险的地步了。

故曰：病之始起也，可刺而已；其盛可待衰而已。故因其轻而扬之，因其重而减之，因其衰而彰①之。形不足者，温之以气；精不足者，补之以味。其高者，因而越②之；其下者，引而竭③之；中满者，写之于内；其有邪者，渍形④以为汗；其在皮者，汗而发之；其慓悍⑤者，按而收之；其实者，散而写之。审其阴阳，以别柔刚，阳病治阴，阴病治阳，定其血气，各守其乡，血实宜决之，气虚宜掣⑥引之。

注解：

①彰：是用补益的治法，振起藏府功能的意思。

②越：就是涌吐。

③竭：作尽字解。

④渍形：渍，音恣。渍形就是用药煎汤熏洗。

⑤慓悍：即病势猛急的意思。

⑥掣：《甲乙经》作挚，挽也谓挽回其气而牵引之，使复于正常。

释义：治疗的方法，是多种多样的，总不外乎辨别阴阳，因势利导。当病初起，势很轻微的，只用刺法，便可治愈；若病势既盛，必须针药并用，待其衰退，才可止针止药。所以病气轻的，可用宣发疏散的方法；病气重的，可用逐步轻减的方法。若病势已退，唯身体衰弱的，宜用补益法，以振作藏府的功能。形气不足，当温养元阳；精血不足的，当滋补真阴。邪在上的，可以顺着病势用涌吐法；邪在下的，可以顺着病势用疏导法；中焦痞满大实坚的，即当用攻泻法。风邪深入，本宜汗解，如果天气寒，腠理密，汗不易出的，当用辛散药物煎汤熏洗以取汗；若只在皮肤的，可用轻药以发汗。若病来急骤，势甚猛烈的，可用按摩法，以平定其病势。表实宜疏散，里实宜攻泻。病情虽然复杂，总不外乎辨别阴阳，因势利导，刚剂柔剂，对证治疗。阳胜者阴必伤，即当治其阴；阴胜者阳必伤，即当治其阳。病有在气分或在血分的，治法攸分，不可紊乱。血实的当用破血之剂，导之下行；若是气虚的，当用补气之剂，提其上升。这些都是因势利导的方法。

第二节

《素问·标本病传论》夫阴阳逆从，标本①之为道也。小而大，言一而知百病之害。少而多，浅而博②，可以言一而知百也。以浅而知深，察近而知远。言标与本，易而勿及。治反为逆，治得为从。

注解：

①标本：先病的叫作本，后病的叫作标。

②博：王冰说："博，大也。"

释义：疾病的发展过程是非常复杂的，因此，辨别标本，是一个重要的原则。病有阴阳之分，治有逆从之别，都是根据标本而来的。掌握了本原，则一切标病之为害，就可明了，施治也就不难了。所以王冰说："观其所举则小，寻其所利则大。"分析标本，是从少的联系到多的，由浅的推测到大的，所以说，可以言一而知百也。掌握标本，是要以浅而知深，察近而知远，不为眼前的标病所迷惑，说来是很容易，但是要掌握起来，却不容易，必须掌握病情的标本，才能有确切的治疗。相反而治的，为逆治；相得而治的，为从治。

先病而后逆者，治其本；先逆而后病者，治其本；先寒而后生病者，治其本；先病而后生寒者，治其本；先热而后生病者，治其本；先热而后生中满者，治其标；先病而后泄者，治其本；先泄而后生他病者，治其本，必且调之，乃治其他病；先病而后生中满者，治其标；先中满而后烦心者，治其本。人有客气①，有同气②。小大不利，治其标；小大利，治其本。先小大不利而后生病者，治其本③。病发而有余，本而标之，先治其本，后治其标；病发而不足，标而本之，先治其标，后治其本。谨察间甚④，以意调之，间者并行，甚者独行。

注解：

①客气：是指风热湿火燥寒六气。

②同气：是指人身中三阴三阳的六气。

③先小大不利而后生病者，治其本：此句原文在"间者并行，甚者独行"之后，从吴昆说而移于此。

④间甚：高世栻："间，相间也。甚，独盛也。"

释义：就病气来说，病因为本，病状为标，也就是说先病者为本，后病者为标。一般的治疗，是先治本病的，如果标病的病势严重，也可以先治标病，所谓急则治其标，缓则治其本。举例来说：如先有某种病变，而后引起气血逆乱的，应该先治原有的病变；先气血逆乱，而后导致某种病变的，应该先治气血逆乱；先有寒邪，而后引起它病的，应该先治原有的寒邪；先有某种病变，而后发生寒症的，应该先治原有的病变；先有热邪，而后发生他病的，也应该先治热邪。这些都是治本之法。如果由于感受了热邪，而发生中满的，这又要采取急则治标的办法，因为中满是胃中邪实，胃实则水谷之气不能运行，藏府皆失所养，必须先治中满，后治热病。因先有某种病变，而后发生泄泻的，也应该先治其本病。先泄泻而后引起他病的，就要先治泄泻，泄泻是脾土受病，脾病，就不能消化水谷，运输精微，营养百骸，所以必须先调脾土，然后再治他病。又如先有某种病变，而后发生中满的，也和因热病而发生中满的一样，先治中满之标。若先病中满，而后发生心烦的，此乃胃中湿热之气上乘于心，中满治愈，则心烦自然而解，所以仍治中满之本。凡先病、先逆、先寒、先热、先泄、先中满诸病变，都是由于人有客气，有同气的缘故。客气即风热湿火燥寒之气，同气即人身中三阴三阳之六气。因为感受了客气，而人身中三阴三阳与之同气者，即随之而病。治疗固当分标本，亦当辨缓急。如二便不利，本是标病，但此乃危急之候，应当先治其标，待二便通利后，再治其本。如因二便不利，而引起某种病变的，那么即以大小便为本病，而先治之。至于病气的强弱，也当辨别，如病发而邪气有余的，应先治其邪气之本，后治其正气之标，这叫作本而标之。如病发而正气不足的，应治其正气之标，后治其邪气之本，这叫作标而本之。治本治标之间，又有间甚的分别：间，是邪正有余不足，二者兼于其间；甚，是指偏盛而言，或只邪气有余，或只正气不足。这都要谨慎观察，注意调治。间者，可用并行法进行治疗，或补泻兼施或寒热互用。甚者，可用独行法进行治疗，或专补专泻，或专寒专热。这些辨别都是治疗应该注意的。

第三节

《素问·异法方宜论》黄帝问曰：医之治病也，一病而治各不同，皆愈，何也？岐伯对曰：地势使然也。

释义：医生治病，必须因地制宜，不论在方法上，药物的选用上，都应根据当地的环境以及生活习惯而有所变化，所以同一疾病可以用不同的治法而取得疗效。

故东方之域①，天地之所始生也。鱼盐之地，海滨②傍水，其民食鱼而嗜咸，皆安其处，美其食。鱼者，使人热中，盐者，胜血。故其民皆黑色疏理③，其病皆为痈疡，其治宜砭石，故砭石④者，亦从东方来。

注解：

①域：就是地区。

②滨：水边。

③疏理：皮肤松疏。

④砭石：砭，音边。以石为针，叫砭石。

释义：东方地区，属木而象春，得天地始生之气。靠近海滨，盛产鱼盐，人民傍海而居，所以多食鱼类而喜咸味。因为生活条件优越，所以都居安食美。但是，鱼性属火，多食则使人生内热，盐性咸，喜咸又会损伤人的血液。因此人民的皮肤色黑，腠理松疏，故发病多为痈疡。用砭石治疗，既能泄热，又能疏通血液，病即可愈。因为东方经常使用这种方法，治病取得了效果，所以用砭石的疗法，是从东方传来的。

西方者，金玉之域，沙石之处，天地之所收引①也。其民陵居而多风，水土刚强，其民不衣而褐荐②，其民华食③而脂肥，故邪不能伤其形体，其病生于内，其治宜毒药④，故毒药者，亦从西方来。

注解：

①收引：王冰注谓"牵引使收敛也"。

②褐荐：王冰注谓"褐谓毛布也，荐谓细草也"。

③华食：王冰注谓"鲜美酥酪骨肉之类"。

④毒药：张介宾云："毒药者，总括药饵而言，凡能除病者，皆可称为毒药。"

释义：西方盛产金玉，是山脉连绵沙石最多的地区，其气候好像秋天一样，具有肃杀收引的景象。当地的人民居于丘陵多风的处所，水土的性质也比较刚强。在衣物方面，不穿丝棉，而穿着皮毛，睡着草薦。在饮食方面，多食酥酪骨肉浓厚的食品。人民的体质是很肥胖的。由于水土刚强，肌肤厚实，所以外邪不易侵袭，其病多从饮食七情而生，所以要内攻疾病的药饵以除其病。这是西方居民习用的治疗方法。以毒药治病，是从西方传来的。

北方者，天地所闭藏之域也。其地高，陵居，风寒冰冽①，其民乐野处而乳食，藏寒生满病，其治宜灸焫②。故灸焫者亦从北方来。

注解：

①冰冽：冽，音列，严重的冰冻。

②灸焫：焫音若，是用艾火烧灼。

释义：北方地区，气候严寒，像四季中冬天闭藏的景象，地势较高，人民依着山陵居住，经常处于寒风冰雪之中，过着野外的游牧生活，吃的是牛羊乳汁，地气既寒，乳性亦寒，很容易使藏气受寒，所以人们多生胀满的疾病。在治疗上，宜用艾火烧灼祛除寒邪，使阳气得以运行。这是北方经常使用。所以说灸焫的疗法，是从北方传来的。

南方者，天地所长养，阳之所盛处也。其地下，水土弱，雾露之所聚也。其民嗜酸而食胕①，故其民皆致理②而赤色，其病挛痹③，其治宜微针④。故九针者，亦从南方来。

注解：

①胕：音府，指豉鲊曲酱的食物。

②致理：谓肉理缜密。

③挛痹：挛是筋脉拘急，痹是麻木不仁。

④微针：就是九针，此是对砭石而言，非九针之外有微针。

释义：南方地区，气候炎热，像四季中的夏天，万物繁荣，是阳气最盛的地方。地势低下，水土薄弱而多湿，热蒸湿气上升，所以常见雾露。当地的居民，喜食酸味和腐臭的食品，人体的肉理致密而带红色。但是酸味能伤筋，受着湿热侵袭，也能伤筋，所以居民多患筋挛湿痹的疾病。在治疗上，宜用九针以宣通气血，这是南方居民经常用以治病的方法。所以九针疗法，是从南方传来的。

中央者，其地平以湿，天地所以生万物也众。其民食杂而不劳，故其病多痿厥寒热，其治宜导引按跷①。故导引按跷者，亦从中央出也。

注解：

①导引按跷：导引，谓摇筋骨，动肢节，以行气血；按跷，即推拿溪谷跷穴以除疾病。

释义：中央地势平坦而湿润，所以物产丰富。人民的食物品种复杂，得之甚易，不多从事体力劳动。食杂，则阴阳乖错，所以多发生寒热气逆的疾病。不劳，则气血不能正常灌溉四肢，所以多发生手足痿废的疾病。在治疗上，宜用导引按跷等疗法，以调畅气血，柔和筋骨。这是中央居民习用的治疗方法。所以导引按跷是从中央传来的。

故圣人杂合以治，各得其所宜，故治所以异而病皆愈者，得病之情，知治之大体也。

释义：气候有温凉寒热，地势有高下燥湿，人民的生活习惯，也不一致，其病情当然不同，所以治疗的方法，就有砭石、毒药、灸焫、九针、导引按跷之异。善于治病的医生，根据气候地势人民生活习惯的情形，发病的规律，把各种治法综合起来，对症治疗，各适其所宜，所以方法虽然不同，而疾病都能获愈，主要的是掌握了疾病的情实、深悉治疗原则的结果。

第四节

《素问·血气形志》形乐志苦①，病生于脉，治之以灸刺。形乐志乐，病生于肉，治之以针石②。形苦志乐，病生于筋，治之以熨引③。形苦志苦，病生于咽嗌，治之以甘④药。形数惊恐，经络不通，病生于不仁，治之以按摩醪药⑤。是谓五形志也。

注解：

①形乐志苦：王冰注："形，谓身形。志，谓心志。……形乐谓不甚劳役，志苦，谓结虑深思。"

②石：即砭石。

③熨引：熨谓药熨；引谓导引。

④甘：甘旧作百，《灵枢·九针》篇作甘，今从之。

⑤醪药：即药酒。

释义： 治疗疾病，固当因时制宜，因地制宜，然而因人施治，尤为重要。患者的形志，是苦乐不同的，于疾病影响是很大的，必须加以注意。劳力的人多伤形，劳心的人多伤志，其中有五种类型，应当分别处理。如形乐志苦的人，形乐则筋平调而无病，志苦则思虑太过，影响营卫否塞，病多生于脉，当随其宜而行灸刺以治之。形乐志乐的人，筋骨既未受损，血脉亦无留滞，只是膏粱太过，多生痈肿，治宜用针以泻卫气的郁结，用砭石以破结聚的脓血。形苦志乐的人，劳苦其形，则筋必受伤，志逸而乐，则血脉无病，治宜以熨烙导引使血能养筋则可愈。形苦志苦的人，必多忧思，忧则伤肺，思则伤脾，脾肺之脉是上行于咽嗌的，脾肺既伤，则咽嗌即因之不利，饮难定，治宜用甘药以调理脾肺。形数惊恐的人，形既伤于劳苦，加之屡受惊恐，则气血必然散乱，经络亦滞而不通，故其病手足不仁而顽痹，治宜行按摩以导气行血，用醪药以养正祛邪。此五种形志既有不同，病因亦因之而异，所以治法当因人而异其施，不得混为一谈。

第二章　制方大法

第一节

《素问·至真要大论》帝曰：气有多少，病有盛衰，治有缓急，方有大小，愿闻其约奈何？岐伯曰：气有高下，病有远近，证有中外，治有轻重，适其至所为故也。《大要》曰：君一臣二，奇①之制也。君二臣四，偶②之制也。君二臣三，奇之制也。君二臣六，偶之制也。故曰近者奇之，远者偶之，汗者不以奇，下者不以偶。补上治上制以缓，补下治下制以急。急则气味厚，缓则气味薄。适其至所，此之谓也。病所远而中道气味之者，食而过③之，无越其制度也。是故平气之道，近而奇偶，制小其服也。远而奇偶，制大其服也。大则数少，小则数多，多则九之，少则二之。奇之不去则偶之，是谓重方。偶之不去，则反佐以取之，所谓寒热温凉，反从其病也。

注解：

①奇：音羁，单数。指药物气味的数量说，不是指药的样数。

②偶：双数。

③过：当作达字解。

释义：方剂的组合，是根据病情而定的，总以达到消灭疾病为原则，不可太过，也不能不及。邪气的感受有或多或少、伤上伤下的不同，病势有盛衰远近的不同，症状有在内在外的不同，治法就要有缓急轻重的区别。因此制方必有法度，才能配伍恰当，提高疗效。制方之法，有奇偶缓急大小复七种。方主要的为君药，次要的臣药。一个方内用一个君药，两个臣药，是奇方的组织。两个君药，四个臣药，是偶方的组织。但是两个君药，而三个臣药，还是奇方。如用两个君药，而六个臣药，才是偶方。近者为上为阳，宜用奇方，使其单纯而专达。远者为下为阴，宜用偶方，使其照顾得以周到。复汗不用奇方，使其和里以达表，攻下不用偶方，使其急下而不留。补治上部的药，制方宜缓，使其止及于上，而不缓流以害中下。补治下部的药，制方宜急，使其急趋直下，而不缓流以害中上，急则须用气味浓厚的药，缓则须用气味轻薄的药。用药厚薄得宜，才能直达病所，发挥它应有的疗效。如病所深远，防止药的气味未达病所，而在中道即被吸收的，这当以食为节。如病在上，当先进食而后进药，使食载药而达于上。病在下，当先进药而后进食，使药先食而达于下。这个服药的法度，是要遵守不逾的。至于平调病气的道理，不论用奇方或偶方，病所近的，其制方服量要小，病所远的，其制方服量要大。大者其数少而量大，小者其数多而量小。数小量大则力专而气猛，可以远达病所，数多量小，则力分而气缓，故近处而止。但多则九味，少则不能低于二味。此外如病所近的，治以单纯的奇方，不能应手取效，可改用复合的偶方来治疗，这种方法也叫作重方。假使用重方还不能应手取效，可以采用反佐法来治疗，这就是运用寒热温凉等药，顺乎病的本性，而投以从者反治的疗法。

第二节

《素问·至真要大论》五味阴阳之用何如？岐伯曰：辛甘发散为阳，酸苦涌泄为阴，咸味涌泄为阴，淡味渗泄为阳，六者或收、或散、或缓、或急、或燥、或润、或耎、或坚，以所利而行之，调其气使其平也。……帝曰：请言其制？岐伯曰：君一臣二，制之小也；君一臣三佐五，制之中也；君一臣三佐九，制之大也。寒者热之，热者寒之，微者逆之，甚者从之，坚者削之，客者除之，劳者温之，结者散之，留者攻之，燥者濡之，急者缓之，散者收之，损者温之，逸者行之，惊者平之，上之下之，摩之浴之，薄①之劫②这，开之发之，适事为故。帝曰：何谓逆从？岐伯曰：逆者正治，从者反治，从少从多，观其事也。帝曰：反治何谓？岐伯曰：热因寒用，寒因热用，塞因塞用，通因通用，必伏其所主，而先其所因，其始则同，其终则异，可使破积，可使溃坚，可使气和，可使必已。

注解：

①薄：当逐渐消磨讲。

②劫：当劫夺讲。

释义： 药物之味有六，都是调整病气的，但是阴阳攸分，功能亦异，不可不辨。辛味和甘味能发汗疏散，是属于阳的。酸味和苦味既能涌吐，又能泄下，是属于阴的。咸味同样有上涌下泄的作用，也是属于阴的。淡味能导气利窍，是属于阳的。总的来说，辛能散结润燥，苦能燥湿坚阴，咸能软坚，酸能收散收缓，甘能缓急，淡能利窍。根据病情的需要，运用药物的特性，调整人体各部的机动能力，是可以使之趋于平衡的。就治疗的方法来说，一般的是寒症用热药；热症用寒药；病势轻微的用逆治法；病势严重的用从治法；坚实有形的用克伐推荡法；外邪侵袭的用向外驱除法；疲劳过度的用温养法；情志郁结的用舒散法；积滞留聚的用攻下法；枯燥的用滋润法；拘急的用缓和法；耗散的用收敛法；亏损的用补益法；因逸致病的用运行法；由惊而起的用镇静法；元气下陷的用升提法；病气上逆的用降下法；筋肉拘急和疼痛的用按摩法；有虫毒疥疮的用洗浴法；病毒结积的用逐渐消磨法；病毒深固的用劫夺法；闭塞的用开异法；壅滞的用发散法。这些都是结合病情的需要，作为施治的准则，不可太过伤正气，也不可不及留住邪气，总以做到适可而止。

以上所举的治法固然多端，但其中的逆治和从治，尤当辨别清楚，逆其症象而治的叫逆治，顺其症象而治的叫从治。病势严重的则从多，病势不严重的则从少，这是根据病情确定的，正治之法，是用热药治寒病，用寒药治热病，人所易知。至于反治之法，人不易解，试举例以明之，如某些严重疾病，往往出现假象，病的本质是热，而又有寒象，就得在寒凉药中加热药以反佐之，这叫作热因寒用；病的本质是寒，而又有热象，就得在热药中，加寒药以反佐之，这叫作寒因热用。此一法也。又如病本虚弱，反出现胸腹胀满、饮食不下的现象，就得用补药治疗，这叫作塞因塞用。病本积滞而下利不止，就得用通下之剂，这叫作通因通用，这都是反治法。在这些方剂治法中，主要的目的，是制伏其主病，必先找出它致病的因素，方剂才能配合恰当，起初气味虽同，后来的作用则异，像这样的治疗，积久的病根定能攻破，坚实的堡垒定能击溃，气机定能和畅，疾苦就可消灭了。

第三章　烈性药物的用法

第一节

《素问·五常政大论》帝曰：有毒①无毒②，服有约③乎？岐伯曰：病有久新，方有大小，有毒无毒，固宜常制矣。大毒治病，十去其六；常毒治病，十去其七；小毒治病，十去其八；无毒治病，十去其九；谷肉果菜，食养尽之。无使过之，伤其正也。不尽，行复如法。必先岁气，无伐天和，无盛盛④，无虚虚⑤，而遗人夭殃⑥，无致邪，无失正，绝人长命。

注解：
①有毒：就是性味猛烈的药物。
②无毒：就是性味和平的药物。
③约：当限度讲。
④盛盛：实证用补药，叫作盛盛。
⑤虚虚：虚证用泄药，叫作虚虚。
⑥夭殃：就是灾害的意思。

释义： 服药治病，是根据病情而定的，急性病宜用大剂，慢性病宜用小剂，大剂的药多有毒之品。小剂的药多无毒之品，其施用当然是有限度的，用大毒的药品治病，十分去了六分，就要停止服用。用常毒的药品治病，十分去了七分就要停止服用。用小毒的药品治病，十分去了八分，就要停止服用。用无毒的药品治病，十分去了九分，也要停止服用。以后可用谷肉果菜增加营养，而余邪自尽。毒药攻邪，中病即止，不可过剂，损伤人的正气。如果像这样扶正祛邪，而病邪犹有未尽的，可以按照病情，沿用前面的方法进行治疗。首先要明白岁气的盛衰，不可过用毒药，戕伐自然中和之气。根据病情的虚实，进行补泄，不要使盛的更盛，虚的更虚，给病人带来不应有的灾害。总的来说，就是给人治病，须谨慎从事，不可招致邪气，不要戕伐正气，以短折人的生命。

第二节

《素问·六元正纪大论》黄帝问曰：妇人重身①毒之何如？岐伯曰：有故无殒②亦无殒也。帝曰：愿闻其故何谓也？岐伯曰：大积大聚，其可犯也，衰其太半而止，过者死。

注解：

①重身：重，音虫，就是怀孕。

②殒：音陨，当伤字讲。

释义： 峻利的药品，一般的情况来讲，是不可轻易服用的，尤其是对于孕妇更当注意。但是有些孕妇有病，非用峻利的药品，不足以攻去病邪，所以在一定的条件下，还是可以服用的，所谓有病则病当之。不仅孕妇不受伤害，对胎儿也没有伤害。孕妇有大积大聚，充满于肠胃之中，这是非用峻利攻伐，不足以达到去病的目的。不过要掌握得住，须本"大毒治病，十去其六"一语为法，十去其六，就是衰其大半，便当停止再进，如果过多服用，不但不能愈病，反而造成孕妇和胎儿的死亡。此治疗的规律，学者宜服膺勿失。

小 结

治疗法则，是建立在"天人合一"和藏府活动的整体观念上的。通过诊法来运用治则，在临床上又是最为重要的环节。后人拿"阴阳表里，寒热虚实"作为诊法的"八纲"；拿"虚实冷热，邪正内外"作为治则的"八要"，其含义是一致的。但是这种纲要，对治则还不能包括无遗。像标本逆从，已病未病，因地因人等，在治则中是极为重要。从这一篇中，可以全面地了解治疗原则。

1. 根据疾病的感受原因、发病情况、地域、情志等方面，提出了各别的治疗方法。病的初起，是先治皮毛。但是有伤藏、伤府、伤皮肉筋脉的不同，必须审查发病的主要原因，分析阴阳表里施治。又必须审查病势的轻重、形体的强弱、部位的高低、邪正的盛衰、气血的虚实等，进行各种不同的治法。在疾病发展过程中，有同时并发的病证，必须分析哪是标病，哪是本病，从而按照病情的轻重缓急，来确定逆治或从治的制方大法。一般来说，应该治本的病比较多，但如中满和大小便不利等，就要治标。"先泄而后生他病者治其本"，又"必且调之，乃治其他病"，这个论点，应当明了。

"同病异治"，是祖国医学的特点。人类是适应自然环境而得到生存和繁衍的。根据地势和气候，把祖国分为五个区域，那个地区的物质条件，决定了那里居民的生活习惯。生活习惯就决定了人的体质肌肤。由于体质肌肤的不同，就会有不同的地方病。由于不同的治疗需要，就产生了砭石、毒药、灸病、九针、导引按跷，五种治疗方法。临床上，在因时因地因人的理论指导下，根据具体情况进行治疗。形体和情志的苦乐，对发病也有密切关系，因之治法也有所不同。

2. 在掌握因病施治的原则后，按照病证的情势，分析缓急轻重，来依病制方，对证用药。药有寒热温凉四气，辛甘酸苦咸五味，又有厚薄浓淡的不同。由于气味的配合产生除病作用。后人把"大小缓急奇偶复"的七种制方大法，称为"七方"。又根据这里对证用药的理论，提出"宣通补泄轻重涩滑燥湿"十种用药大法，称为十剂。都是对病证的需要施用的。制方用药的大要有两种，就是逆治和从治。一般的病，都是用逆治方法，与疾病作正面斗争。如果病势严重，像顽强的敌人一样，就将用诱敌之计，潜伏袭击，就是从治。

3. 制方用药中，还须注意到药物的剂量。要根据病症的新久，适可而止，不能太过。总的来说，用药的原则，是"无盛盛，无虚虚，无致邪，无失正"。至若妊娠妇人，有了严重的病症，也可以用猛烈性药物。"有病则病受"，不会损胎。但是，更应当注意到病势去了大半，就要停止。不然，就会发生危险。

附一　五运六气

五运六气，简称"运气"，也就是通常所说的运气学说。它是属于我国古代天文学、气象学的范围，是研究大自然气候变化对宇宙万物，特别是对人类生命活动的影响的一门学问。

医学上研究运气学说的目的，主要在于掌握自然环境、天时气候的变化规律，用以预测每年的气候变化和发病情况，作为临床诊断和治疗上的参考。如以风、寒、暑、湿、燥、火六气的变化来说，某年燥气太过，这年就可能多发偏于燥的疾病。同时，可以运用到和燥有关的一切病证中，作为触类旁通的借助。因此，正确推断每年的气候变化，就有可能对某些多发病进行预防，在进行诊断、治疗时就应该考虑到气候因素的影响。

本篇只就五运六气的概念和对气候变化的推测方法作一般的介绍，为进一步研究运气学说打下初步基础。至于对自然气候变化的规律以及气候变化对于疾病发生关系的深入探讨，尚有待进一步研究，更有待于现代科学的研究。在研究大自然气候变化对生物的影响尚未作出全面正确的结论之前，对于古人的研究成果，特别是对于古人这种探求的方向和精神，很有加以注意的必要，这就是我们介绍五运六气的目的。

一、干支甲子

干支甲子，是演绎五运六气的工具。所以在介绍五运六气之前，应当先了解干支甲子的具体内容。

（一）天干地支

甲、乙、丙、丁、戊、己、庚、辛、壬、癸，是为十天干。根据甲骨文字，最迟在殷代已经用这十个字作为计算天日次第的号数，所以称为天干。子、丑、寅、卯、辰、巳、午、未、申、酉、戌、亥，是为十二地支。古人以十二支分别建于十二个月，每月各建一支，正月建寅，二月建卯，三月建辰，四月建巳，五月建午，六月建未，七月建申，八月建酉，九月建戌，十月建亥，十一月建子，十二月建丑。

天干地支各有阴阳所属。天干：甲、丙、戊、庚、壬为阳干；乙、丁、己、辛、癸为阴干。地支：子、寅、辰、午、申、戌为阳支；丑、卯、巳、未、酉、亥为阴支。（见附表一）

（附表一）

天 干	阳	甲 丙 戊 庚 壬
	阴	乙 丁 己 辛 癸
地 支	阳	子 寅 辰 午 申 戌
	阴	丑 卯 巳 未 酉 亥

天干地支各有五行所属：有两种配属方法（见附表二、三）

（附表二）

	土	金	水	木	火
天 干	甲 己	乙 庚	丙 辛	丁 壬	戊 癸
地 支	丑 未	卯 酉	辰 戌	巳 亥	子 午 寅 申

（附表三）

	木	火	土	金	水
天 干	甲 乙	丙 丁	戊 己	庚 辛	壬 癸
地 支	寅 卯	午 巳	辰 丑 戌 未	申 酉	子 亥

天干：①甲己属土，乙庚属金，丙辛属水，丁壬属木，戊癸属火；②甲乙属木，丙丁属火，戊己属土，庚辛属金，壬癸属水。

地支：①丑未属土，卯酉属金，辰戌属水，巳亥属木，子午寅申属火；②寅卯属木，巳午属火，辰戌丑未属土，申酉属金，亥子属水。

但运气的配属方法，是用上一种方法，不是用下一种方法的。

（二）甲子

十天干与十二地支相互配合，就是甲子，是以天干第一干甲，地支第一支子命名的。《素问·六微旨大论》说："天气始于甲，地气始于子，子甲相合，命曰岁立，谨候其时，气可与期。"

（附表四）

天　干	甲	乙	丙	丁	戊	己	庚	辛	壬	癸
地　支	子	丑	寅	卯	辰	巳	午	未	申	酉
天　干	甲	乙	丙	丁	戊	己	庚	辛	壬	癸
地　支	戌	亥	子	丑	寅	卯	辰	巳	午	未
天　干	甲	乙	丙	丁	戊	己	庚	辛	壬	癸
地　支	申	酉	戌	亥	子	丑	寅	卯	辰	巳
天　干	甲	乙	丙	丁	戊	己	庚	辛	壬	癸
地　支	午	未	申	酉	戌	亥	子	丑	寅	卯
天　干	甲	乙	丙	丁	戊	己	庚	辛	壬	癸
地　支	辰	巳	午	未	申	酉	戌	亥	子	丑
天　干	甲	乙	丙	丁	戊	己	庚	辛	壬	癸
地　支	寅	卯	辰	巳	午	未	申	酉	戌	亥

从附表四看出甲子的配合是：天干往复轮周六次，地支往复轮周五次而构成。正如《素问·天元纪大论》所说："天以六为节，地以五为制。周天气者，六期为一备，终地纪者，五岁为一周，……五六相合，而七百二十气为一纪，凡三十岁；千四百四十气，凡六十岁，而为一周。不及太过，斯皆见矣。"

天干地支，五六相合，构成六十岁甲子。前三十岁包括七百二十节气（以一岁二十四节气计算），是为一纪。后三十岁亦七百二十节气，凡一千四百四十节气，而成为一周甲子的六十年。甲子中的天干，主五运的盛衰，甲子中的地支，司六气的变化。所以讲述五运六气，不能离开干支、甲子来谈。

二、五运

木、火、土、金、水五行，是为五运，它的循环有一定的规律，要辨识它的规律，必从十干统运开始。

（一）十干统运

《素问·五运行大论》说："土主甲己，金主乙庚，水主丙辛，木主丁壬，火主戊癸。"

五运之十干，起于经天的五气。《素问·五运行大论》说："丹天之气，经于牛、女、戊分；黅天之气，经于心、尾、己分；苍天之气，经于危、室、柳、鬼；素天之气，经于亢、氐、昴、毕；玄天之气，经于张、翼、娄、胃。所以戊、己分者，奎、壁、角、轸，则天地之门户也。夫候之所始，道之所生，不可不通也。"

丹天之气，即火气之运经于天，其色丹（赤色）；黅天之气，即土气之运经于天，其色黅（黄色）；苍天之气，即木气之运经于天，其色苍（青色）；素天之气，即金气之运经于天，其色素（白色）；玄天之气，即水气之运经于天，其色玄（黑色）。是谓五气经天。

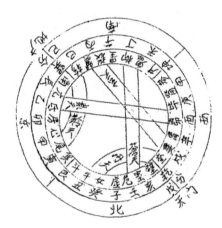

图1 五天五运图

图中心交叉曲直线，为五气经天之所在。自内向外第一圈，为二十八宿方位。角、亢、氐、房、心、尾、箕七宿位于东；斗、牛、女、虚、危、室、壁七宿位于北；奎、娄、胃、昴、毕、觜、参七宿位于西；井、鬼、柳、星、张、翼、轸七宿位于南。四方之地支，为十二月建，四方天干，为五行方位所在。唯戊己两干，一寄于乾方而为天门，一寄于巽方而为地户。从图中看出丹天之气，经于牛、女、奎、壁四宿，适为十干戊癸方地，此戊癸之所以统为火运；黅天土气，经于心、尾、角、轸四宿，适当十干甲己方位，此甲己之所以统为土运；苍天木气，经于危、室、柳、鬼四宿，适值十干丁壬方位，此丁壬之所以统为木运；素天金气，经于亢、氐、昴、毕四宿，适逢十干乙庚方位，此乙庚之所以统为金运；玄天之气，经于张、翼、娄、胃四宿，适在十干丙辛方位，此丙辛之所以统为水运。凡此十天干所统之五运，名曰中运。其义正如《素问·六元正纪大论》所说："天气不足，地气随之，地气不足，天气随之，运居其中，而常先也。"

天气在上，地气在下，运居于天地之中，气交之分。故天气下降，居中的运气必先之而降；地气上升，居中的运气必先之而升。故曰运居中而常先。中运通司一年的岁气，因而又各之为岁运。如《素问·天元纪大论》说："甲己之岁，土运统之；乙庚之岁，金运统之；丙辛之岁，水运统之；丁壬之岁，水运统之；戊癸之岁，火运统之。"

（二）主运

中运，统司一岁之气。主运，则在一年之中，五运分主于五季，从木而火而土而金而水，循着相生的次序分司，始于木而终于水。每一运约主七十三日零五刻，每年均从大寒那天算起为初运木，春分后十三日算起为二运火，芒种后十日算起为三运二，处暑后七日算起为四运金，立冬后四日算起为终运水。

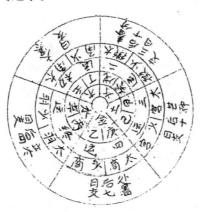

图 2　五运主运图

此外，尚有五音建运，太少相生，五步推运等，兹分述如下：

（1）五音建运：《素问》里叙述五运，往往是以宫、商、角、徵、羽五音为代表的。如《素问·阴阳应象大论》说："在地为木，……在音为角；……在地为火，……在音为徵；……在地为土，……在音为宫；……在地为金，……在音为商；……在地为水，……在音为羽。"

就是以角音属木，徵音属火，宫音属土，商音属金，羽音属水。

（2）太少相生：五运的十干既各具阴阳，则阳干为太，阴干为少。例如：甲己土宫音，阳土甲为太宫，阴土己为少宫；乙庚金商音，阳金庚为太商，阴金乙为少商；丙辛水羽半日，阳水丙为太羽，阴水辛为少羽；丁壬木角音，阳木壬为太角，阴木丁为少角；戊癸火徵音，阳火戊为太徵，阴火癸为少徵。太为有余，少为不足。

十干分阴阳，五音别太少。太少相生，亦即阴阳相生的道理。以甲己土年为例解释如下：

甲为阳土，阳土必生阴金乙，即太宫生少商；阴金必生阳水丙，即少商生太羽；阳水必生阴木丁，即太羽生少角；阴木必生阳火戊，即少角生太徵；阳火必生阴土己，即太徵生少宫。

己为阴土，阴土必生阳金庚，即少宫生太商；阳金必生阴水辛，即太商生少羽；阴水必生阳木壬，即少羽生太角；阳木必生阴火癸，即太角生少徵；阴火必生阳土甲，即少徵生太宫。

如此太少反复相生，则阴生于阳，阳生于阴，而不断地变化发展。

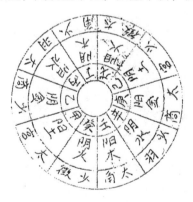

图3　五音建运太少相生图

（3）五步推运：年干只能代表本年的中运，而不能代表本年的主运。主运虽始于木（角音），终于水（羽音）有一定的程度可循。但在五步推移之中，究竟为太生少呢？还是少生太？则应用五步推运之法。推运之法，无论何年，但从年干的属太属少，逐步上推至角，便可得出。例如：甲年为阳土，运属太宫用事，即从太宫本身上推，生太宫的是少徵，生少徵的是太角，则甲年的主运便起于太角，太少相生而终于太羽。己年为阴土，运属少宫用事，即从少宫本身上推，生少宫的是太徵，生太徵的是少角，则己年的主运便起于少角，太少相生而终于少羽。乙年为阴金，运主少商用事，即从少商本身上推，生少商的是太宫，生太宫的是少徵，生少徵的是太角，则乙年的主运便起于太角，太少相生而终于太羽，庚年为阳金，运属太商用事，即从太商本身上推，生太商的是少宫，生少宫的是太徵，生太徵的是少角，则庚年的主运便起于少角，少太相生而终于少羽。其他各年，均仿此类推。唯丁壬两年是角运，便从本身起运，不必上推了。

（三）客运

客运，即从中运开始用五步推运的方法计算的。中运通管一年，客运则以每年的中运为初运，循着五行太少相生的次序，分作五步运行，每步约为七十三日另五刻，行于主气之上。与主运相对，所以称作客运。逐步变迁，十年一周。例如：

甲己年属土运，甲年为阳土，为太宫，己年为阴土，为少宫。逢甲年便以太宫阳土为初运；太生少，土生金，则少商为二运；少生太，金生水，则太羽为三运；太生少，水生木，则少角为四运；少生太，木生火，则太徵为终运。

逢己年便以少宫阴土为初运；少生太，土生金，则以太商为二运；太生少，金生水，则少羽为三运；少生太，水生木，则太角为四运；太生少，木生火，则少徵为终运。它如乙、庚、丙、辛、丁、壬、戊、癸诸年，均仿此类推。十年一司令，轮遍十干，周而复始。由此可以看出主客运之异同。相同的是阴阳干互为起运，太少相生，五行顺序，五步推移等都是相同的；不同的是主运年年始于角，终于羽，居恒不变，而客运则以本年中运为初运，十年才周遍十干，终而复始。

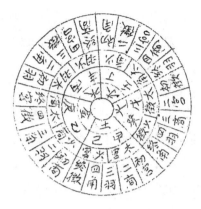

图4 五运客运图

三、六气

风、热（暑）、火、湿、燥、寒是为六气，分主于三阴三阳，风化厥阴，热化少阴，湿化太阴，火化少阳，燥化阳明，寒化太阳。年以《素问·天元纪大论》说："厥阴之上，风气主之；少阴之上，热气主之；太阴之上，湿气主之；少阳之上，相火主之；阳明之上，燥气主之；太阳之上，寒气主之。所谓本也，是为六气。"

这六种气化，时至而气至，便为天地间的六元正气；如气化而非其时，则为邪气。

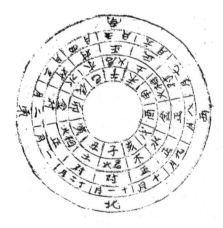

图5 六气正化对化图

（一）十二支与六气

十二支分属六气，则巳亥为风，子午为热，寅申为火，丑未为湿，卯酉为燥，辰戌为寒。《素问·五运行大论》所说："子午之上，少阴主之；丑未之上，太阴主之；寅申之上，少阳主之；卯酉之上，阳明主之；辰戌之上，太阳主之；巳亥之上，厥阴主之。"

上即指天上之气而言。少阴为君火之气，太阴为湿土之气，少阳为相火之气，阳明为燥金之气，太阳为寒水之气，厥阴为风木之气。少阴君火主子午，太阴湿土主丑未，少阳相火主寅申，阳明燥金主卯酉，太阳寒水主辰戌，厥阴风木主巳亥。

（二）主气

主气即地气，即六气分司于一岁的二十四节气，按五行相生之序，分为六步，每步约主六十日又八十七刻半。以厥阴风木为初气，主春分前六十日有奇，斗建（斗柄所指之辰曰斗建，如十一月指子，十二月指丑，正月指寅……）从丑中至卯中，为春木方生，风气化行之候。木生火，故少阴君火为二气，主春分后六十日有奇，斗建从卯巳中，为春老夏初，火热益升之候。君火相火，同气相随。故少阳相火为三气，主夏至前后各三十日有奇，斗建从未中至酉中，为炎暑渐消，湿土蒸郁之候。土生金，故阳明燥金为五气，主秋分后六十日有奇，斗建从酉中至亥中，为湿土潜消，燥金肃降之候。金生水，故太阳寒水为终气，主冬至前后各三十日有奇，斗建从亥中至丑中，为水气日盛，冬寒凛冽之候。天气至此，周遍一岁。正如《素问·六微旨大论》所说："岐伯曰：显明之右，君火之位也。君火之右，退行一步，相火治之；复行一步，土气治之；复行一步，金气治之；复行一步，水气治之；复行一步，木气治之；复行一步，君火治之。"

这就是六气分布于一岁的具体说明。王冰注云："日出谓之显明"，则为正东方卯位也，自东而南迤，即为右行。

凡此六步之气，得三百六十五日又二十五刻，一岁周遍，年年无异，此所以称为主时之六气也。

（三）客气

客气即天气，是在天的三阴三阳之气。客气也分为六步，即司天之

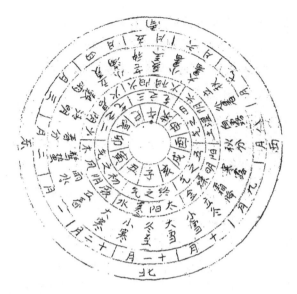

图 6　六气主时节气图

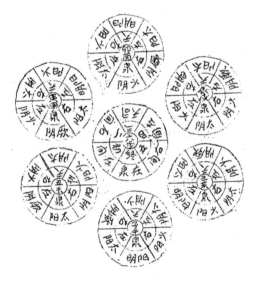

图 7　司天在泉左右间气图

气、在泉之气、左右四间气。这六步气的次序，是从阴阳先后次序来排定的，即先三阴，后三阳。三阴以厥阴为一阴，少阴为二阴，太阴为三阴；三阳则以少阳为一阳，阳明为二阳，太阳为三阳。合六气的次序便是：一厥阴、二少阴、三太阴、四少阳、五阳明、六太阳。三阴三阳，按照这个顺序分布予上下左右互为司天，互为在泉，互为间气，便构成了司天在泉六步的变化。

司天、在泉、四间气，为客气六步运动的方式。凡主岁的气为司天，位当三之气；在司天的下方，恰与之相对的，是谓在泉，位当终之气；司天和在泉的左右方，各有左右间气。

每岁客气始于司天前二位，乃地之左间，是为初气，以至二气、三气、四气、五气，而终于在泉六气。每一步气，约为六十日又八十七刻半，即《素问·六微旨大论》云："所谓步者，六十度而有奇也。"司天在泉总是一阴一阳相互存在的，故《素问·五运行大论》所说："厥阴在上，则少阳在下，左阳明，右太阴；少阴在上，则阳明在下，左太阳，右少阳；太阴在上，则太阳在下，左厥阴，右阳明；少阳在上，则厥阴在下，左少阴，右太阳；阳明在上，则少阴在下，左太阴，右厥阴；太阳在上，则太阴在下，左少阳，右少阴。所谓面南而命其位，言其见也。"

如厥阴司天之年，在泉之气即为少阳，阳明为在泉的左间气，太阳为在泉的右间气，正如上列巳亥小图所示。其余五气参看小圆图，自可类推而得。司天在上属南方，在泉在下属北方，人南面立于图之北，则左右阴阳自见，即所谓"面南而命其位，言其见也"。至于司天的左右间气，亦随司天阴阳之气而异，《五运行大论》又说："诸上见厥阴，左少阴，右太阳；见少阴，左太阴，右厥阴；见太阴，左少阳，右少阴；见少阳，左阳明，右太阴；见阳明，左太阳，右少阳；见太阳，左厥阴，右阳明。所谓面北而命其位，言其见也。"

司天在上为南方，居南面北，才能定其左右间气，是为"面北而命其位"。总之，司天之气既定，在泉及左右间气即随之而定，司天之气，定于十二支（见本章第一节所述）。司天、在泉、四间气虽分为六步，每步各主六十日另八十七刻半；但司天又通主上半年，在泉通主下半年，这就是《素问·至真要大论》所说："主岁者纪岁，间气者纪步也。"（主岁者指司天、在泉而言）

司天、在泉、左右四间气既定，则六气之化便随之而定，如《素问·至真要大论》说："厥阴司天，其化以风；少阴司天，其化以热；

太阴司天，其化以湿；少阳司天，其化以火；阳阴司天，其化以燥；太阳司天，其化以寒。……地化奈何？岐伯曰：司天同候，间气皆然。"

（四）客主加临

每年轮转的客气加在固定的主气之上，便称为"客主加临"。在天的客气，和在地的主气，虽有上下动静的分别，但它们相互的关系，仍是非常密切的，正如《素问·五运行大论》说："上下相遇，寒暑相临。"变化的顺逆，便由此可见。其法是以司天客气加临于主气三气之上，其余五气，自然以次相加。

例如：卯酉年阳明燥金司天，少阴君火在泉。初气的主气为厥阴风木，客气为太阴湿土。二气的主气为少阴君火，客气为少阳相火。三气的主气为少阳相火，客气为阳明燥金。四气的主气为太阴湿土，客气为太阳寒水。五气的主气为阳明燥金，客气为厥阴风木。六气的主气为太阳寒水，客气为少阴君火。其他辰戌、巳亥、子午、丑未、寅申诸年亦按此相加，其客主之气，便秩然可见。

客气主气六步分别加临以后，还要观察客主之气是否相得。《素问·五运行大论》说："气相得则和，不相得则病。"如客主之气相生，或客主同气，便为相得；如客主之气相克，便为不相得。而相克之间又以主气克客气为不相得，客气克主气为相得。《素问·至真要大论》："主胜逆，客胜从。"除客主相得不相得外，又有顺逆生克的分别，例如客气生主气为顺，又如客气是少阴君火，主气是少阳相火亦为顺，反之则为逆，故《素问·六微旨大论》说："君位臣则顺，臣位君则逆。"就是这个意思。

四、五运与六气

五运六气在运用时是相互结合的。它的配合方式是以天干为基础与地支配合起来。因此，天干与地支的配合，实际是代表了运与气的结合，每年的年号都由一个天干和一个地支组成。五运六气与干支结合起来，根据运气相临的逆顺情况，用以推测运与气的盛衰及相互制约的关系。这样，就可以进一步说明气候的复杂变化，以及影响人体发病的情况。

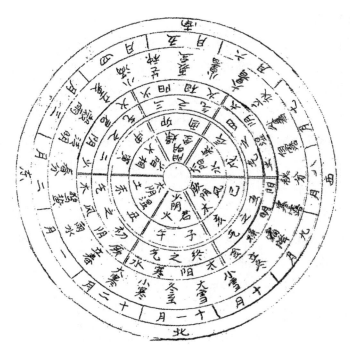

图8　客主加临图

（一）太过不及与平气

太过：即运气盛而有余；不及，即运气衰而不足。甲、丙、戊、庚、壬为五阳干，主运气有余，为太过；乙、丁、己、辛、癸为五阴干，主运气不足，为不及。例如：甲己同为土运，凡逢六甲年，即甲子、甲戌、甲申、甲午、甲辰、甲寅，均为土运太过；凡逢六己年，即己巳、己卯、己丑、己亥、己酉、己未，均为土运不及。其他四运亦以此类推。

《素问·气交变大论》说："岁木太过，风行流行……岁木不及，燥乃大行""岁火太过，炎暑流行……岁火不及，寒乃大行""岁土太过，雨湿流行……岁土不及，风乃大行""岁金太过，燥气流行……岁金不及，炎火乃行""岁水太过，寒气流行……岁水不及，湿乃大行。"

太过为本运气胜，则本气流行；不及为本运气衰，则克气大行。凡属太过之运，约从大寒节前十三日交接，不及之运，约在大寒节后十三日交接。《素问·六元正纪大论》："运有余，其先至，运不及，其后至。"即指此而言。

五运之气，既非太过，又非不及，叫作平气。它和太过不及，称为"五运三纪"。凡运太过而被抑，或运不及而得助，就叫作平气。例如：戊辰年为火运太过，以戊属阳火，但逢辰年，辰是太阳寒水司天，火虽太过，却被司天太阳寒水之气抑制，则由太过一变而为平气，这是太过而被抑。此外，从交运的时日，也有产生平气的可能，如丁亥年为木运不及，假使遇着交运第一天的日干为壬，或者交运的时刻为壬，因壬亦属木，是运与日干或时干相合，亦为平气。

平气之运，则无偏无颇，不盛不衰。如《素问·五常政大论》所说："平气何如而名？何如而纪也？岐伯对曰：……木曰敷和，火曰升明，土曰备化，金曰审平，水曰静顺。"

凡此五运的和平气象，主气运正常，疾疫不兴。

（二）运气同化

主运客运，主气客气在六十年变化中，除互为生克、互有消长外，还有二十多年的同化关系。运气同化就是运与气属于同类而化合的意思。如木同风化，火同暑化，土同湿化，金同燥化，水同寒化。但由于运有太过不及，气有司天在泉的不同，因而便有天符、岁会、同天符、同岁会、太乙天符的分别，兹分述于下：

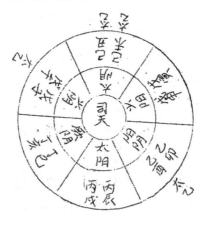

图9　天符图

（1）天符：中运之气与司天之气相符合的，叫作天符。如《素问·六微旨大论》说："土运之岁，上见太阴；火运之岁，上见少阳、少阴；金运之岁，上见阳明；木运之岁，上见厥阴；水运之岁，上见太阳"。

上见，就是指的司天之气。土气之岁，上见太阴，即己丑、己未年，己为土运，丑未值太阴司天，是为土湿同化。火运之岁，上见少阳、少阴，即戊寅、戊申、戊子、戊午年，戊为火运，寅申值少阳司天，子午值少阴司天，一为相火，一为君火，是为火与暑热同化。金运之岁，上见阳明，即乙卯、乙酉年，乙为金运，卯酉值阳明司天，是为金与燥同化。木运之岁，上见厥阴，即丁巳、丁亥年，丁为木运，巳亥值厥阴司天，为木与风同化。水运之岁，上见太阳，即丙辰、丙戌年，丙为水运，辰戌值太阳司天，是为水与寒同化。凡此己丑、己未、戊寅、戊申、戊子、戊午、乙卯、乙酉、丁巳、丁亥、丙辰、丙戌十二年，都是中运与司天之气相会合同化的天符。

（2）岁会：中运与岁支之气相同，是为岁会。《素问·六微旨大论》说："木运临卯，火运临午，土运临四季，金运临酉，水运临子，所谓岁会，气之平也。"

丁卯年，丁为木运，卯为木的正位，是为丁运临卯。戊午年，戊为火运，午为火的正位，是为火运临午。甲辰、甲戌、己丑、己未四年，甲己均为土运，辰、未、戌、丑都是土运寄王之位，是谓土运临四季。乙酉年，乙为金运，酉为金的正位，是为金运临酉。丙子年，丙为水运，子为水的正位，是为水运临子。凡此丁卯、戊午、甲辰、甲戌、己丑、己未、乙酉、丙子八年，都是本运临于本气，本气上承本运，所以叫作岁会，即《素问·天元纪大论》所说："承岁为岁值"之义。

（3）同天符：凡逢阳年，太过的中运之气，与在泉之客气相合，叫作同天符。《素问·六元正纪大论》说："太过而同地化者三：……甲辰、甲戌太宫，下加太太阴；壬寅、壬申太角，下加厥阴；庚子、庚午太商，下加阳明。如是者三，……加者何谓？曰：太过而加同天符。"

甲辰、甲戌，甲为阳土，故称太宫，辰戌年太阴湿土在泉，是阳土运与在泉湿气合。壬寅、壬申，壬为阳木，故称太角，寅申年厥阴风木在泉，是阳木运与在泉风气合。庚子、庚午，庚为阳金，故称太商，子

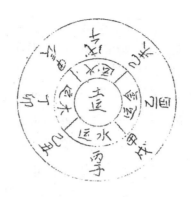

图10 岁会图

午年阳明燥金在泉，是阳金运与在泉燥气合。在泉虽为客气，因行于中运之下，所以皆曰"下加"，以司天在上，中运居中、在泉位于下。甲辰、甲戌、壬寅、壬申、庚子、庚午六年，阳运与在泉本气同化，便叫作同天符。

（4）同岁会：凡逢阴年，不及的中运之气与左泉之客气相合，叫作同岁会。《素问·六元正纪大论》说："不及而同地化者亦三。……癸巳、癸亥少徵，下加少阳；辛丑、辛未少羽，下加太阴；癸卯、癸酉少徵，下加少阴。如是者三。……不及而加；同岁会也。"

癸巳、癸亥、癸卯、癸酉四年，均为火运不及，所以都属于少徵。己亥年是少阳相火在泉，卯酉年是少阴君火在泉，是阴火运一合于客气之少阳相火，一合于客气之少阴君火。辛丑、辛未，辛为阴水，故称少羽，丑未年是太阳寒水在泉，是阴水运和客气太阳寒水相合。凡此癸巳、癸亥、癸卯、癸酉、辛丑、辛未六年，阴运与在泉本气同化，所以称作同岁会。

（5）太乙天符：既为天符，又为岁会，便叫作太乙天符。所以《素问·六微旨大论》说："天符岁会何如？岐伯曰：太乙天符之会也。"

如戊午、乙酉、己丑、己未四年，天符十二年中有之，岁会八年中亦有之。因而这四年便叫作太乙天符了，也就是天气、中运、岁支三者之气都会合了，所以《天元纪大论》说："三合为治。"

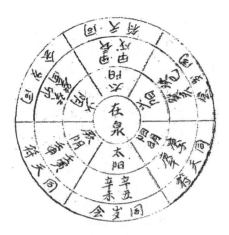

图 11　同天符同岁会图

小　结

五运六气是古人研究自然界气候变化及其对疾病的影响的一种学说。它以五行、六气、三阴三阳为中心，以天干地支为推算的工具。

五运六气之变，不外乎太过不及，生克制化，而疾病的发作，也由此产生。因而，掌握运气的胜衰生克规律，就是研究运气的关键所在。

根据运气加临的顺逆，可以推测疾病的轻重缓急。在治疗上，主要是根据六淫的性质及病情的特点，并掌握药物的性能气味进行治疗。如《素问·至真要大论》所说："风淫于内，治以辛凉；热淫于内，治以咸寒……寒者热之，热者寒之……衰者补之，强者泄之，各安其气，必清必静，则病气衰去，归其所宗。"此即运气用于治疗上的例证。

运气之用于临证，虽然定出了推测气候变化对疾病影响的一些方法，但不可拘泥于这些机械的推测方法，必须通权达变，灵活掌握，才是研究五运六气应当采取的正确态度。

附二　标本中气

标本中气，是治疗法则之一。它以阴阳六气的理论，说明了人与天地，形气相感的又一规律。指示后人以临症治疗的大法。什么是标本中气呢？《素问·六微旨大论》说："少阳之上，火气治之，中见厥阴；

第八篇　治则

阳明之上，燥气治之，中见太阴；太阳之上，寒气治之，中见少阴；厥阴之上，风气治之，中见少阳；少阴之上，热气治之，中见太阳；太阴之上，湿气治之，中见阳明。所谓本也，本之下，中之见也；见之下，气之标也。本标不同，气应异象。"

风、热、湿、燥、寒、火，天之六气为本；少阳、太阳、阳明、少阴、太阴、厥阴，三阴三阳为六气之标。与标气互为表里之气为中气。本气之下，为中见之气，中气之下，就是标气。标本之气，各有其阴阳寒热的不同。人生存在气交之中，因天地有非常之变，感而成病，在疾病传变过程里面，也会与六气有相应的变化。

（附表五）标本中气表

标本中气	三阴三阳					
	少阳○	阳明△	太阳□	厥阴△	少阴□	太阴○
本	火	燥	寒	风	热	湿
中　气	厥阴	太阴	少阴	少阳	太阳	阳明
标	少阳	阳明	太阳	厥阴	少阴	太阴

○从本　△从中　□从本从标

六气与三阴三阳，既有标本中气的区别，又有相互从化的关系。如《素问·至真要大论》说："六气标本，所从不同，奈何？岐伯曰：气有从本者，有从标本者，有不从标本者也。帝曰：愿卒闻之。岐伯曰：少阳、太阴从本，少阴、太阳从本从标，阳明、厥阴不从标本，从乎中也。故从本者，化生于本，从标本者，有标本之化，从中者，以中气为化也。"

寒、热、燥、湿、风、火之间，标本不同，所以从化关系也不同，有从本者，有既从标又从本者，有既不从标又不从本，而从乎中见之气。少阳太阴所以从本者，是少阳本火而标阳，中气为厥阴风木；太阴本湿而标阴，中气为阳明燥金。二者都属于标本同气，故从本化，而中气也就从本气之化。少阴、太阳从本从标者，是因为少阴本热标阴，而中气为太阳寒水；太阳本寒标阳，而中气为少阴君火。二者均为标本异气。中气和标本之气，有水火阴阳的悬殊，故本标中气都不能同化，所以两经经病之化，或从标或从本。至于阳明、厥阴，所以从乎中气者，是因为阳明之中气，为太阴湿，燥从湿化；厥阴之中气，为少阳火，木从火化。所以二者均不从标本，而从乎中气。

天道六气的变化相移，如不能与节气相应，或有胜、复、太过、不及之变，就会成为六淫之邪，人感之为病。而人身藏府经脉，又有偏实偏虚的不同。所以疾病的发生，是变化多端的，但尽管如此，古人却在长期的实践中，摸索到了一套规律，如《素问·至真要大论》说："是故百病之起，有生于本者，有生于标者，有生于中气者。有取本而得者，有取标而得者。……夫标本之道，要而博，小而大，可以言一而知百病之害，言标与本，易而勿损（治疗时，平易而无过失），察本与标，气可令调。"

正因为百病的发生和发展及其所表现的病证不同。在临床上就要依不同的情况来施治。病生于本，就求之于本；病生于标，就求之于标；生于中气，就求之于中气；既生于本，又生于标，就要在治疗上标本兼施。但是，总体来说，标本中气的治法，即是：无论取本取标或取中气，只要是病之所生，就是治之所施。